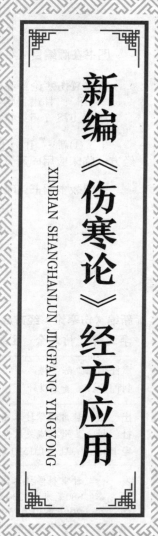

新编

《伤寒论》

XINBIAN SHANGHANLUN JINGFANG YINGYONG

经方应用

主编 李文辉 柯文金

甘肃科学技术出版社

图书在版编目（ＣＩＰ）数据

新编《伤寒论》经方应用 / 李文辉，柯文金主编
. -- 兰州：甘肃科学技术出版社，2022.7 （2023.9重印）
ISBN 978-7-5424-2950-6

Ⅰ. ①新… Ⅱ. ①李… ②柯… Ⅲ. ①《伤寒论》－
经方－临床应用－研究 Ⅳ. ①R222.29

中国版本图书馆CIP数据核字(2022)第115147号

新编《伤寒论》经方应用

李文辉　柯文金　主编

责任编辑　陈学祥
封面设计　麦朵设计

出　　版　甘肃科学技术出版社
社　　址　兰州市城关区曹家巷1号　　　730030
电　　话　0931-2131572（编辑部）　　0931-8773237（发行部）

发　　行　甘肃科学技术出版社　　　印　刷　三河市铭诚印务有限公司
开　　本　880毫米×1230毫米　1/32　印　张　9.75　插页　2　字数　241千
版　　次　2022年12月第1版
印　　次　2023年9月第2次印刷
印　　数　1001~2050
书　　号　ISBN 978-7-5424-2950-6　　　定　价　78.00元

编委会

《伤寒杂病论》原序

论曰：余每览越人入虢之诊，望齐侯之色，未尝不慨然叹其才秀也。怪当今居世之士，曾不留神医药，精究方术，上以疗君亲之疾，下以救贫贱之厄，中以保身长全，以养其生。但竞逐荣势，企踵权豪，孜孜汲汲，惟名利是务，崇饰其末，忽弃其本，华其外而悴其内。皮之不存，毛将安附焉？卒然遭邪风之气，婴非常之疾，患及祸至，而方震栗；降志屈节，钦望巫祝，告穷归天，束手受败。赍百年之寿命，持至贵之重器，委付凡医，恣其所措。咄嗟呜呼！厥身已毙，神明消灭，变为异物，幽潜重泉，徒为啼泣。痛夫！举世昏迷，莫能觉悟，不惜其命。若是轻生，彼何荣势之云哉？而进不能爱人知人，退不能爱身知己，遇灾值祸，身居厄地，蒙蒙昧昧，蠢若游魂。哀乎！趋世之士，驰竞浮华，不固根本，忘躯徇物，危若冰谷，至于是也！

余宗族素多，向余二百。建安纪年以来，犹未十稔，其死亡者，三分有二，伤寒十居其七。

感往昔之沦丧，伤横夭之莫救，乃勤求古训，博采众方，撰用《素问》《九卷》《八十一难》《阴阳大论》《胎胪药录》，并《平脉辨证》，为《伤寒杂病论》合十六卷，虽未能尽愈诸病，庶可以见病知源，若能寻余所集，思过半矣。

夫天布五行，以运万类，人禀五常，以有五藏，经络府俞，阴阳会通，玄冥幽微，变化难极，自非才高识妙，岂能探其理致哉？上古有神农、黄帝、岐伯、伯高、雷公、少俞、少师、仲文，中世有长桑、扁鹊，汉有公乘阳庆及仓公，下此以往，未之闻也。观今之医，不念思求经旨，以演其所知，各承家技，终始顺旧。省疾问病，务在口给，相对斯须，便处汤药，按寸不及尺，握手不及足，人迎、趺阳，三部不参，动数发息，不满五十，短期未知决诊，九候曾无仿佛，明堂阙庭，尽不见察，所谓窥管而已。夫欲视死别生，实为难矣！

孔子云：生而知之者上。学则亚之。多闻博识，知之次也。余宿尚方术，请事斯语。

[东汉]长沙太守南阳张机仲景序

前 言

　　甘肃省示范性劳模创新工作室"曹生有劳模创新工作室"成立于2019年4月,为进一步挖掘、整理、研究、继承和发扬祖国传统优秀中医文化,积极培育各层次中医专业技术人才,充分发挥劳模业务专长、技术优势和示范引领作用,充分利用劳模创新室的有效资源,以技术攻关、技术创新、管理创新、服务创新为方向,积极搭建劳模领军、专业人才参与的工作平台以及在服务示范方面的优势和导师带徒中的技能传授作用,精心策划和积极推动对中医研究成果的积累和应用,弘扬劳模精神,造福广大患者。

　　"为众方之宗、群方之祖"——此言所指的的是中国医学史上影响最大的著作之一《伤寒论》,这是我国第一部理法方药比较完善,理论联系实际的古代重要医学著作,其总结出了完整的六经辨证体系,是我们研习中医必备的经典著作,更是指导临床实践的医学经典。《伤寒论》113方中包括的治疗方法,概括起来为八个方面,其一是汗法,其二是吐法,其三是下法,其四是和法,其五是温法,其六是清法,其七是补法,其八是消法,即"汗、吐、下、和、温、清、消、补"。六经证治既是辨证纲领,又是论治准则,六经辨证是综合病之部位、性质、病机、病势等加以分析、归纳,别为某经病证。六经辨证在具体运用中始终贯穿着八纲辨证,八纲辨证是对六经辨证方法的总结和概括，是对六经辨证的系统化和具体化。因此，临证必须懂得六经，才能掌握六经辨证的要领和六经病的发展趋势；懂得八纲，才能分清病的阴阳表里、寒热虚实。在疾病的发展过程中，各经的证候往往混杂出现，在表里同病时，可选用先表后里或先里后表或表里同治的治疗措施，但必须辨明表里缓急，以此来决定治疗方法。

《伤寒论》中有太阳阳明合病、太阳少阳合病、阳明少阳合病和三阳合病四种。三阳经发病，不是一经一经的传经，而是同时出现两经或三经的证候，没有先后次第之分，称为合病。合病是原发的，其成因往往是邪气偏盛而正气不衰。如果一经之证未罢，而又出现另一经证候，称为并病。《伤寒论》中有太阳阳明并病和太阳少阳并病两种。并病已有传经之意是继发的。传，是指疾病循着一定的趋势发展；变，是指疾病在某些特殊条件下，不循一般规律而发生性质的变化。外感疾病的传变规律，一般是在邪盛正衰的情况下，自表而里，由阳而阴，病情进展的传变。反之，如正复邪衰，则由里达表，由阴出阳，病情向愈转归。

《新编〈伤寒论〉经方应用》引用名医名言，以引语、语译、医案以及汤证、汤方、辨证、功效、主治、方解、歌诀、名医方论、医案选录、按语等形式分别做了介绍，将医者的具体辨治方法予以呈现，使阅读者对此有一个清晰的了解，从而更好地继承和发扬祖国传统优秀中医文化，为救治病患造福大众发挥积极作用。此书重点突出、条理清楚、通俗易懂、切合临床实际，凝结着有着几十年中医诊疗丰富经验的中医专家、青年英才以及临床一线中医工作者的智慧和辛劳，它的出版必将对传承祖国传统优秀中医文化产生积极作用。此书由第七批全国老中医药专家学术经验继承工作指导老师、甘肃省省级劳模、甘肃省名中医、中西医结合内科主任医师曹生有，甘肃省名中医、中医内科主任医师宗武三，中医内科主任医师陈有明担任主审，中医内科副主任医师李文辉、柯文金担纲主编，师承弟子李生海、梁栋才和青年英才唐宗俄、李海龙、马加洋、骆莹加盟编委，其中李文辉编写了：一、太阳病证治（一）至（二十八）；二、阳明病证治；六、厥阴病证治；七、霍乱病证治；《伤寒论》经方剂量考证；《伤寒论》药物炮制、煎药法、服药法章节，共计12万字。柯文金编写了：一、太阳病证治（二十九）至（五十一）；三、少阳病证治；四、太阴病证治；五、少阴病证治；八、阴阳易瘥后劳复证治；九、临床验方集锦章节，共计12万字。

《新编〈伤寒论〉经方应用》主创人员围绕策划意向，认真挖掘、搜集、整理、研究、撰写、编辑、审核、校对，力求严谨细致，为中医临床诊疗工作提供参考，但限于水平，难免会有不当之处，恳请读者提出宝贵意见建议，诚挚致谢！

甘肃省示范性劳模创新工作室
"曹生有劳模创新工作室"
2022年8月

目 录

绪 言

　　"为众方之宗、群方之祖"——此言所指的是中国医学史上影响最大的著作之一《伤寒论》，这是我国第一部理法方药比较完善，理论联系实际的古代重要医学著作，其总结出了完整的六经辨证体系，是我们研习中医必备的经典著作，更是指导临床实践的医学经典。

　　《伤寒论》113方中包括的治疗方法，概括起来为八个方面，其一是汗法，其二是吐法，其三是下法，其四是和法，其五是温法，其六是清法，其七是补法，其八是消法，即"汗、吐、下、和、温、清、消、补"。六经证治既是辨证纲领，又是论治准则，六经辨证是综合病之部位、性质、病机、病势等加以分析、归纳，别为某经病证。六经辨证在具体运用中始终贯穿着八纲辨证，八纲辨证是对六经辨证方法的总结和概括，是对六经辨证的系统化和具体化。因此，临证必须懂得六经，才能掌握六经辨证的要领和六经病的发展趋势；懂得八纲，才能分清病的阴阳表里、寒热虚实。在疾病的发展过程中，各经的证候往往混杂出现，在表里同病时，可选用先表后里或先里后表或表里同治的治疗措施，但必须辨明表里缓急，以此来决定治疗方法。

　　《伤寒论》中有太阳阳明合病、太阳少阳合病、阳明少阳合病和三阳合病四种。三阳经发病，不是一经一经的传经，而是同时出现两经或三经的证候，没有先后次第之分，称为合病。合病是原发的，其成因往往是邪气偏盛而正气不衰。如果一经之证未罢，而又出现另一经证候，称为并病。《伤寒论》中有太阳阳明并病和太阳少阳并病两种。并病已有传经之意是继发的。传，是指疾病循着一定的趋势发展；变，是指疾病在某些特殊条件下，不循一般规律而发生性质的变化。外感疾病的传变规律，一般是在邪盛正衰的情况下，自表而里，由阳而阴，病情进展的传变。反之，如正复邪衰，则由里达表，由阴出阳，病情向愈转归。

一、太阳病证治

（一）太阳病辨证

清·吴谦《医宗金鉴》曰："太阳膀胱经也。太阳之为病，谓太阳膀胱经之所为病也。太阳主表，表统荣卫，风邪中卫，寒邪伤荣，均表病也。脉浮，表病脉也。头项强痛恶寒，表病证也。太阳经脉，上额交巅，入络脑，还出别下项，连风府，故邪客其经，必令头项强痛也。恶寒者，因风寒所伤，故恶之也。首揭此条，为太阳病之提纲。"

【引语】太阳之为病，脉浮，头项强痛而恶寒。（1）

【语译】古人根据人体脏腑和经脉循行关系，划分为手足三阴三阳十二经络，又运用三阴三阳之名称，来分别疾病深浅轻重作为临床诊治准则。太阳病，即是太阳经脉受病。太阳经主人身之表，如藩篱固护于外。外邪侵袭，体表受邪，则太阳为病。脉浮，是外邪袭表，卫气向外抗邪的一个外在反映，提示病位在表，正气未虚；风寒外束，太阳经脉受邪，太阳经气不利，太阳之脉连风府，上头项，挟脊，抵腰，至足，循身之背，故其为病，头项强痛；卫阳被寒邪郁遏，不能温煦分肉，故恶寒。

按语：太阳病虽发热与恶寒并见，但太阳病早期可能尚未发热而只恶寒，故仲景未把发热列为太阳病基本脉证之中，而把恶寒列为太阳病基本脉证之中，前贤有"有一分恶寒未罢，即有一分表邪未尽"之说，实为经验之说。

（二）太阳中风主要脉证

《医宗金鉴》："太阳病，即首条脉浮，头项强痛而恶寒之谓也。卫为表阳，风属阳邪，风邪中人，则卫受之，从其类也。风中于卫即发热者，以风、卫，皆阳，其性本热，故变热甚捷，不似伤寒待其闭郁而始热也。卫病不能固表，又为阳邪所蒸，故腠理疏而汗出也。汗出表虚，为风所忤，故恶风也。风性柔软，故脉缓也。"

——中风

【引语】 太阳病，发热汗出，恶风，脉缓者，名为中风。（2）

【语译】 本条即是风邪侵袭人体，太阳经受病而表现出的太阳中风的脉证。太阳中风，是风邪伤于卫，故脉浮，是阳浮，汗出而营阴不足，脉沉取迟缓而无力，是阴弱，即阳浮阴弱。而风邪犯表，正邪交争于浅表，所以发热；风性疏泄，风邪伤卫，卫外不固，致营不能内守，所以汗出而恶风。

——伤寒

【引语】 太阳病，或已发热，或未发热，必恶寒，体痛，呕逆，脉阴阳俱紧者，名为伤寒。（3）

【语译】 太阳伤寒不论发热或未发热，但一定恶寒，可见恶寒是伤寒必有之证，寒主收引，寒邪外束，卫阳被遏，营阴郁滞，太阳经气不利，所以身体疼痛，脉阴阳俱紧，即脉浮紧；寒邪犯表，影响胃气和降而上逆则呕吐。

——温病

【引语】 太阳病，发热而渴，不恶寒者为温病。若发汗已，身灼热者，名风温。风温为病，脉阴阳俱浮，自汗出，身重，多眠睡，鼻息必鼾，语言难出。若被下者，小便不利，直视失溲；若被火者，微发黄色，剧则如惊痫，时瘛疭；若火熏之，一逆尚引日，再逆促命期。（6）

【语译】 太阳病即发者，有中风、伤寒。不即发者，为温病，"若发汗已"，即发汗已毕，说明之前有表证。风温也有类似太阳病的证候，比如发热、头疼之类。如果把风温病也当作一般的风寒外感而用辛温发汗之法，就会出现"身灼热者"，说明用辛温发汗法治疗风温病，不但不能退热，反而能增热。风温病"脉阴阳俱浮"，是由于风温合邪，所以浮而不紧，和太阳伤寒有别。风温之邪迫使津液外泄，则"自汗出"；风温之邪壅遏阳气，则"身重"；热扰心神，则昏睡，语言难出；肺气被遏，呼吸困难"鼻息必鼾"。这些症状都很严重。对于风温病，只有采用甘寒辛凉之品来清热滋阴，别无他法。[1]若被误下，阴液竭于下，则小便不利，阴液竭于上，精气不能上注于目，且热扰神志，则神昏直视，二便失禁；风温病本是热邪所致，如果误用火疗，以火治火，火热相长，灼熏肝胆，轻则发黄，犹如烟熏；剧则伤阴动风则出现如惊痫、时瘛疭等危重证候。一次误治尚有挽救机会，若一误再误，就有生命危险，故仲景告诫后人"一逆尚引日，再逆促命期"。

（三）伤寒里虚不可发汗的原因

柯琴《伤寒来苏集》曰："脉浮紧者，以脉法论，当身疼痛，宜发其汗。然寸脉虽浮紧，而尺中迟，则不得据此法矣。尺主血，血少则营气不足，虽发汗决不能作汗。正气反虚，不待身疼不除，而亡血、亡津液之变起矣。假令，是设辞，是深一层看法，此与脉浮数而尺中微者同义。阳盛者不妨发汗，变症惟衄，衄乃解矣。阴虚者不可发汗，亡阳之变，恐难为力。"

【引语】 脉浮紧者，法当身疼痛，宜以汗解之。假令尺中迟者，不可发汗。何以知然？以荣气不足，血少故也。（50）

【语译】 脉浮紧，身疼痛，是太阳伤寒之脉证，当以麻黄汤发其汗。但是，如果患者脉非阴阳俱紧而是尺中脉迟，尺为阴主里，迟脉是营血涩滞不足之象，是里虚之证，故不可发汗。怎么知道是这样呢？因为患者荣气不足，血虚的原因。因汗为心之液，心主血，血虚之人外感，强发其汗使营血更伤而有亡血劫阴之变，故《灵枢·营卫生会篇》曰"故夺血者无汗，夺汗者无血"。

【医案选录】

宋·许叔微医案：昔有乡人丘生者病伤寒，予为诊视。发热、头疼、烦渴。脉虽浮数而无力。尺以下迟而弱。予曰：虽属麻黄证，而尺迟弱。仲景曰："尺中迟者，荣气不足，血气微少，未可发汗。"予于建中汤加当归、黄芪令饮。翌日脉尚尔，其家煎迫，日夜督发汗药。言几不逊矣。予忍之。但只用建中调荣而已。至五日尺部方应，遂投麻黄汤。啜第二服，发狂，须臾稍定，略睡已得汗矣。信知此事是难。仲景虽云："不避晨夜，即宜便治。"医者亦须顾其表里虚实，待其时日。若不循次第，暂时得安，亏损五脏，以促寿限，何足贵也。[2]

按语：医案出自宋·许叔微《普济本事方》第八卷，相当有名，经常被用来作为伤寒论太阳病篇"尺中脉微，不可发汗"的注脚。

——桂枝汤证

太阳中风的病脉证治

【引语】 太阳中风，阳浮而阴弱，阳浮者，热自发；阴弱者，汗自出。啬啬恶寒，淅淅恶风，翕翕发热，鼻鸣干呕者，桂枝汤主之。（12）

【语译】 太阳中风，是太阳经被风邪所伤，阳浮，是卫阳受邪，风阳并于卫阳，卫阳浮盛，抗邪于外，故热自发，翕翕发热；阴弱，是营阴相对浮盛之卫阳而不足，卫外不固，营阴不能内守，故自汗出；风邪在表卫气不利，故"啬啬恶寒，淅淅恶风"；风邪上行，影响肺胃，肺气不利则鼻鸣，胃气上逆则干呕。诸证反映营卫不调，卫强营弱，肺气不利，外邪干胃的病机，故仲景提出"太阳中风，阳浮而阴弱"，所以用桂枝汤解肌祛风调和营卫。

——桂枝汤方

桂枝三两（去皮）　芍药三两　甘草二两（炙）　生姜三两（切）　大枣十二枚（掰）

上五味，哎咀三味，以水七升，微火煮取三升，去滓，适寒温，服一升。若病重者，一日一夜服，周时观之，服一剂尽，病证犹在者，更作服。若不汗出，乃服至二三剂。禁生冷、黏滑、肉面、五辛、酒酪、臭恶等物。

【辨证】太阳中风，营卫不调，卫强营弱，卫外不固，营不内守。

【功效】解肌发表，调和营卫。

【主治】外感风寒。头痛发热，汗出恶风，鼻鸣干呕，苔白不渴，脉浮缓或浮弱者。本方不单可用于外感风寒的表虚证，对病后、产后、体弱而致营卫不和。证见时发热自汗出，兼有微恶风寒等，都可酌情使用。

【方解】桂枝辛温，解肌祛风为君，芍药酸寒，和营敛营为臣。桂、芍相合，一治卫强，一治营弱，合则调和营卫，是相须为用。生姜辛温，既助桂枝解肌，又能暖胃止呕。大枣甘平，既能益气补中，又能滋脾生津。姜、枣相合，还可以升腾脾胃生发之气而调和营卫，所以并为佐药。炙甘草之用有二：一为佐药，益气和中，合桂枝以解肌，合芍药以益阴；一为使药，调和诸药。

【歌诀】 桂枝汤方治中风，发热汗出又恶风。

芍姜草枣啜热粥，调和营卫建奇功。

（注：本书中所有方剂歌诀均引用陈修园《长沙方歌括》。）

【名医方论】

柯琴曰："此为仲景群方之魁，乃滋阴和阳、调和营卫、解肌发汗之总方也。凡头痛发热、恶风恶寒、其脉浮而弱、汗自出者，不拘何经，不论中风、伤寒、杂病，咸得用此发汗；若妄汗、妄下，而表不解者，仍当用此解肌。"

【医案选录】

许叔微医案：治其乡人吴得甫，得伤寒，身热，自汗，恶风，鼻出涕。脉关以上浮、关以下弱，此桂枝证也，仲景法中第一方，而世人不研耳。使服之，一暖而微汗解，翌日诸症顿除。

按语：本案为太阳病桂枝证。广义伤寒，为外感的总称，桂枝证为太阳表虚证，故此伤寒，实太阳中风，故治以桂枝汤。患者身热、自汗、恶风，脉关以上浮、关以下弱，关上为阳、关下为阴，阳浮而阴弱，符合《伤寒论》"太阳病，头痛发热，汗出恶风"的病机和脉证，故以解肌发汗之轻剂桂枝汤主之。

（四）太阳中风表虚证治

柯韵伯曰："桂枝温能散寒，甘能益气生血，辛能发散外邪。故麻黄、青龙，凡发汗剂咸用之，惟桂枝汤不可用麻黄，而麻黄汤不可无桂枝也。何也？桂枝为汗药中冲和之品，若邪在皮毛，则皮毛实而无汗，故主麻黄以直达之，令无汗者有汗而解。若邪在肌肉，则肌肉实而皮毛反虚而自汗，故不主麻黄之径走于表，止佐以姜、枣、甘、芍调和气血，从肌肉而出皮毛，令有汗者复汗而解。"

【引语】 太阳病，外证未解，脉浮弱者，当以汗解，宜桂枝汤。（42）

【语译】 所谓太阳病外证未解，就是说发热、恶寒、头痛等证仍在。此时若无汗，脉浮紧，则用麻黄汤开腠发汗；今未言无汗有汗，但脉浮弱，脉浮弱是阳浮而阴弱，当有汗自出，如12条"太阳中风，阳浮而阴弱，阳浮者，热自发；阴弱者，汗自出"，本证属太阳中风表虚无疑，当以从汗而解，宜桂枝汤。

（五）太阳病汗下后表未解证治

徐灵胎曰："太阳病，先发汗不解，而复下之，脉浮者不愈，浮为在外，而反下之，故令不愈。今脉浮，故知在外，当须解外则愈，宜桂枝汤。脉浮而下，此为误下，下后仍浮，则邪不因误下而陷入，仍在太阳。不得因已汗下，而不复用桂枝也。"

【引语】 太阳病，先发汗，不解，而复下之，脉浮者不愈，浮为在外，而反下之，故令不愈。今脉浮，故知在外，当须解外则愈，宜桂枝汤。（45）

【语译】 太阳病，本应发汗而解，先发汗不解，说明可能是表里同病，或汗不得法，或病重药轻，致一汗而表邪未解。表邪未解，本当再以汗解，即使有里证，也不可攻下，即"表邪不解者，不可下也"。攻下则伤里气，里气伤则表邪易乘虚内传，势必病变丛生。脉浮，表邪未解，而复下之，所幸患者脉仍见浮象，知邪未内陷而仍在表，当仍用解表之法治之则愈。因已汗下，虽当再汗，也不可用麻黄汤峻汗，故宜桂枝汤。

【医案选录】

张隐菴治一少年，伤寒三四日，头痛发热，胸痛不可忍。病家曰：三日前食面而致病。张曰：不然，面饭粮食，何日不食，盖因外感风寒，以致内停饮食，非因食面而头痛发热者也。故凡停食感寒，只宜解表，不可推食，如里气一松，外邪则陷入矣。且食停于内，在胸下胃脘间，按之而痛；今胸上痛不可按，此必误下而成结胸。病家云：昨延某师，告以食面，故用消食之药，以致胸中大痛。因诊其外证尚在，仍用桂枝汤加减，一服而愈。

按语：从此案可以充分说明表证误下之害。但误下之后，表邪尚未全陷，还有外出之机的，即宜乘势使用汗法，使邪仍从表而解；否则错过时机，邪气内陷，待结胸、下利、痞满等变证出现之后，再行救误，那就更增麻烦。此案结胸不可按，稍一延迟，结胸即将形成。所以治病用药，目光敏锐，当机立断，是非常重要的。[3]

（六）常自汗的病理机转和证治

张令韶曰："卫气者，所以肥腠理，司开合，卫外而为固也。今不能卫外，故常自汗出，此为荣气和而卫不和也。卫为阳，荣为阴，阴阳贵乎和合，今荣自和而卫气不与之和谐，故营自行于脉中，卫自行于脉外，两不相合，如夫妇之不调也。宜桂枝汤发其汗，调和营卫之气则愈。"

【引语】 病常自汗出者，此为荣气和。荣气和者，外不谐，以卫气不共荣气谐和故尔。以荣行脉中，卫行脉外，复发其汗，荣卫和则愈，宜桂枝汤。（53）

【语译】 "病"，泛指已病之人。证见经常性自汗，这是在内的营气无病而在外的卫气不与在内的营气和谐的缘故。脉内营气本无邪侵而无病，但脉外卫气失于捍卫，外不能固护于表，内不能和协于营，表不固而腠理疏，内不和而卫不能护营而外泄，故常自汗出，即所谓"以卫气不共荣气谐和故尔"。在正常生理情况下，荣行脉中为卫之守，卫行脉外，为荣之使，荣滋卫而使卫气不亢，卫护荣而使营阴不泄。两者相互为用，相互制约。由于病本自汗出，现又用桂枝汤发汗，所以说"复发其汗"。既然"病常自汗出"是营卫不和所致,故治当调和营卫,所以说"荣卫和则愈"。而桂枝汤有滋阴和阳、调和营卫的作用,以其发汗可使营卫和合,卫外为固,营阴内守,则汗出而愈,故曰宜"桂枝汤"。

【医案选录】

刘渡舟医案:李某某,女,53岁。患阵发性发热汗出一年余,每天发作两到三次。前医按阴虚发热治疗,服药二十余剂罔效。问其饮食、二便尚可。视其舌淡苔白。切其脉缓软无力。辨为营卫不和,卫不护营之证。当调和营卫阴阳,用发汗以止汗的方法。为疏桂枝汤:桂枝9克,白芍9克,生姜9克,炙甘草6克,大枣12枚。2剂。服药后,啜热稀粥,覆取微汗而病瘳。

按语:《伤寒论》第54条:"病人脏无他病,时发热自汗出而不愈者,此卫气不和也,先其时发汗则愈,宜桂枝汤"。桂枝汤发汗而又止汗,发汗而不伤正,止汗而不留邪,外能解肌散风,调和营卫;内能调和脾胃阴阳。本方临床应用十分广泛,凡由气血失调,营卫不和所引起的发热、汗出等证,均可用之。

——桂枝加葛根汤方

葛根四两　桂枝三两(去皮)　芍药三两　生姜三两(切)　甘草二两(炙)　大枣十二枚(掰)

上六味,以水一斗,先煮葛根,减二升,纳诸药,煮取三升,去渣,温服一升,覆取微似汗,不需啜粥,余如桂枝法将息及禁忌。

【辨证】　风邪客于太阳经输,太阳经气不利,营卫不和。

【主治】　桂枝汤证兼项背强而不舒者。

【功效】　解肌祛风,解表舒经。

【方解】　方即桂枝加葛根而成。方以桂枝汤解肌祛风,调和营卫，加葛根发表舒筋。

【方歌】 葛根四两走经输，项背几几反汗濡，

只取桂枝汤一料，加来此味妙相须。

【名医方论】

江琥曰："太阳病项背强矣，复几几然，颈不得舒，颈之经属阳明，项背与颈几几然，其状当无汗，今反汗出、恶风，仲景法：太阳病汗出恶风者，桂枝汤主之。今因其几几然，故加葛根于桂枝汤中，以兼祛阳明经之风也。"

【医案选录】

刘渡舟医案：刘某某，男，41岁。患病已三月，项背强紧，顾盼俯仰不能自如，自汗出而恶风。问其大便则称稀溏，每日二三次，伴有脱肛与后重等症。切其脉浮，视其舌苔白润。辨为桂枝加葛根汤证，其大便溏薄，肛肠下坠后重，则为阳明受邪升清不利之象，为"太阳阳明合病"。处方：桂枝15克，白芍15克，葛根16克，生姜12克，炙甘草10克，大枣12枚。服药后，不须啜粥，连服7剂，诸症霍然。

按语：《伤寒论》32条"太阳阳明合病，必自下利，葛根汤主之"，31条"太阳病，项背强几几，无汗恶风，葛根汤主之"，而《伤寒论》却无太阳阳明合病，项背强几几，汗出恶风，下利之证治。此乃刘老对《伤寒论》活学活用、举一反三之实例也。后世用本方治疗外感不解，又有下利之证，每获效验。

——桂枝汤加厚朴杏子汤证

外感风寒引发宿疾喘息的证治

《医宗金鉴》曰："喘家，谓素有喘病之人，遇中风而喘者，桂枝汤皆宜用之，加厚朴杏子为佳也。方有执曰：喘者，气逆于上，故呼吸不顺而声息不利也。微者，声息缓，不似大喘之气急也。以表尚在，不解其表，则喘不可定，故用桂枝解表，加厚朴利气、杏

仁下气，所以为定喘之要药。"

【引语】 喘家，作桂枝汤，加厚朴、杏子佳。（18）

【语译】 本条对"喘家"，用桂枝汤为主治疗，知其喘息系外感风寒患太阳中风所引发。故病人不仅有喘息，又当见头痛发热，汗出恶寒，脉浮缓等中风必具之证，喘息发作，于方中加厚朴、杏子，厚朴、杏子温而宣降肺气，说明其喘作属风寒迫肺，肺寒气逆，宣降失常。证属太阳中风兼肺寒气逆喘息，故以桂枝汤加厚朴杏子标本兼顾。[4]

——桂枝加厚朴杏子汤方

桂枝三两（去皮）　甘草二两（炙）　生姜三两（切）芍药三两　大枣十二枚（掰）　厚朴二两（炙，去皮）　杏仁五十枚（去皮尖）

上七味，以水七升，微火煮取三升，去滓，温服一升，覆取微似汗。

【辨证】 太阳中风兼肺寒气逆喘息。

【主治】 素患喘病，外感风寒，恶寒发热，头痛自汗，鼻塞喘咳者。

【功效】 解肌发表，下气平喘。

【方解】 本方是桂枝汤加厚朴、杏仁所组成。方中桂枝汤解肌发表，以炙杏仁降气平喘，消痰导滞，为表里兼治之剂。桂枝汤中加上这两味，是为痰多而喘嗽者设。

【方歌】 下后喘生及喘家，桂枝汤外更须加，

朴加二两五十杏，此法微茫未有涯。

【名医方论】

《伤寒论翼》曰："夫喘为麻黄症，方中治喘者，功在杏仁。桂枝本不治喘，此因妄下后，表虽不解，腠理已疏，则不当用麻黄而宜桂枝矣。所以宜桂枝者，以其中有芍药也，既有芍药

之敛，若但加杏仁，则喘虽微，恐不能胜任，必加厚朴之辛温，佐桂以解肌，佐杏仁以降气。故凡喘家不当用麻黄汤，而作桂枝汤者，加厚朴、杏仁佳法矣。"

【医案选录】

蒲辅周医案：初某某，男，三个月，因发热四天，咳嗽，气促，抽风两次，临床诊断：腺病毒肺炎。处方：西洋参五分。川朴七分，法半夏一钱，炙甘草五分，生姜二片，橘红五分。两剂。药后仅有微咳，呼吸正常，食欲增进，大便日一二次成形，小便多，两肺呼吸音粗糙，少许干啰音，脉沉细而滑，舌正常，无苔。用二陈汤加白前、苏子、枇杷叶、生姜，调肺胃、化痰湿以善其后。连服两剂，停药观察，嘱以乳食调养。很快恢复正常，病愈。

按语：蒲老抓住高烧无汗、咳而喘满、面青足凉、唇淡舌淡、苔灰白、脉浮滑不数等寒象，知其为风寒犯肺，营卫不和，若是风温，则必见高烧汗出、喘而烦躁、面赤唇红、舌赤苔黄、口渴脉数等热象。

（七）太阳病过汗伤阳而表证未解证治

成无己《注解伤寒论》曰："太阳病，因发汗，遂汗漏不止而恶风者，为阳气不足，因发汗，阳气益虚而皮腠不固也。《内经》曰：膀胱者，州都之官，津液藏焉，气化则出。小便难者，汗出亡津液，阳气虚弱，不能施化。四肢者，诸阳之本也。四肢微急，难以屈伸者，亡阳而脱液也。《针经》曰：液脱者，骨属屈伸不利。与桂枝加附子汤，以温经复阳。"

【引语】 太阳病，发汗，遂漏不止，其人恶风，小便难，四肢微急，难以屈伸者，桂枝加附子汤主之。（20）

【语译】 太阳病，发汗，遍身漐漐微似有汗者益佳，不可令如水流漓，病必不除。今发汗后，遂漏不止，是因过汗而伤阳，卫阳受损卫外不固；且风邪未解，故汗出不止而恶风；不仅阳气虚，而且津液亏，阳气虚不能温煦，津液亏失于濡润，致肌肉筋脉失于温煦濡润，则四肢微急，难以屈伸。证属卫阳受损，卫外不固，且风邪未解，故以桂枝汤调和卫营、解肌祛风，以辛温大热之附子扶阳固表。表解阳复汗止，自可化气生津，余证自除。

——桂枝加附子汤方

桂枝三两（去皮） 芍药三两 甘草三两（炙） 生姜三两（切） 大枣十二枚（掰） 附子一枚（炮，去皮，破八片）

上六味，以水七升，煮取三升，去滓，温服一升。本云桂枝汤，今加附子，将息如前法。

【辨证】 太阳病过汗伤阳而表证未解。

【主治】 1.产后风虚，汗出不止，小便难，四肢微急，难以屈伸者；2.阳虚漏汗证。

【功效】 调和卫营，补阳敛汗。

【方解】 本方即桂枝汤加制附子。方中桂枝汤调和卫营，制附子温经复阳，固表止汗。邪去阳回，津液自复，诸证皆愈。

【方歌】 汗因过发漏浸浸，肢急常愁伸屈难，

尚有尿难风又恶，桂枝加附一枚安。

【名医方论】

柯琴曰："是方以附子加入桂枝汤中，大补表阳也。表阳密，则漏汗自止，恶风自罢矣。汗止津回，则小便自利，四肢自柔矣。汗漏不止与大汗出同，从而化变病则异。"

【医案选录】

许叔微治一季姓人士得太阳证，因汗后，汗不止，恶风，小便涩，足挛曲而不伸，予诊其脉浮而大，浮为风，大为虚，此证，

桂枝汤第七证也。仲景云："太阳病，发汗，遂漏不止，其人恶风，小便难，四肢微急，难以屈伸者，桂枝加附子汤主之。"三投而汗止。再投以芍药甘草汤，而足得伸，数日愈。

按语：此案之病因、病状，与本条所述相符，遵仲景之法治疗而获痊愈。

（八）太阳病误下，表邪未解胸阳被遏证治

成无己曰："脉来数，时一止复来者，名曰促。促为阳盛，则不因下后而脉促者也。此下后脉促，不得为阳盛也。太阳病下之，其脉促不结胸者，此为欲解。此下后脉促而复胸满，则不得为欲解。由下后阳虚，表邪渐入，而客于胸中也。与桂枝汤以散客邪，通行阳气，芍药益阴，阳虚者非所宜，故去之。"

【引语】 太阳病，下之后，脉促，胸满者，桂枝去芍药汤主之。（21）

【语译】 太阳病误下之后，有可能导致邪气内陷的不良后果。今下之后，脉促，胸满是邪气欲随之内陷之征，胸阳向外抗拒之兆，而胸阳被遏，胸阳不振而无力抗邪处出。表邪未解而又胸阳被遏，胸阳欲伸不能，不能抗邪外出，故治当解肌祛风，宣通阳气。桂枝既能解表又能振奋胸中之阳，然芍药味酸苦而敛阴，恐反为制桂枝温通之肘，于胸阳被遏者不宜，陈修园《伤寒论浅注》曰："阳亡于外，宜引其阳以入内，芍药在所必用；阳衰于内，宜振其阳以自立，芍药则大非所宜也。"以故桂枝去芍药汤以祛邪出表。

——桂枝去芍药汤方

桂枝三两（去皮）　甘草二两（炙）　生姜三两（切）大枣十二枚（掰）

上四味，以水七升，煮取三升，去滓，温服一升。

【辨证】 太阳病误下之后，表邪未解而胸阳不振。

【主治】 太阳病，下之后，脉促胸满者。

【功效】 解肌祛风，宣通阳气。

【方解】 方即桂枝汤去芍药。方中桂枝、生姜辛温解表通阳，甘草、大枣和中。芍药阴柔，有碍宣通阳气，故去而不用。

【名医方论】

柯琴《伤寒来苏集》："促为阳脉，胸满为阳证，然阳盛则促，阳虚亦促，阳盛则胸满，阳虚亦胸满。此下后脉促而不汗出，胸满而不喘，非阳盛也，是寒邪内结，将作结胸之症。桂枝汤阳中有阴，去芍药之酸寒，则阴气流行，而邪自不结，即扶阳之剂矣。"

【医案选录】

刘渡舟医案：李某某，女，46岁。因患心肌炎而住院治疗，每当入夜则胸中憋闷难忍，气短不足以息，必须靠吸氧气才能得以缓解。舌质淡苔白，脉弦而缓。辨为胸阳不振，阴气内阻证。桂枝10克，生姜10克，大枣12枚，炙甘草6克。服药2剂后症状减轻，原方加附子6克，再服3剂后除。

按语：《金匮要略》云："阳微阴弦，即胸痹而痛，所以然者，责其极虚也。"因为胸为阳位似天空，心肺二脏居其内，营卫二气由此而得以宣发。如果胸阳不振，阴寒内凝，阳气不能布达而痹阻，心肺之气血不畅。所以，胸痹的临床表现，轻者胸中满闷，重者则见疼痛，用桂枝去芍药汤治疗有较好疗效。

（九）太阳病误下，表邪未解胸阳损伤证治

陈修园："太阳之气，由胸而出入，若太阳病误下之后，阳衰不能出入于外内，以致外内之气不相交接，其脉数中止，其名为促，气滞于胸而满者，桂枝去芍药汤主之。盖桂枝汤为太阳神方，调和

其气，使出入内外，又恐芍药之苦寒，以缓其出入之势。若脉不见促而见微，身复恶寒者，为阳虚已极，桂枝去芍药方中加附子汤主之，恐桂、姜之力微，必助之附子而后可。"

【引语】 若微寒者，桂枝去芍药加附子汤主之。（22）

【语译】 微恶寒，说明不仅患者胸阳不振，而且阳气已虚，所以在上方中又加附子振奋胸阳。故成无己曰"阳气已虚，若更加微寒，则必当以温剂以散之，故加附子"。

——桂枝去芍药加附子汤方

桂枝三两　甘草二两（炙）　生姜三两（切）　大枣十二枚（擘）　附子一枚（炮，去皮，破八片）

上五味，以水七升，煮取三升，去滓，温服一升，日三服，将息如桂枝汤法。

【辨证】 太阳病误下之后，表邪未解而胸阳损伤。

【主治】 太阳病，误用下法后，脉促胸满，微恶寒者。

【功效】 解肌祛风，温经复阳。

【方解】 本方即桂枝去芍药汤方加制附子温经扶阳。

【方歌】　桂枝去芍义何居，胸满阴弥要急除，

　　　　　　若见恶寒阳不振，更加附子一枚俱。

【名医方论】

柯韵伯："桂枝汤阳中有阴，去芍药之寒酸，则阴气流行而邪自不结，即扶阳之剂矣。若微见恶寒，则阴气凝聚，恐姜、桂之温，力薄不能散邪，加附子之辛。"

【医案选录】

刘渡舟医案：王某，男，36 岁。自诉胸中发满，有时憋闷难忍，甚或疼痛。每逢冬季则发作更甚，兼见咳嗽，气短，四肢不温，畏恶风寒等症。脉来弦缓，舌苔色白。参合上述脉证，辨为胸阳不振，阴寒上踞，心肺气血不利之证，治当通阳消阴。方用：

桂枝9克,生姜9克,炙甘草6克,大枣7枚,附子9克。服5剂,胸满、气短诸症皆愈。

按语:本方为《伤寒论》桂枝去芍药加附子汤。桂枝配甘草辛甘化阳以温补心胸阳气;生姜、大枣随之调和营卫气血;去芍药者,恐其酸苦敛阴,反制桂枝温通之肘也;加附子者,辛热气厚,力雄气猛,"益火之源,以消阴翳"也。临床用本方于胸阳不振、阴寒内盛的心脏病"胸痹",有较好的疗效。

(十)水饮内停而太阳经气不利证治

唐容川曰:"此与五苓散互看自明,五苓散是太阳之气不外达,故用桂枝以宣太阳之气,气达则水自下行,而小便利矣。此方是太阳之水不下行,故去桂枝重加苓术,以行太阳之水,水下行则气之达,而头痛发热等证,自然解散,无汗者必微汗而愈矣。"

【引语】 服桂枝汤,或下之。仍头项强痛,翕翕发热,无汗,心下满微痛,小便不利者,桂枝去桂加茯苓白术汤主之。(28)

【语译】 本条开首即言"桂枝汤,或下之",可知前医认为"头项强痛,翕翕发热"为桂枝可汗证,小便不利是膀胱气化不利、水邪内停的反映,在服桂枝汤或下之之前本已存在,但于用桂枝汤或下之之后,上述症状仍然存在,说明治疗无效。水邪内停,导致里气不和,可见心下满、微痛之证,此似实而非实证。故汗下两法均非所宜,只有以桂枝去桂加茯苓健脾利水。水邪去,太阳经腑之气利,诸证自除。

——**桂枝去桂加茯苓白术汤方**

芍药 茯苓 白术 生姜各三两 大枣十二枚(掰) 甘草二两(炙)

上六味,以水八升,煮取三升,去滓,温服一升,小便利则愈。本云桂枝汤,今去桂枝,加茯苓、白术。

【辨证】 水饮内停而致太阳经气不利。

【主治】 服桂枝汤，或下之，仍头项强痛，翕翕发热，无汗，心下满微痛，小便不利者。

【功效】 利水通阳。

【方解】 本方即桂枝汤去桂枝加苓、术而成。因本证关键是水邪内停，小便不利，只需通利小便而无须桂枝走表解肌；存芍药以收阴；生姜、大枣调营卫；加苓、术健脾行水以利小便。

【方歌】 术芍苓姜三两均，枣须十二效堪珍，

炙甘二两中输化，水利邪去立法新。

【名医方论】

《伤寒贯珠集》："表邪挟饮者，不可攻表，必治其饮而后表可解。桂枝汤去桂加茯苓、白术，则不欲散邪于表，而但逐饮于里，饮去则不特满痛除，而表邪无附，亦自解矣。"

【医案选录】

陈修园医案：嘉庆戊辰，吏部谢芝田先生会亲，患头项强痛，身疼心下满，小便不利。服表药无汗，反烦，六脉洪数。初诊疑为太阳阳明合病。谛思良久，曰：前病在无形之太阳，今病在有形之太阳。但使有形之太阳小便一利，则所有病气俱随无形之经气而汗解矣。用桂枝去桂加茯苓白术汤，一服遂瘥。

按语：头项强痛，服解表药无效，知非表证，观其有小便不利一症，又见心下满，则为水气内停之候。盖水邪内停于膀胱，郁遏其经脉中阳气，阳遏而经脉不利，故可见头项强痛、身疼等外证，看似表证而实非表证；水凝气结，里气不和，则见心下满等里证，似里实并非里实。所以本证汗下皆不宜用，当用利小便之法，而使经气外达则愈。

——麻黄汤证

太阳伤寒表实证之证治

《医宗金鉴》曰："荣病者恶寒，卫病者恶风，今荣病而言恶风者，盖以风动则寒生，恶则皆恶，未有恶寒而不恶风，恶风而不恶寒者。无汗者，伤寒实邪，腠理闭密，虽发热而汗不出，不似中风虚邪，发热而汗自出也。阳气被寒邪所遏，故逆而为喘。主之以麻黄汤者，解表发汗，逐邪安正也。"

【引语】 太阳病，头痛发热，身疼腰痛，骨节疼痛，恶风无汗而喘者，麻黄汤主之。（35）

【语译】 本条虽未言太阳病伤寒，但根据"太阳病，头痛发热，身疼腰痛，骨节疼痛，恶风无汗而喘者"8个症状，结合第3条"太阳病，或已发热，或未发热，必恶寒，体痛，呕逆，脉阴阳俱紧者，名为伤寒"，可以断定本条就是对太阳伤寒症状的完善及治疗方法。头痛发热，身疼腰痛，骨节疼痛，恶风无汗而喘是伤寒病的典型临床表现，用麻黄汤治疗。

——麻黄汤方

麻黄三两（去节）　　桂枝二两（去皮）　　甘草一两（炙）杏仁七十个（去皮尖）

上四味，以水九升，先煮麻黄，减二升，去上沫；内诸药；煮取二升半，去滓，温服八合。覆取微似汗，不须啜粥。余如桂枝法将息。

【辨证】 风寒伤人肌表，毛窍闭塞，肺气不宣，卫气不得外达，营气涩而不畅。

【主治】 外感风寒表实证。恶寒发热，头身疼痛，无汗而喘，舌苔薄白，脉浮紧。

【功效】 发汗解表，宣肺平喘。

【方解】 麻黄味苦辛性温，为肺经专药，能发越人体阳气，有发汗解表、宣肺平喘的作用，所以是方中的君药，并用来作为方名。由于营涩卫郁，单用麻黄发汗，但解卫气之郁，所以又用温经散寒、透营达卫的桂枝为臣，加强发汗解表而散风寒，除身疼。本证之喘，是由肺气郁而上逆所致，麻黄、桂枝又都上行而散，所以再配降肺气、散风寒的杏仁为佐药，同麻黄一宣一降，增强解郁平喘之功。炙甘草既能调和宣降之麻、杏，又能缓和麻、桂相合的峻烈之性，使汗出不致过猛而伤耗正气，是使药而兼佐药之义。

【方歌】 七十杏仁三两麻，一甘二桂效甚夸，

　　　　　喘而无汗头身痛，温覆休教粥到牙。

【名医方论】

李时珍："麻黄乃肺经专药，故治肺病多用之。张仲景治伤寒无汗用麻黄，有汗用桂枝。历代名医解释，皆随文傅会，未有究其精微者。时珍常绎思之，似有一得，与昔人有所不同云。盖皮毛外闭，则邪热内攻，而肺气抑郁。故用麻黄、甘草同桂枝，引出营分之邪，达之肌表，佐以杏仁泄肺而利气。"

【医案选录】

刘渡舟医案：刘某某，男，50岁。隆冬季节，因工作需要出差外行，途中不慎感受风寒之邪，当晚即发高烧，体温达39.8℃，恶寒甚重，虽覆两床棉被，仍洒淅恶寒，发抖，周身关节无一不痛，无汗，皮肤滚烫而咳嗽不止。视其舌苔薄白，切其脉浮紧有力，此乃太阳伤寒表实之证。治宜辛温发汗，解表散寒。用麻黄汤。麻黄9克，桂枝6克，杏仁12克，炙甘草3克。1剂。服药后，温覆衣被，须臾，通身汗出而解。

按语：本方能发汗解表，宣通肺卫，畅达营卫，使寒邪从汗外出。风寒郁闭卫阳，故直须辛温发汗，寒随汗出，卫气一通，则发热自退，即《内经》所谓"体若燔炭，汗出而散"也。服

药后必须要微微汗出为佳，用药时要注意麻黄、桂枝、炙甘草的剂量比例应该是3:2:1，否则就会影响发汗的效果；二是先煎麻，去上沫，以免使人服后发生心烦。

（十一）太阳伤寒，经输不利之证治

成无己曰："太阳病，项背强几几，汗出恶风者，中风表虚也；项背强几几，无汗恶风者，中风表实也。表虚宜解肌，表实宜发汗，是以葛根汤发之也。"

【引语】 太阳病，项背强几几，无汗恶风，葛根汤主之。（31）

【语译】 太阳病，无汗恶风为太阳伤寒无疑，寒邪外闭，玄府不通，太阳经输不利，则无汗恶风，项背强几几，治当以葛根汤发汗散寒、疏通经脉。若汗出恶风而项背强几几，为太阳病中风，当以桂枝加葛根汤治之。太阳病伤寒，项背强几几，不用麻黄汤加葛根，是因经输不利，虽因邪气在经，但经脉拘急，则是筋脉失养所致，故发输经之汗，亦需虑过汗伤津，故以桂枝汤加葛根、麻黄，即葛根汤，即可发汗散寒，而不致大汗伤津，又可升津而舒经。

——葛根汤方

葛根四两　麻黄三两（去节）　桂枝二两（去皮）　生姜三两（切）　甘草二两（炙）　芍药二两　大枣十二枚（掰）

上七味，以水一斗，先煮麻黄、葛根，减六升，去白沫；内诸药，煮取三升，去滓，温服一升。覆取微似汗。余如桂枝法将息及禁忌。

【辨证】 寒邪外闭，玄府不通，太阳病经输不利。或者太阳与阳明经表同时受邪，经气被遏，阳明之气抗邪于表，不能顾护胃气，胃气失和，升降失常。

【主治】 外感风寒表实，恶寒发热，头痛，项背强几几，身痛无汗，腹微痛，或下利，或干呕，或微喘，舌淡苔白，脉浮紧者。

【功效】 发汗散寒，生津舒筋。

【方解】 方即桂枝汤加麻黄、葛根。方中葛根升津液，濡筋脉为君；麻黄、桂枝疏散风寒，发汗解表为臣；芍药、甘草生津养液，缓急止痛为佐；生姜、大枣调和脾胃，鼓舞脾胃生发之气为使。诸药合用，共奏发汗解表、生津舒筋之功。

【方歌】 四两葛根三两麻，枣枚十二效堪嘉，

桂甘芍二姜三两，无汗憎风下利夸。

【名医方论】

柯琴曰："若表病而兼下利，则是表实里虚矣。比麻黄、青龙二证较轻，然项强连背拘强，更甚于项强无汗，不失为表，但脉浮不紧，故不从乎麻黄，而于桂枝方加麻黄倍葛根以去实，小变麻桂之法也。盖葛根为阳明主药，凡太阳有阳明者，则佐入太阳药中；凡少阳有阳明者，则佐入少阳药中，无不可也。"

【医案选录】

刘渡舟医案：李某，男，38岁，住北京市朝阳区。患顽固性偏头痛二年，久治不愈。经友人介绍，延请刘老诊治。主诉：右侧头痛，常连及前额及眉棱骨。伴无汗恶寒，鼻流清涕，心烦，面赤，头目眩晕，睡眠不佳。诊察之时，见病人颈项转动不利，问之，乃答曰：颈项及后背经常有拘急感，头痛甚时拘紧更重。舌淡苔白，脉浮略数。遂辨为寒邪客于太阳经脉，经气不利之候。治当发汗祛邪，通太阳之气，为疏葛根汤。麻黄4克，葛根18克，桂枝12克，白芍12克，炙甘草6克，生姜12克，大枣12枚。麻黄、葛根两药先煎，去上沫，服药后覆取微汗，避风寒。3剂药后，脊背有热感，继而身有小汗出，头痛、项急随之而减。原方再服，至15剂，头痛、项急诸症皆愈。

按语：治疗"合病"的一个基本原则是根据邪气偏重于哪一经，做到分清主次，诸经兼顾。本案虽然是三阳受邪，经气被遏，但病邪侧重于太阳经，治疗则根据这一原则选用葛根汤，治疗重点在太阳经。临床服用本方后，常有脊背先见发热，继而全身汗出，这是药力先作用于经输而使经气疏通，邪气外出的反映，为疾病向愈之佳兆。

——大青龙汤证

伤寒表实兼阳郁化热烦躁的证治

尤在泾曰："伤寒脉浮缓者，脉紧去而成缓，为寒欲变热之证。伤寒邪在表则身疼，邪在里则身重，寒已变热而脉缓。经脉不为拘急，故身不疼而但重，而其脉犹浮，则邪气在或进或退之时，故身体有乍重乍轻之候也。是以欲发其表，则经已有热。欲清其热，则表犹不解，而大青龙汤兼擅发表解热之长。苟无少阴汗出厥逆等证者，则必以此法为良矣。"

【引语】 伤寒，脉浮缓，身不疼，但重，乍有轻时，无少阴证者，大青龙汤发之。（39）

【语译】 太阳伤寒，脉由脉浮紧变脉浮缓，证由身痛变身重，反映在表的寒邪，有随闭郁不伸的阳气化热的趋势。寒邪渐趋化热，脉自然由紧变为不紧，证也由身疼痛变为不疼。虽然寒邪逐渐化热，却尚未入里，仍在于表。表闭未开，阳气闭塞，全身气机不利，故见身重。邪气有入里之势，进退于表里之间，故见身重乍有轻时。表气闭郁，里有郁热，则烦躁与发热之症自是意在言外。表寒部分化热，趋于里，但并未见烦渴引饮的白虎汤证，故仍用大青龙汤发之。

——大青龙汤方

麻黄六两（去节）　　桂枝二两（去皮）　　甘草二两（炙）
杏仁四十枚（去皮尖）　　生姜三两（切）　　大枣十二枚（擘）

石膏如鸡子大（碎）

上七味，以水九升，先煮麻黄，减二升，去上沫；内诸药，煮取三升，去滓，温服一升，取微似汗。汗出多者，温粉扑之。一服汗者，停后服。若复服，汗多亡阳，遂虚，恶风、烦躁、不得眠也。

【辨证】 太阳伤寒，若治疗不当，或因循失汗，寒邪束表不解，阳气郁闭不伸，进而化热。

【主治】 外感风寒，兼有里热，恶寒发热，身疼痛，无汗烦躁。

【功效】 发汗解表，清热除烦。

【方解】 方即麻黄汤加石膏、姜、枣而成。方中重用麻黄加生姜辛温发汗，以散表寒；石膏甘寒以清里热；大枣和中，以资汗源；方为表里双解之剂。以汗出邪解取效，犹龙升雨降，郁热顿除，故仲景喻以大青龙而命方名。

【方歌】 二两桂甘三两姜，膏如鸡子六麻黄，

　　　　　枣枚十二四十杏，无汗烦而且躁方。

【名医方论】

《医宗金鉴》曰："名大青龙汤者，取龙兴云雨之义也。初病太阳即用石膏者，以其辛能解肌热，寒能清胃火，甘能生津液，是预保阳明存津液之先着也。粗工疑而畏之，当用不用，必致热结阳明，斑黄狂胃，纷然变出矣。观此则可知石膏乃中风伤寒之要药，得麻、桂而有青龙之名，得知草而有白虎之号也。"

【医案选录】

张锡纯医案：曾治一入冬日得伤寒证，胸中异常烦躁。医者不识大青龙证，竟投以麻黄汤。服后分毫无汗，胸中烦躁益甚，自觉屋隘莫能容。诊其脉洪滑而浮，治以大青龙汤加天花粉24克。服后5分钟，周身汗出如洗，病若失。

按语：大青龙证与麻黄证表实虽同，而烦躁一证为麻黄证所不备也，此内有郁热之象，治宜解表同时兼清其里。麻黄汤有发汗之用而无清里之功，用之不惟不切病情，反增内热，故烦躁益甚，当以大青龙汤发表清里，待龙腾雨降，郁热顿除，则烦躁自解。

（十二）伤寒兼水饮内停证的主证及药后寒去欲解

成无己曰："咳而微喘者，水寒射肺也。发热不渴者，表证未罢也。与小青龙汤发表散水，服汤已渴者，里气温，水气散，为欲解也。"

【引语】伤寒，心下有水气，咳而微喘，发热不渴，服汤已，渴者，此寒去欲解也，小青龙汤主之。（41）

【语译】本条有倒转句法，还原后原文应为"伤寒，心下有水气，咳而微喘，发热不渴，小青龙汤主之。服汤已，渴者，此寒去欲解也"。咳而微喘，发热不渴，是表邪不解、水饮内停、肺气不利的表现，故当用小青龙汤治疗。服小青龙汤后口渴，是发热之后，温解之余，一时津液不足之故，是药后寒饮得已温化，病有向愈之兆，故曰："服汤已，渴者，此寒去欲解也。"只需少少与饮，以滋其燥，使胃气调和，即可自愈。

——小青龙汤方

麻黄（去节）　芍药　细辛　干姜　甘草（炙）　桂枝（去皮）各三两　五味子半升　半夏半升（洗）

上八味，以水一斗，先煮麻黄，减二升，去上沫；内诸药，煮取三升，去滓，温服一升。小青龙汤，大要治水。水若去，利则止也。

【辨证】太阳伤寒兼水饮内停。

【主治】主治外寒里饮证。恶寒发热，头身疼痛，无汗，喘咳，痰涎清稀而量多，胸痞，或干呕，或痰饮喘咳，不得平卧，或身体疼重，头面四肢浮肿，舌苔白滑，脉浮。

【功效】 发汗解表，温化寒饮。

【方解】 从药物分析，小青龙汤在内又有温通三焦，通治上、中、下三焦寒饮的功效。恐药物辛散太过，耗阴动阳，损伤正气，故用炙甘草甘温以守中扶正，芍药酸敛以护肝阴，五味子酸敛以护肾阴，使本方有温散寒饮而不伤正气的特点。从张仲景治疗寒饮的规律来看，在治疗肺胃寒饮的时候，常把干姜、细辛、五味子三药合用，对于寒饮咳喘有很好的效果。

【方歌】 桂麻姜芍草辛三，夏味半升记要谙，

表不解兮心下水，咳而发热句中探。

【名医方论】

《医宗金鉴》曰："太阳停饮有二：一中风，表虚有汗，五苓散证也；一伤寒，表实无汗，小青龙汤证也。表实无汗，故合麻桂二方以解外。此方与越婢汤同治水饮溢于表，而为肤胀，水肿，宜发汗外解者，无不随手而消。越婢治有热者，故方中君以石膏以散阳水也。小青龙治有寒者，故方中佐以姜、桂以消阴水也。"

【医案选录】

刘渡舟医案：柴某某，男，53岁。患咳喘十余年，冬重夏轻，就诊时，患者气喘憋闷，耸肩提肚，咳吐稀白之痰。每到夜晚则加重，不能平卧；晨起则吐痰盈杯盈碗。背部恶寒。视其面色黧黑、舌苔水滑，切其脉弦、寸有滑象。断为寒饮内伏，上射于肺之证。为疏小青龙汤，内温肺胃以散水寒。麻黄9克，桂枝10克，干姜9克，五味子9克，细辛6克，半夏14克，白芍9克，炙甘草10克。服7剂而咳喘大减，吐痰减少，夜能卧寐，胸中觉畅。

按语：本案咳喘吐痰，痰色清稀，背部恶寒，舌苔水滑，为寒饮内扰于肺，肺失宣降之职。方中麻黄、桂枝发散寒邪，兼以平喘；干姜、细辛温肺胃，化水饮，兼能辅麻桂以散寒；半夏涤痰浊，健胃化饮；五味子滋肾水以敛肺气；芍药养阴血以护肝阴，而为麻桂辛三药之监，使其祛邪而不伤正；炙甘草益气和中，调和诸药。服用本方可使寒邪散，水饮去，肺气通畅则咳喘自平。

——桂枝麻黄各半汤证

太阳病日久不解的证治

成无己曰："伤寒八九日，则邪传再经又遍，三阳欲传三阴之时也。传经次第，则三日传遍三阳，至四日阳去入阴，不入阴者为欲解；其传阴经，第六日传遍三阴，为传经尽而当解；其不解传为再经者，至九日又遍三阳，阳不传阴则解，如疟，发作有时也。寒多者为病进，热多者为病退。"

【引语】太阳病，得之八九日，如疟状，发热恶寒，热多寒少，其人不呕，清便欲自可，一日二三度发。脉微缓者，为欲愈也，脉微而恶寒者，此阴阳俱虚，不可更发汗、更下、更吐也。面色反有热色者，未欲解也，以其不能得小汗出，身必痒，宜桂枝麻黄各半汤。（23）

【语译】太阳病到七天就是一个复期，病当愈而未愈，病当传经而未传，却出现一阵热一阵冷，发热时间长，恶寒时间短，像疟疾一样每日发作二三次，热多寒少，说明表邪较轻，抗邪能力强。"脉微缓者"，脉微缓，微为邪气已衰，"此阴阳俱虚"，因表里俱虚，故不可更发汗、更下、更吐，仲景对此未给出治法，以脉证当以温补之法治之。太阳病八九日，邪气已微，病势已缓，但已微之邪仍然使太阳之气闭郁，而闭郁阳气因不得小汗出，邪气走窜于皮肤肌肉之间，故身必痒，桂枝麻黄各半汤是小汗之法，所以说宜桂枝麻黄各半汤。

——桂枝麻黄各半汤方

桂枝一两十六铢（去皮）　芍药　生姜（切）　甘草（炙）麻黄（去节）各一两　大枣四枚（擘）　杏仁二十四枚（汤浸，去皮尖及两仁者）

上七味，以水五升，先煮麻黄一二沸，去上沫；内诸药，煮取一升八合，去滓，温服六合。本云：桂枝汤三合，麻黄汤三合，并为六合。顿服。

【辨证】　表邪稽留不解，郁闭太阳经气。

【主治】　太阳病，得之八九日，如疟状，发热恶寒，热多寒少，一日二三度发，面色反有热色，无汗，身痒者。

【功效】　调和营卫，微发其汗。

【方解】　本方为桂枝和麻黄汤两方的合剂，其剂量非常轻微，仅取桂枝汤原剂量的5/12，麻黄汤原剂量的2/9，有两方总剂量的1/3。因为病既不得小汗出，则非桂枝汤所能解，然病延日久，表邪已微，又非麻黄汤峻汗所宜，所以合二方为一，变大剂为小剂，以小量桂枝汤调和营卫，小量麻黄汤疏达皮毛而祛小邪。

【方歌】　桂枝一两十六铢，甘芍姜麻一两符，

杏廿四枚枣四粒，面呈热色痒均驱。

【名医方论】

《医宗金鉴》："太阳病得之八九日，有如疟状之寒热，热多寒少者，其人不呕，小便清白，此里和不受邪，虽为欲自愈，然必审其如疟状寒热，一日二三度，轻轻而发，诊其脉微而且缓，那知邪衰正复，表里将和，始为欲愈也，脉微恶寒，表里俱虚，面色当白，今色反赤，是犹有表邪怫郁，不能得小汗出宣发阳气，故赤面身痒，未欲解也，宜桂枝麻黄各半汤，小小汗之以和荣卫，

自可愈也。"

【医案选录】

刘渡舟医案：刘某某，女，12岁。初春感受风寒邪气，头痛发热，家人自购"平热散"，服药后汗出较多，随后发热消退。但第二天发热恶寒如疟疾之发作，上午一次，下午两次。脉浮略数，舌苔薄白而润。究其原因，属于发汗太过，在表之邪气反而稽留不解，当用桂枝二麻黄一汤小汗之法治疗。桂枝5克，白芍5克，生姜5克，大枣3枚，麻黄3克，杏仁3克，炙甘草3克。1剂。药后得微汗出而解。

按语：大凡先发热而后恶寒，或发热恶寒同时并存，寒热一天发作两次或数次，如疟状，大多属于太阳病变，多由表证发汗太过，损伤营卫，而邪气又得不到彻解所致，此类病证，或用桂麻各半，或用桂二麻一，效果理想。

（十三）服桂枝汤大汗出后出现两种不同情况的证治

《医宗金鉴》曰："服桂枝汤，大汗出病不解，脉洪大，若烦渴者，则为表邪已入阳明，是白虎汤证也。服汤不解，若形如疟，日再发者，虽属轻邪，然终是为风寒所持，非汗出必不得解，故宜桂枝二麻黄一汤，小发荣卫之汗，其不用麻黄桂枝各半汤者，盖因大汗已出也。"

【引语】 服桂枝汤，大汗出，脉洪大者，与桂枝汤，如前法，若形似疟，一日再发者，汗出必解，宜桂枝二麻黄一汤。（25）

【语译】 药后大汗，发热恶风证仍在，但无烦渴，脉由浮缓变洪大，是阳气仍盛于外，与所谓"其气上冲"的机转相同，故仍可用桂枝汤；药后大汗，发热恶寒，寒热如疟状，一日二发，是汗出不彻，玄府复闭，余邪仍流连于皮毛肌肉之间，与正气相争，治仍当解表，因邪微且已大汗之后，麻黄汤太峻，但玄府闭塞，桂枝汤又不能胜任，故采取桂枝二麻黄一以和其营卫，略佐疏表，较前各半汤又轻一筹。

　　——桂枝二麻黄一汤方

　　桂枝一两十七铢（去皮）　芍药一两六铢　麻黄十六铢（去节）生姜一两六铢（切）　杏仁十六个（去皮尖）　甘草一两二铢（炙）大枣五枚（掰）

　　上七味，以水五升，先煮麻黄一二沸，去上沫；内诸药，煮取二升，去滓，温服一升，日再服。本云：桂枝汤二分，麻黄汤一分，合为二升，分再用。

　　【辨证】　太阳中风，汗出不彻，玄府复闭，余邪仍流连于皮毛肌肉之间，与正气相争。

　　【主治】　太阳病，服桂枝汤，大汗出，脉洪大，形似疟，一日再发者。

　　【功效】　和其营卫，略佐疏表。

　　【方解】　本方为桂枝汤与麻黄汤 2：1 用量的合方。比桂枝麻黄各半汤发汗力更微。张璐曰：详此方药品，与各半不殊，惟铢分稍异，而证治攸分，可见仲景于差多差少之间，分毫不苟也。

　　【方歌】　一两六铢芍与姜，麻铢十六杏同行，

　　　　　　　桂枝一两铢十七，草两二铢五枣匡。

　　【名医方论】

　　柯琴《伤寒来苏集》曰："服桂枝后大汗，仍可用之更汗，非若麻黄之不可复用也。即大汗出后，脉洪大，大烦渴，是阳邪内陷，不是汗多亡阳。此大汗未止，内不烦渴，是病犹在表，桂枝症未罢，当仍与之，乘其势而更汗之，汗自漐漐，邪不留矣。是法也，可以发汗，汗生于谷也，即可以止汗，精胜而邪却也。"

【医案选录】

俞长荣医案：李某，男，49 岁，恶寒战栗，发热，热后汗出身凉，日发一次，连续三日。伴见头痛，肢楚，腰疼，咳嗽痰少，食欲不振，二便自调。脉浮紧，舌苔白厚而滑。治宜辛温解表轻剂，与桂枝二麻黄一汤。处方：桂枝 9 克，白芍 9 克，杏仁 6 克，炙甘草 6 克，生姜 6 克，麻黄 4.5 克，大枣 3 枚。服药后，寒热已除，诸症悉减。现惟心悸少气，昨起腹中微痛而喜按。大便正常，脉转弦缓。此因外邪初解，荣血不足，气滞使然，遂与小建中汤，一剂而安。

按语：恶寒发热，头痛肢楚，日发一次，连续三日，但无心烦喜呕，胸胁苦满，知未入少阳；又二便自调，知未传阳明。邪在太阳之表，其脉浮紧，本当麻黄取汗，但虑已出汗，不便峻剂发表，故取桂二麻一汤以小发其汗，宣利肺气。

（十四）表郁生热轻证的证治

《医宗金鉴》："脉阳微阴弱，乃为虚邪之证，即有无汗热多之实邪，亦不可用大青龙汤更汗也。盖以脉微弱，是无太阳表脉也，故不可更大汗也。然既有无汗，热多、寒少之表证，麻黄、桂枝、石膏之药，终不可无，故只宜桂枝二越婢一汤之轻剂，令微微似汗，以解肌表而和荣卫也。"

【引语】 太阳病，发热恶寒，热多寒少，脉微弱者，此无阳也，不可发汗，宜桂枝二越婢一汤。（27）

【语译】 太阳表证，发热多而恶寒少，表明寒邪束表日久，邪气已有化热入里之势。如果完全化热，就会出现但热不寒而反恶热的阳明里热证。现在还有恶寒，说明还没有完全化热而入里。"脉微弱"是与脉浮紧相比较而言的，也就是脉的浮紧之势已略有减轻，即寒邪已略有减轻，同时，反映寒邪已有化热之势。应该遵从成无己的注解，断为表郁而生热之轻证，用桂枝二越婢一汤来治疗。

——桂枝二越婢一汤方

桂枝（去皮）　芍药　麻黄　甘草（炙）各十八铢　大枣四枚（掰）　生姜一两二铢（切）　石膏二十四铢（碎，绵裹）

上七味，以水五升，煮麻黄一二沸，去上沫；内诸药，煮取二升，去滓，温服一升。本云：当裁为越婢汤、桂枝汤合之，饮一升。今合为一方，乃桂枝汤二分，越婢汤一分。

【辨证】　寒邪束表日久，邪气已有化热之势。

【主治】　治太阳病，发热恶寒，热多寒少，脉微弱，属外感风寒，内有郁热之轻证。

【功效】　发汗解表，兼清里热。

【方解】　《内台方议》云："此汤亦即桂枝麻黄各半汤中减杏仁加石膏也，杏仁能发汗，去之；石膏能去虚热，故加之。"

【方歌】　桂芍麻甘十八铢，生姜一两二铢俱，

　　　　　　膏铢廿四四枚枣，要识无阳旨各殊。

【名医方论】

《医宗金鉴》："桂枝二越婢一汤，即大青龙以杏仁易芍药也。名系越婢辅桂枝，实则大青龙之变制也。去杏仁恶其从阳而辛散，用芍药以其走阴而酸收。以此易彼，裁而用之，则主治不同也。以桂枝二主之，则不发汗，可知越婢一者，乃麻黄、石膏二物，不过取其辛凉之性，佐桂枝二和表而清热，则是寓发汗于不发之中，亦可识也。"

【医案选录】

刘渡舟医案：刘某某，女，10岁。深秋感受寒凉之气，发热恶寒，每日发作好几次，拖延数月未愈。脉浮无力，舌质红，苔薄白。饮食及大小便基本正常。此乃风寒郁表，日久不

解，寒将化热之轻证。治用桂枝二越婢一汤，麻黄3克，桂枝5克，白芍5克，生姜3克，大枣4个，石膏6克，炙甘草3克，玉竹3克。共服2剂，得微汗出而解。即原文所谓"脉微弱者，此无阳也"。所以治疗不用单纯辛温的麻桂合方，而用桂枝二越婢一汤另加玉竹以解表清里，生津养液为治。

按语：本案发热恶寒，一日数发，表示太阳之邪未解；舌质红，反映表邪有入里化热趋势。脉本应浮紧而反无力，这是寒邪欲离肌表之征，即原文所谓"脉微弱者，此无阳也"。所以治疗不用单纯辛温的麻桂合方，而用桂枝二越婢一汤另加玉竹以解表清里、生津养液为治。

（十五）太阳与阳明合病而呕之证治

成无己曰："邪气外甚，阳不主里，里气不和，气下而不上者，但下利而不呕，里气上逆而不下者，但呕而不下利，与葛根汤，以散其邪，加半夏以下逆气。"

【引语】 太阳与阳明合病，不下利，但呕者，葛根加半夏汤主之。（33）

【语译】 二阳合病，由于太阳、阳明二经受邪多少不同，病变各有侧重。而本条是以阳明经邪为重，由于阳明之气抗邪于表，不能顾护胃气，胃气失和，升降失常，故出现下利或呕吐。以呕吐为主，故治疗用葛根汤解二经之表邪，加半夏和胃降逆升阳明之气。如一感外邪就吐利不止的胃肠型感冒，以解外为首要，外邪解则吐利止。

——葛根加半夏汤方

葛根四两 麻黄三两（去节） 甘草二两（炙） 芍药二两，桂枝二两（去皮） 生姜二两（切） 半夏半升（洗） 大枣十二枚（掰）

上八味，以水一斗，先煮葛根、麻黄，减二升，去白沫；内诸药，煮取三升，去滓，温服一升。覆取微似汗。

【辨证】 太阳与阳明经表同时受邪，经气被遏，阳明之气抗邪于表，不能顾护胃气，胃气失和，胃气上逆。

【主治】 外感风寒，头痛，项背强直拘急，无汗，口不渴，呕逆，苔白，脉浮者。

【功效】 发汗解表，舒筋止呕。

【方解】 方即葛根汤加半夏。方以葛根汤发汗解表而舒筋，加半夏降逆止呕。

【方歌】 二阳下利葛根夸，不利旋看呕逆嗟，
　　　　须取原方照分两，半升半夏洗来加。

【名医方论】

周禹载曰："中风伤寒，自有定则，今虽呕而无出汗证，所以不用桂枝葛根汤，而仍葛根加半夏者，正以麻黄葛根祛两经之寒邪，半夏主上气呕逆，消心隔痰饮也。可见同一邪也，呕者上逆，则不下走，葛根汤证下利，则不上逆，倘有兼之者，其势已甚，恐又非此汤可以治之也。"

【医案选录】

刘渡舟医案：程某，女，25岁。初春感寒后，患发热，头痛，恶风寒，呕吐，面色红赤。脉浮，舌苔白润。证属二阳合病，治用葛根加半夏汤。葛根12克，麻黄6克，桂枝6克，生姜6克，半夏9克，白芍6克，大枣7枚，炙甘草6克。2剂。服药后汗出热退，呕吐止。

按语：本案为太阳与阳明合病。发热，恶风寒，头痛而脉浮，是病在太阳经；面色红赤，呕吐是病在阳明经。《伤寒论》说："阳明病，面合赤色，不可攻之。"说明了面色红赤是属于阳明经表的病变。根据这一原则选用葛根汤，治疗重点在太阳

经，同时兼顾阳明。

（十六）邪入少阳而太阳证未罢的证治

程知曰："发热恶寒，支节烦疼，太阳证也，乃恶寒而微，但支节烦痛，而不头项强痛，则太阳证亦稍减矣。呕而支结，少阳证也，乃呕逆而微，但结于心下之偏旁，而不结于两之间，则少阳亦尚浅也。若此者，惟当以柴胡汤和解少阳，而加以桂枝汤发散太阳，此不易之法也。"

【引语】　伤寒六七日，发热，微恶寒，支节烦疼，微呕，心下支结，外证未去者，柴胡桂枝汤主之。（146）

【语译】　发热，微恶寒，支节烦疼，是太阳桂枝汤证；微呕，心下支结，是少阳柴胡证。从仲景叠用两"微"字，说明太阳证中恶寒微，知发热亦微，仅支节烦疼，可见其证之轻。少阳证中微呕，为少阳证中心烦喜呕之轻者，心下支结，为少阳证中胸胁苦满之轻者，两经证状俱轻，故用柴胡汤桂枝汤原方之各半剂量，以调和营卫，以解太阳之表，和解枢机，以解少阳之里。

——柴胡桂枝汤方

桂枝（去皮）　黄芩各一两半　芍药一两半　人参一两半甘草一两（炙）　半夏二合半（洗）　大枣六枚（掰）　生姜一两半（切）　柴胡四两

上九味，以水七升，煮取三升，去滓，温服一升。

【辨证】　邪入少阳而太阳证表证未罢。

【功效】　和解少阳，兼以散表。

【主治】　用于太阳少阳合病引起的发热恶寒、肢体疼痛等症。随着其临床运用和研究的深入，发现其有很多新的用途。

【方解】　本方取小柴胡汤、桂枝汤各用半量，合剂而成。

以桂枝汤调和营卫解肌辛散，以治太阳之表；以小柴胡汤和解少阳，宣展枢机，以治半表半里。本方当是太少表里双解之剂。

【方歌】 小柴原方取半煎，桂枝汤入复方全，

　　　　 阳中太少相因病，偏重柴胡作仔肩。

【名医方论】

柯琴曰："伤寒六七日，正寒热当退之时，反见发热恶寒诸表证，更见心下支结诸里证，表里不解，法当表里双解之。表证虽不去而已轻，里证虽已见而未甚，故取桂枝之半，以散太阳未尽之邪；取柴胡之半，以解少阳微结之证。口不渴，身有微热者，法当去人参；以六七日来，邪虽未解，而正已虚，故仍用之。外证虽在，而病机已见于里，故方以柴胡冠桂枝之上，为双解两阳之轻剂也。"

【医案选录】

李平医案：患者女，44 岁。发热 5 天，体温达 40.1℃。诊其脉缓而弦，舌质红，苔薄白。综合病情：发热恶寒，头痛少汗，四肢关节疼而烦扰，恶心欲吐，二便调。证系太少合病，以柴胡桂枝汤主之。药用：柴胡 24 克，半夏 10 克，党参 10 克，黄芩 15 克，桂枝 10 克，杭芍 10 克，甘草 6 克，生姜 3 片，大枣 5 枚。服 1 剂热退，再进 2 剂，余证悉除。

按语：柴胡桂枝汤是治疗外感发热的有效方剂，张景岳指出："邪在太阳者，当知为阳中之表，治宜轻法；邪在少阳者，当知为阳中之枢，治宜和解，此皆治表法也。"李氏认为，临证见发热三五天或六七天，或服他药高热不解者，无论兼见少阳证与否，即投本方，往往一二剂收功。

（十七）太阳与少阳合病下利的证治

成无己《注解伤寒论》曰："此太阳少阳合病，自下利，为在半

表半里，非汗下所宜，故与黄芩汤以和解半表半里之邪。呕者，胃气逆也，故加半夏、生姜，以散逆气。虚而不实者，苦以坚之，酸以收之，黄芩、芍药之苦酸，以坚敛肠胃之气。弱而不足者，甘以补之，甘草、大枣之甘，以补固肠胃之弱。"

【引语】 太阳与少阳合病，自下利者，与黄芩汤；若呕者，黄芩加半夏生姜汤主之。（172）

【语译】 今太阳与少阳合病，仅言自下利，不言头痛恶寒、胸胁苦满等证，是因本证的重点在自下利。太阳与少阳合病，自下利，说明少阳之邪已逼入胃肠。由于邪已偏里，少阳胆火肆逆而内迫胃肠而下利。少阳禁汗下，汗下之法皆非此证所宜，故以黄芩汤独清少阳之邪热，邪热去则利止，清少阳邪，复少阳之枢，使太阳之邪自然而解。假如呕吐，这是胃气上逆所致，用黄芩加半夏生姜汤，清热止利和胃降逆以止呕。

——黄芩汤方

黄芩三两　芍药二两　甘草二两（炙）　大枣二十枚（掰）

上四味，以水一斗，煮取三升，去滓，温服一升，日再，夜一服。若呕者，加半夏半升、生姜三两。

【辨证】 太阳与少阳合病，少阳之邪已逼入胃肠而下利。

【主治】 治伤寒，太阳与少阳合病，身热口苦，腹痛下利。

【功效】 清热止利。

【方解】 方中黄芩苦寒，清少阳、阳明之里热；芍药味酸，敛阴和营，合甘草大枣缓急止痛；甘草、大枣和中，配芍药缓急止痛。诸药合用，共奏清热止利、和中止痛之功。若胃气上逆而呕吐者，加半夏、生姜以和胃降逆止呕。

【方歌】 枣枚十二守成箴，二两芍甘三两芩，
　　　　利用本方呕加味，姜三夏取半升斟。

【名医方论】

柯琴曰："太阳少阳合病，是热邪已入少阳之里，胆火下攻于脾，故自下利，上逆于胃，故兼呕也，与黄芩汤酸苦相济，调中以存阴也，热不在半表，故不用柴胡，今热已入半里，故黄芩主之，虽非胃实，亦非胃虚故不须人参以补中，兼呕者，故仍加半夏生姜以降逆也。"

【医案选录】

刘渡舟医案：王某某，男，28岁。初夏迎风取爽，而头痛身热，医用发汗解表药，热退身凉，头痛不发，以为病已愈。又三日，口中甚苦，且有呕意，而大便下利黏秽，日四五次，腹中作痛，且有下坠感。切其脉弦数而滑，舌苔黄白相杂。辨为少阳胆热下注于肠而胃气不和之证。黄芩10克，白芍10克，半夏10克，生姜10克，大枣7枚，甘草6克。服3剂而病痊愈。

按语：少阳有邪，则胆气郁滞，横犯肠胃，上逆于胃则呕吐，下迫于肠则下利。少阳疏泄不利，气机不畅，则腹痛，里急后重，肛门灼热，正合黄芩加半夏生姜汤之证机，故三投而愈。

（十八）蓄水证的成因和证治

《医宗金鉴》曰："今邪热熏灼，燥其现有之津，饮水不化，绝其未生之液，津液告匮，求水自救，所以水入即消，渴而不止也。用五苓散者，以其能外解表热，内输水府，则气化津生、热渴止，而小便利矣。"

【引语】 太阳病，发汗后，大汗出，胃中干，烦躁不得眠，欲得饮水者，少少与饮之，令胃气和则愈。若脉浮，小便不利，微热消渴者，五苓散主之。（71）

【语译】 发汗本为治疗太阳病的正治之法，但因汗不如法，发汗太过，汗出过多，表虽解，但已伤津液，故"胃中干"，胃为水谷之海，胃得水的滋润，胃燥得以缓解，胃气调和，则烦躁不得眠自除而病愈。脉浮，微热，说明发汗后，表证未解。因经腑相连，太阳经证不解，随经入腑，使膀胱气化不利，气化不行，水道失调，水蓄于内，不能化津上承，则口渴多饮，小便不利。证属太阳表证未解，膀胱气化不利，治当以五苓散化气行水、解表散邪。

——五苓散方

猪苓十八铢（去皮）　泽泻一两六铢　白术十八铢　茯苓十八铢　桂枝半两（去皮）

上五味，捣为散，以白饮和服方寸匕，日三服。多饮暖水，汗出愈。如法将息。

【辨证】　太阳经证不解，随经入腑，使膀胱气化不利，气化不行，水道失调。

【主治】　1. 蓄水证。小便不利，头痛微热，烦渴欲饮，甚则水入即吐，舌苔白，脉浮。2. 水湿内停。水肿，泄泻，小便不利，以及霍乱等。3. 痰饮。脐下动悸，吐涎沫而头眩，或短气而咳者。

【功效】　化气行水，解表散邪。

【方解】　方以用药五味，以苓为主，共为散剂而得名。方中猪苓、泽泻渗湿利水，茯苓、白术健脾利湿；桂枝通阳化气，兼解表。为散剂使其迅速发散。服药后多饮暖水，以使汗出。共奏化气行水、解表散邪之功。

【方歌】　猪术茯苓十八铢，泽宜一两六铢符，

　　　　　桂枝半两磨调服，暖水频吞汗出苏。

【名医方论】

成无己《伤寒明理论》曰："通行津液，克伐肾邪，专为号令者，苓之功也。五苓之中，茯苓为主，故曰五苓散。茯苓味

甘平，猪苓味甘平，甘虽甘也，终归甘淡。《内经》曰：肾恶燥，急食辛以润之，散湿润燥，故以桂枝为使。多饮暖水，令汗出愈者，以辛散水气外泄，是以汗润而解也。"

【医案选录】

俞长荣医案：一程姓病人，证见高热口渴，谵语不眠，小便短赤，脉浮洪大。连给大剂人参白虎汤三剂，不但症状无减，口渴反而增剧。再细察其舌，质红无苔而滑。因思：脉浮洪大，发热，虽似白虎证，但口渴喜热饮实非白虎汤所宜。此乃无根之火上浮，故口渴喜热，舌红而滑；虚火扰及神明，故谵语，火不归位，膀胱气化失职，故小便短赤。当按膀胱蓄水证治之。选用五苓散改汤剂，桂枝用肉桂以引火归元(每剂用桂八分研末，分两次冲服)。仅两剂，热退口和，小便清利。后调理半月复元。

按语：因证属太阳膀胱蓄水，以白虎汤治之，无疑寒凉冰伏，徒伤中阳，气不化津，故口渴反而增剧。与五苓散化气行水，则津布口和热退而病愈。五苓散证有"假白虎汤证"之称，故临证须慎辨之。

（十九）太阳蓄水重证——水逆证的证治

《医宗金鉴》曰："渴欲饮水，水入不消，上逆而吐，故名曰水逆。原其所以吐之之由，则因邪热入里，与饮相传，三焦失其蒸化，而不能通调水道，下输膀胱，以致饮热相格于上，水无去路于下，故水入则吐，小便必不利也，宜五苓散辛甘淡渗之品，外解内利，多服暖水，令其汗出尿通，则表里两解矣。"

【引语】 中风发热，六七日不解而烦，有表里证，渴欲饮水，水入则吐者，名曰水逆，五苓散主之。（74）

【语译】 太阳病中风发热汗出，恶风头痛，六七日表邪不解，邪气随经入腑，以致经腑同病，故曰"有表里证"。膀胱气化不利，水道失调，水蓄于内，不能化津上承，故必见烦渴欲饮，饮不解渴，小便不利之证。若烦渴欲饮，水入则吐，名为"水逆"，这是因为水热互结于下焦，膀胱气化不行，水停不化，水不化津而渴饮，饮入之水被停蓄之水邪格拒而上逆，故水入则吐。所以用以五苓散解表利水，俾汗出便利，气化行，水道通，津液布，则口渴自止，水逆自愈。

——茯苓甘草汤证

膀胱蓄水与胃脘停水鉴别与证治

《医宗金鉴》："伤寒发汗后，脉浮数，汗出烦渴，小便不利者，五苓散主之。渴而不烦，是饮盛于热，故亦以五苓散主之，利水以化津也。若不烦且不渴者，是里无热也。惟脉浮数汗出，小便不利，是荣卫不和也，故主以茯苓甘草汤和表以利水也。"

【引语】 伤寒，汗出而渴者，五苓散主之。不渴者，茯苓甘草汤主之。（73）

【语译】 太阳病发汗后，表邪不解，随经入腑，使膀胱气化不利，水道失调，水蓄于内，不能化津上承，故必见汗出而渴，小便不利之表里两见之证，当以五苓散发汗利小便。太阳病发汗后，如果过汗伤阳，表邪虽解而阳气已伤，阳气不足，气化无力，以致水停中焦，但水津尚能散布，故口不渴，小便自利。故以茯苓甘草汤温中化饮，通阳利水。

—— 茯苓甘草汤方

茯苓三两　桂枝二两（去皮）　甘草一两（炙）　生姜三两（切）

上四味，以水四升，煮取二升，去滓，分温三服。

【辨证】 阳气不足，水饮内停，阳气被遏不能外达。

【功效】 温中化饮，通阳利水。

【主治】 治伤寒水气乘心，厥而心下悸者。

【方解】 方中茯苓健脾利水，桂枝通阳化气，生姜温中散饮，甘草补虚和中，兼调诸药。方为温中化饮，通阳利水之剂。

【方歌】 汗多不渴此方求，又治伤寒厥悸忧，

二桂一甘三姜茯，须知水汗共源流。

【名医方论】

成无己《注解伤寒论》曰："伤寒汗出而渴者，亡津液胃燥，邪气渐传里也，五苓散以和表里。若汗出不渴者，邪气不传里，但在表而表虚也，与茯苓甘草汤和表合卫。茯苓、甘草之甘，益津液而和卫；桂枝、生姜之辛，助阳气而解表。"

【医案选录】

刘渡舟医案：阎某，男，26岁。思心下筑筑然动悸不安，腹诊有振水音与上腹悸动。三五日必发作一次腹泻，泻下如水，清冷无臭味，泻后心下之悸动减轻。问其饮食、小便尚可。舌苔白滑少津，脉象弦。辨为胃中停饮不化，与气相搏的水悸病证。若胃中水饮顺流而下趋于肠道，则作腹泻，泻后胃饮稍减，故心下悸动随之减轻。然去而旋生，转日又见悸动。当温中化饮为治，疏方：茯苓24克，生姜24克，桂枝10克，炙甘草6克。药服3剂，小便增多，而心下之悸明显减少。再进3剂，诸症得安，自此之后，未再复发。

按语：本案脉证，主胃中停饮无疑，根据仲景治水之法，处以茯苓甘草汤温胃化饮获效。本方为苓桂术甘汤去白术加生姜而成，因生姜有健胃化饮行水之功，用于水饮停胃，与气搏结，阻碍气机与阳气所致的"厥而心下悸"之证，甚为切中，故生姜为本方治疗主药，剂量宜大，起码15克以上。病重者亦可改用生姜汁冲服。

（二十）蓄血轻证的成因病机及证治

成无己《注解伤寒论》曰："太阳，膀胱经也。太阳经邪热不解，随经入腑，为热结膀胱，其人如狂者，为未至于狂，但不宁尔。经曰：其人如狂者，以热在下焦，太阳多热，热在膀胱，必与血相搏，若血不为蓄，为热迫之则血自下，血下则热随血出而愈。若血不下者，则血为热搏，蓄积于下，而少腹急结，乃可攻之，与桃核承气汤，下热散血。"

【引语】 太阳病不解，热结膀胱，其人如狂，血自下，下者愈。其外不解者，尚未可攻，当先解其外；外解已，但少腹急结者，乃可攻之，宜桃核承气汤。（106）

【语译】 太阳表邪不解随经入手太阳小肠，化热入于小肠血分，与血结于下焦，故少腹急结难受；心主血脉，藏神，而心与手太阳小肠相表里，表邪不解随经化热入于小肠血分，顺经上于心，热扰于心，故其人如狂。因如狂的病机是热入于血分，与血结于下焦，而患者如狂尚未至发狂，是热与血初结，此时如果血能自下，下焦热邪随血而去，则病愈，故曰"下者愈"。如果患者血自不下，而表证又未解，不可攻下，应当先解其表。表证已解，患者除如狂外，仅仅少腹急结，方可攻下，可用桃核承气汤活血化瘀，通下瘀热。

——桃核承气汤方

桃仁五十个（去皮尖） 大黄四两 桂枝二两（去皮）炙甘草二两 芒硝二两

上五味，以水七升，煮取二升半，去滓，内芒硝，更上火微沸，下火。先食温服五合，日三服。当微利。

【辨证】 太阳经邪热不解，随经入腑，化热入于血分，与血结于下焦。

【主治】 下焦蓄血证。少腹急结，小便自利，其人如狂，甚则烦躁谵语，至夜发热，或妇人闭经痛经，脉象沉实或涩。

【功效】 活血化瘀，通下瘀热。

【方解】 方以桃仁为君，活血破瘀；桂枝辛温，通经活血，大黄苦寒，下瘀泻热，共助桃仁活血破瘀，共为臣；芒硝咸苦寒，泻热软坚，助大黄下瘀泻热为佐；炙甘草护胃安中，并缓诸药之峻烈，为佐使。

【方歌】 五十桃仁四两黄，桂硝二两草同行，

膀胱热结如狂证，外解方攻用此汤。

【名医方论】

《医宗金鉴》曰："太阳病不解，不传阳明，邪热随经入里，谓之犯本，犯本者，谓犯膀胱之府也。膀胱府之卫为气分，膀胱府之荣为血分，热入而犯气分，气化不行，热与水结者，谓之犯卫分之里，五苓散证也；热入而犯血分，血蓄不行，热与血结者，谓之犯荣分之里，桃核承气汤证也。"

【医案选录】

邴园医案：李某，年十余。先患外感，请医杂治，证屡变，医者却走。其人不远数十里踵门求诊。审视面色微黄，少腹满，身无寒热，坐片刻即怒目注人，手拳紧握，伸张如欲击人状，有倾即止，嗣复如初。脉沉涩，舌苔黄暗，底面露鲜红色。诊毕，主人促疏方，并询病因，答曰：病已入血，前医但知用气分药，宜其不效。此证即《伤寒论》"热结膀胱，其人如狂也"。当用桃核承气汤，即疏方授之。一剂知，二剂已。嗣以逍遥散加丹、栀、生地调理安。

按语：病起外感，但经"诸医杂治"，表证已罢，邪陷于里，故身无寒热。但见少腹满胀，其人如狂，舌暗红，脉觉沉，此下焦蓄血证俱备。尊大论"热结膀胱，其人如狂，血自下，下

者愈"及"外解已，但少腹急结者，乃可攻之"之旨，当用桃核承气汤下之。本案辨证准确，用药果敢，故"一剂知，二剂已"。

（二十一）蓄血重证的病因病机及证治

《医宗金鉴》曰："既无太阳、少阴兼病之证，而又不作结胸、藏结之病，但其人发狂，是知太阳随经瘀热，不结于上焦之卫分，而结于下焦之荣分也。故少腹当满，而小便自利者，血蓄于下焦也。下血乃愈者，言不自下者，须当下之，非抵当汤不足以逐血下瘀，乃至当不易之法也。"

【引语】 太阳病六七日，表证仍在，脉微而沉，反不结胸，其人发狂者，以热在下焦，少腹当硬满，小便自利者，下血乃愈。所以然者，以太阳随经，瘀热在里故也。抵当汤主之。（124）

【语译】 六七日表证仍在，脉当见浮，今脉不浮而微沉，为表邪传里之征；太阳病误下，邪热内陷，往往会形成水热互结的结胸，现在患者没有出现胸满硬痛的结胸症状，反而狂妄不羁，这是由于太阳病误下之后，表邪不解随经化热入于手太阳小肠，病不在上而在下，所以说"热在下焦"。热在下焦小肠，入于血分，心主血脉，藏神，而心与手太阳小肠相表里，小肠邪热，顺经上扰于心，故其人发狂；本证下焦热与血结已甚，患者已非如狂，而已为发狂，此蓄血重证，根据急则治其标，当急攻下瘀血，下焦热邪随血而去则愈。之所以造成这样的原因，是因为太阳随经邪热，由表入里与瘀血蓄于下焦的缘故。故以抵当汤破血逐瘀。

——抵当汤方

水蛭（熬），虻虫各三十个（去翅足，熬），桃仁二十个（去皮尖），大黄三两（酒洗）

上四味,以水五升,煮取三升,去滓,温服一升。不下,更服。

【辨证】 太阳随经邪热,由表入里与瘀血蓄于下焦之蓄血重证。

【主治】 下焦蓄血所致的发狂或如狂,少腹硬满,小便自利,喜忘,大便色黑易解,脉沉结,及妇女经闭,少腹硬满拒按者。

【功效】 破血逐瘀。

【方解】 方中水蛭、虻虫直入血络,破血逐瘀;桃仁活血化瘀;大黄泻热导瘀。方为攻逐瘀血之峻剂。使用时中病即止,体弱、年高、孕妇有出血者慎用或忌用,自当识之。

【方歌】 大黄三两抵当汤,里指任冲不指胱,

　　　　　虻蛭三十桃二十,攻其血下定其狂。

【名医方论】

柯琴曰:"蛭,虫之善饮血者,而利于水;虻,虫之喜吮血者,而猛于陆,并举水陆之善取血者以攻之,同气相求;更佐桃仁之苦甘,推陈致新;大黄苦寒,荡涤邪热,此名抵当也。若热虽盛而未狂,小腹满而未硬,宜小其制,为丸以缓治之。"

【医案选录】

张意田医案:冉门焦姓人,七月间患壮热舌赤,少腹闷满,小便自利,目赤发狂已三十余日。初用解散,继则攻下,但得微汗,而病终不解。诊之脉至沉微,重按疾急。夫表证仍在,脉反沉微者,邪陷于阴也。重按疾急者,阴不胜真阳,则脉流薄疾,并乃狂矣。此随经瘀血结于少腹也,宜服抵当汤。乃自制虻虫、水蛭,加桃仁、大黄煎服。服后下血无算,随用熟地一味捣烂煎汁,时时饮之,以救阴液。

按语:壮热舌赤,里有热也;少腹闷满,病在于下也;小便

自利，其人发狂，血证谛也；脉沉而微，重按疾急，瘀热内结也。此蓄血重证，当下瘀血，宜服抵当汤。本案识证准确，叙理甚明，果断用药而不拖泥带水，正中其病，故疗效非凡，一剂竟愈。

（二十二）蓄血缓证的证治及与蓄水证的鉴别

　　成无己《注解伤寒论》曰："伤寒有热，少腹满，是蓄血于下焦；若热蓄津液不通，则小便不利，其热不蓄，津液行，小便自利者，乃为蓄血，当与桃仁承气汤、抵当汤下之。然此无身黄屎黑，又无喜忘发狂，是未至于甚，故不可余快峻之药也，可与抵当丸，小可下之也。"

【引语】　伤寒有热，少腹满，应小便不利，今反利者，为有血也。当下之，不可余药，宜抵当丸。（126）

【语译】　伤寒有热，少腹满，小便不利，是太阳表邪随经入腑化热，邪热与水互结于膀胱所致；伤寒有热，少腹满，而现在小便反利，是太阳表邪随经之热由表入里，入于血分，热与血结于下焦所致。因热和瘀血较轻，热不如桃仁承气汤，瘀血不如抵当汤，故以抵当丸缓攻下之；然又恐药力太微，病根深固难拔，故应用之药，宜尽数与之，不可更留余药，故以抵当丸，连滓而服。

　　——抵当丸方

　　水蛭二十个（熬）虻虫二十个（去翅足，熬）桃仁二十五个（去皮尖）大黄三两

　　上四味，捣分四丸，以水一升煮一丸，取七合服之。晬时当下血，若不下者，更服。

【辨证】　热和瘀血互结较轻，热不如桃仁承气汤，瘀血不如抵当汤。

【主治】 治伤寒有热，小腹满痛，小便不利今反利为有血也，当下去其血。

【功效】 攻下逐瘀，峻药缓图。

【方解】 本方药物与抵当汤完全相同，但方水蛭、虻虫的剂量减少了1/3、桃仁减少了1/5，且改汤为丸，以取峻药缓攻之义。

【方歌】 二五桃仁三两黄，虻虫水蛭廿枚详，

　　　　　捣丸四个前宜一，有热尿长腹满尝。

【名医方论】

方有执曰："上条之方，变汤而为丸。名虽丸也，而犹煮汤焉。汤者荡也，丸者缓也，变汤为丸，而犹不离乎汤，盖取欲缓不缓，不荡而荡之意也。"

【医案选录】

曹颖甫医案：常熟鹿苑钱钦伯之妻，经停九月，腹中有块攻痛，自知非孕。医予三棱、莪术多剂未应，当延陈保厚先生诊。先生曰：三棱、莪术仅能治血结之初起者，及其已结，则力不胜矣。吾有药能治之，顾药有反响，受者幸勿骂我也。主人诺。当予抵当丸三钱，开水送下。入夜，病者在床上反复爬行，腹痛不堪，果大骂医者不已。天将旦，随大便下污物甚多，其色黄白红夹杂不一，痛乃大除。次日复诊，陈先生诘曰："昨夜骂我否？"主人不能隐，具以情告，乃于加味四物汤调理而安。

按语：蓄血既久，根深蒂固，必用虫药攻破，否则药力不及，无异隔靴搔痒，必不能应。而抵当丸虽为峻药缓攻，但毕竟为破血耗气之品，故中病即止，随之应以养血之品善后。

（二十三）变证及随证救治的处理方法

成无己曰："阴阳气血俱虚，则不可发汗，若以桂枝攻表，则又损伤阳气，故为误也。得之便厥，咽中干，烦躁吐逆者，先作甘草干姜汤，复其阳气，得厥愈足温，乃与芍药甘草汤，益其阴血，则脚胫得伸。阴阳虽复，其有胃燥谵语，少与调胃承气汤，微溏，以和胃气。重发汗为亡阳，加烧针则损阴。"

【引语】 伤寒，脉浮，自汗出，小便数，心烦，微恶寒，脚挛急。反与桂枝欲攻其表，此误也。得之便厥，咽中干，烦躁吐逆者，作甘草干姜汤与之，以复其阳。若厥愈足温者，更作芍药甘草汤与之，其脚即伸；若胃气不和，谵语者，少与调胃承气汤，若重发汗，复加烧针者，四逆汤主之。（29）

【语译】 阳不摄阴，则自汗，小便数；阴血不足，心神失养，则心烦；表有寒邪，则脉浮而微恶寒；阴血虚少，筋脉失养，则脚挛急。此时，虽阴阳气血俱虚，但有形之阴不能速生，无形之阳则有顷刻而亡的危险，故以桂枝加附子汤，扶阳解表为主。如果服甘草干姜汤后，出现谵语，是由于阴液本已不足，用甘草干姜汤扶阳之后，阳复太过，使阴液更伤，胃中燥热，以致胃中不和所致，故治当少少与调胃承气汤以和胃气；如果用桂枝汤发汗之后又用发汗力强的麻黄汤重发汗，甚至用火针劫汗，导致本已不足之阳气出现亡阳局势，故治当急用四逆汤回阳救逆。

——甘草干姜汤方

甘草四两（炙），干姜二两

上二味，以水三升，煮取一升五合，去滓，分温再服。

【辨证】 阴阳气血俱虚之人复感外寒，以阳虚为主。

【主治】 伤寒脉浮，自汗出，小便数，心烦，微恶寒，脚挛急，误用桂枝汤解表之后，出现咽中干、烦躁吐逆；肺痿，吐涎沫而不咳者。

【功效】 辛甘化阳。

【方解】 甘草益气和中，干姜温中复阳，二药配伍，辛甘化阳，中阳得复，则厥回足温。

【方歌】 心烦脚急理须明，攻表误行厥便成，

二两炮姜甘四两，热因热用奏功宏。

【名医方论】

王晋三："甘草干姜汤、桂枝甘草汤，同为辛甘化阳，而有分头异治之道；桂枝走表。治太阳表虚；干姜守中，治少阴里虚。病虽在太阳，而见少阴里虚证，当温中土，制水寒以复其阳。至于二方分两，亦各有别，彼用桂枝四两、甘草二两，是辛胜于甘；此用甘草四两、干姜二两，为甘胜于辛。辛胜则能走表护阳，甘胜则能守中复阳，分两之间，其义精切如此。"

【医案选录】

岳美中医案：阎某某，男，21岁，唐山市人，汽车司机。素患鼻衄，初未介意，某日，因远途出车，车生故障，修理三日始归家，当晚6时许开始衄血，势如涌泉，历5个多小时不止，家属惶急无策，深夜叩诊，往视之，见患者头倾枕侧，鼻血仍滴沥不止，炕下承以铜盆，血盈其半。患者面如白纸，近之则冷气袭人，抚之不温，问之不语，脉若有若无，神智已失，急疏甘草干姜汤（甘草9克，炮干姜9克）即煎令服，2小时后手足转温，神智渐清，脉渐起，能出语，衄亦遂止，翌晨更与阿胶12克，水煎，日服2次，后追访，未复发。

按语：此例出血过多，阴液骤失，阳无所附，又值夜半，阴自旺于阳时，阳气暴亡之象毕现，如执补血、止血之法，阴或可挽而阳终难复，变生顷刻，此际，唯冀速回其阳，待厥愈

足温，脉续出神智清醒之后，方可缓图徐治，甘草干姜汤之施，意即在此，然甘草干姜汤非止血之剂，而血竟得止，是因为"阳者，卫外而为固也"，阳固则阴自安于内守，即堤防既固，水流则无泛滥之虞。

——芍药甘草汤方

芍药，甘草（炙）各四两

上二味，以水三升，煮取一升五合，去滓，分温再服。

【辨证】 阴血不足，筋脉失养。

【主治】 伤寒脉浮，自汗出，小便数，心烦，微恶寒，脚挛急，咽中干，烦躁吐逆；肺痿，吐涎沫而不咳者。

【功效】 酸甘化阴。

【方解】 芍药酸苦微寒，益阴养血；炙甘草甘温，补中缓急。二药合用，酸甘化阴，阴液恢复，筋脉得养，则脚挛急自伸。

【方歌】 芍甘四两各相均，两脚拘挛病在筋，

阳旦误投热气烁，苦甘相济即时伸。

【名医方论】

章虚谷："前方辛甘化阳，此方酸甘化阴，皆是脾胃之药。前方甘多于辛，辛从甘而守中助阳，此方酸甘并用，故专入营和阴，厥逆既回，阳气已达，故和营血，其足挛即伸也。"

【医案选录】

刘渡舟医案：李某，男，25岁。右腿鼠蹊部生一肿物，形如鸡卵，表面不红，用针管抽不出内容物。右腿拘紧，伸而不能直，强伸则剧烈疼痛，足跟不能着地，每到夜晚，小腿经常抽筋，痛苦不堪。脉弦细而数，舌红而少苔。脉证合参，可知本证属阴血不懦，筋脉失养所致。为疏：白芍24克，炙甘草12克，3剂。仅服1剂，筋不抽痛，夜得安睡。进2剂，足跟即能

着地。又服1剂，而诸症皆除。

按语：肿物缘于筋聚，筋聚因于挛急，挛急本于血虚也。及察舌脉，则肝血不足之象昭然若揭。用芍药甘草汤以酸甘化阴，柔肝缓急，正切病本。故原方未动，只四投即愈。

——调胃承气汤方

甘草二两（炙），芒硝半升，大黄四两（清酒洗）

右三味，切，以水三升，煮二物至一升，去滓，内芒硝，更上微火一二沸，温顿服之，以调胃气。

【辨证】 阳明燥热虽盛，但内结尚浅。

【主治】 阳明病胃肠燥热证。大便不通，肠梗阻，口渴心烦，蒸蒸发热，或腹中胀满，或为谵语，舌苔正黄，脉滑数；以及胃肠热盛而致发斑吐衄，口齿咽喉肿痛等。

【功效】 缓下热结。

【方解】 大黄苦寒以泄热去实，荡涤肠胃；芒硝咸寒，软坚润燥，通利大便；炙甘草和中，三物合用，为泻下阳明燥热结实而不损胃气之剂。

【方歌】 调胃和气炙甘功，硝用半升地道通，

草二大黄四两足，法中之法妙无穷。

【名医方论】

柯韵伯曰："亢则寒，承乃制，承气所由名也。不用枳朴，而任用甘草，是调胃之义，调胃则诸气皆顺，故亦以承气名之。此方专为燥屎而设，故芒硝分量多于大承气，前辈见条文中无燥矢二字，便云未燥坚者用之，是未审之耳。"

——四逆汤方

甘草二两（炙），干姜一两半，附子一枚（生用，去皮，破八片）

上三味，以水三升，煮取一升二合，去滓，分温再服。强

人可大附子一枚、干姜三两。

【辨证】 少阴阳气大衰，阴寒极盛，里虚寒证。

【主治】 心肾阳衰寒厥证。四肢厥逆，恶寒蜷卧，神衰欲寐，面色苍白，腹痛下利，呕吐不渴，舌苔白滑，脉微细。

【功效】 回阳救逆。

【方解】 方名四逆者，主治少阴中外皆寒，四肢厥逆也。君以甘草之甘温，温养阳气；臣以姜附之辛温，助阳胜寒；甘草得姜附，鼓肾阳温中寒，有水中暖土之功；姜、附得甘草，通关节走四肢，有逐阴回阳之力，肾阳鼓，寒阴消，则阳气外达而脉自升，手足自温矣。《黄帝内经》云："寒淫所胜，平以辛热。"

【方歌】 生附一枚两半姜，草须二两少阴方，
建功姜附加良将，将将从容藉草匡。

【名医方论】

成无己曰："四逆者，四肢逆冷不温也，四肢者，诸阳之本，阳气不足，阴寒加之，阳气不相顺接，是致手足不温而成四逆。此汤申发阳气，却散阴寒，是以四逆名之。"《内经》曰'平以润之'，开发腠理，致津液通气。暖肌温经，必凭大热，是以附子为使。"

【医案选录】

刘渡舟医案：唐某某，男，75岁。冬月感寒，头痛发热，鼻流清涕，自服家存羚翘解毒丸，感觉精神甚疲，并且手足发凉。其子恳求刘老诊治。就诊时，见患者精神萎靡不振，懒于言语，切脉未久，即侧头欲睡，握其两手，凉而不温。视其舌则淡嫩而白，切其脉不浮而反沉。脉证所现，此为少阴伤寒之证候。法当急温少阴，与四逆汤。附子 12 克，干姜 10 克，炙甘草 10 克。服 1 剂，精神转佳。再剂，手足转温而愈。

按语：精神不振而见"但欲寐"，为少阴阳气不振，阴寒用事的反映。今阳虚神失所养，是以嗜睡而精神不振，手足发凉，脉不浮而反沉。故用四逆汤以急温少阴之阳气，亦"脉沉者，急温之，宜四逆汤"之义。

（二十四）白虎汤的禁忌证及使用原则

成无己曰："伤寒脉浮，发热无汗，其表不解，不渴者，宜麻黄汤，渴者五苓散，非白虎汤所宜。大渴饮水，无表证者，乃可与白虎加人参汤，以散里热，临病之工，大宜精别。"

【引语】 伤寒，脉浮，发热无汗，其表不解，不可与白虎汤，渴欲饮水无表证者，白虎加人参汤主之。（170）

【语译】 脉浮而不大，发热无汗，是太阳伤寒表证未解，里无实热，非发汗而不解，即使有渴欲饮水症状，也是五苓散或大青龙汤所主。所以仲师景特别提出"其表不解者，不可与白虎汤"，因为白虎汤为辛凉清热重剂，适应于阳明热盛之证，太阳表邪不解而误用白虎汤辛凉清热，不仅邪气内陷，而且寒凉重剂郁遏阳气，导致脾胃虚寒，临证必须注意。渴欲饮水无表证，是举其一端，而概其余，当有身热、汗自出、微恶风或背微恶寒、脉洪大等证。临证用白虎加人参汤，必须结合白虎加人参汤全部症状，综合判断。

——白虎加人参汤方

知母六两，石膏一斤（碎），甘草二两（炙），人参三两粳米六合

上五味，以水一斗，煮米熟，汤成去滓，温服一升，日三服。此方立夏后、立秋前，乃可服；立秋后不可服；正月、二月、三月尚凛冷，亦不可与服之，与之则呕利而腹痛。诸亡血虚家，亦不可与，得之则腹痛利者，但可温之，当愈。

【辨证】 阳明热盛气津两伤。

【主治】 伤寒或温病，里热盛而气阴不足，发热，烦渴，口舌干燥，汗多，脉大无力；暑病津气两伤，汗出恶寒，身热而渴。

【功效】 清热、益气、生津。

【方解】 用白虎汤以清阳明之热，加人参益气生津。

【方歌】 服桂烦渴大汗倾，液亡腠理涸阳明，

　　　　 膏斤知六参三两，二草六粳米熟成。

【名医方论】

清·张锡纯《医学衷中参西录》："凡人外感之热炽盛，真阴又复亏损，此乃极危险之证，此时若但用生地黄、玄参诸滋阴之品不能奏效，即将此等药加于白虎汤中，亦不能奏效，惟石膏与人参并用，独能于邪热炽盛之时立复真阴，此所以伤寒汗吐下后与渴者治以白虎汤时，仲圣不加他药而独加人参也。"

【医案选录】

许叔微医案：王武经病，始呕吐，俄为医者下之，已八九日，而内外发热。予诊之曰：当行白虎加人参汤。或云既吐复下，是里虚矣，白虎可行乎？予曰：仲景云见太阳篇二十八证，若下后，七八日不解，热结在里，表里俱热者，白虎加人参汤，证相当也。盖吐为其热在胃脘，而脉致令虚大，三投而愈。[2]

按语：本案始因胃热呕吐，误用攻下，邪气弥漫，而致内外发热，恰合《伤寒论》168条"伤寒，若吐若下，七八日不解，热结在里，表里俱热"之白虎加人参汤证。本案叙证过简，除发热外，还当有大渴引饮，脉来洪大，汗出恶风之证。

（二十五）辨阳明病表里俱热的脉象及证治

柯琴曰："阳明邪从热化，故不恶寒而恶热，热蒸外越，故热汗出，热烁胃中，故渴欲饮水，邪盛而食，故脉滑，然忧在经，故兼浮也。"

【引语】 伤寒，脉浮滑，此以表有热，里有寒，白虎汤主之。（176）

【语译】 "此表里有热"，是阳明病表里俱热之证。伤寒，脉浮滑，脉浮为热盛于外，为表有热。其证当有身热，汗自出，不恶寒，反恶热等阳明外证。脉滑为热炽于里，为里有热，当有口燥渴、心烦之症。此条凭脉象以概括病机，当指阳明病表里俱热之证，故用白虎汤以清阳明独盛之热。

——白虎汤方

知母六两，石膏一斤（碎），甘草二两（炙），粳米六合

上四味，以水一斗，煮米熟，汤成，去滓。温服一升，日三服。

【辨证】 阳明气分热盛。

【主治】 壮热面赤，烦渴引饮，汗出恶热，脉洪大有力，或滑数。

【功效】 辛寒清热。

【方解】 石膏辛甘大寒清热，知母辛苦寒滑而润，二药同用，可清阳明独盛之热。炙草、粳米益气和中，并可免寒凉药剂伤胃之弊。

【方歌】 阳明白虎辨非难，难在阳邪背恶寒，

知六膏斤甘二两，米加六合服之安。

【名医方论】

柯琴曰："阳明属胃，外主肌肉，虽内外大热而未实，终非苦寒之味所宜也。白虎为西方金神，取以名汤，秋金得令，而

炎暑自解。方中有更加人参者，亦补中益气而生津也。用以协和甘草粳米之补，承制石膏知母之寒，泻火而土不伤，乃操万全之术者也。"

【医案选录】

刘渡舟医案：孙某某，女，3岁。出麻疹后，高热不退，周身出汗，一身未了，又出一身，随拭随出。患儿口渴唇焦，饮水不辍，视其舌苔薄黄，切其脉滑数流利。辨为阳明气分热盛充斥内外，治急当清热生津，以防动风痉厥之变。处方：生石膏30克，知母6克，炙甘草6克，粳米一大撮。服1剂即热退身凉，汗止而愈。

按语：本案为《伤寒论》的白虎汤证。该方为阳明之热，弥漫全身，充斥内外的"表里俱热"而设，临床以大热、大汗、大渴、脉洪大为辨证要点。患儿出疹之后，继发阳明病的"四大"证候，说明邪热弥漫表里，尚未敛结成实，未见大便燥结而用白虎汤清阳明气分邪热，故能热退身凉汗收而病痊。

（二十六）火郁影响气分和血分的证治

《医宗金鉴》曰："发汗表未解，若下之，表邪入里，既不从实化而为结胸气冲，亦不从虚化而为痞下利，但作烦热胸中窒者，以表邪轻，所陷者浅，故只为烦热，胸中不快也。栀子苦能涌泄，寒能胜热，豆豉轻浮上行，佐栀子使邪热上越于口，庶一吐而胸中舒，烦热解矣。"

【引语】 发汗，若下之，而烦热，胸中窒者，栀子豉汤主之。伤寒五六日，大下之后，身热不去，心中结痛者，未欲解也，栀子豉汤主之。（77）

【语译】 发汗，若下之，是病的来路。烦热，既可指心烦而身热，又可指心烦特甚，二说皆通；胸中窒，窒者塞也，胸中气窒塞不快。本条的重点在于新增的胸中窒，提示只影响了气分，还没影响到血分，因此胸中窒而不痛。热结于气分，症状虽异，病机却没变化，因此仍以栀子豉汤主之，不必加枳壳之类的利气药。[1]

——**栀子豉汤方**

栀子十四个（擘）　香豉四合（绵裹）

上二味，以水四升，先煮栀子得二升半；内豉，煮取一升半，去滓，分为二服，温进一服（得吐者，止后服）。

【辨证】　发汗吐下之后，余邪未尽，反化热郁于胸膈，邪热扰心。

【主治】　发汗吐下后，余热郁于胸膈，身热懊憹，虚烦不得眠，胸脘痞闷，按之软而不痛，嘈杂似饥，但不欲食，舌质红，苔微黄，脉数。

【功效】　清宣郁热。

——**栀子生姜豉汤方**

栀子十四个（擘），生姜五两（切），香豉四合（绵裹）

上三味，以水四升，先煮栀子、生姜取二升半；内豉，煮取一升半，去滓，分二服，温进一服（得吐者，止后服）。

【方解】　栀子苦寒，既可清透郁热，解郁除烦，又可引火下行；淡豉气味俱轻，既可清表宣热，又能和降胃气。二药相伍，降中有宣，宣中有降，为清宣胸膈郁热、治疗虚烦懊憹之良方。若兼少气者，加甘草益气和中；若兼见呕吐，加生姜，既可降逆和胃止呕，又助栀、豉以散火郁。

【方歌】　山栀香豉治何为，烦恼难眠胸窒宜，

　　　　　十四枚栀四合豉，先栀后豉法煎奇。

　　　　　栀豉原方效可夸，气羸二两炙甘加，

　　　　　若加五两生姜入，专取生姜治呕家。

【名医方论】

《医宗金鉴》："栀子苦能涌泄，寒能胜热，豆豉轻腐上行，佐栀子使邪热上越于口，庶一吐而胸中舒，烦热解矣。"

【医案选录】

江应宿治都事靳相庄，患伤寒十余日，身热无汗，怫郁不得，卧非躁非烦，非寒非痛，时发一声，如叹息之状。医者不知何证，迎予诊视曰：懊侬怫郁证也。投以栀子豉汤一剂，十减二三，再以大柴胡汤下燥屎，怫郁除而安卧，调理数日而起。[13]

按语：此案并未经发汗吐下，但根据怫郁懊侬，用栀子豉汤即能取效，因为不论汗吐下前，或汗吐下后，只要是因热邪烦扰所致虚烦，皆可用之。由此可以体会到读古人书、用古人方不能拘泥而不化。

——栀子厚朴汤证

热扰胸膈虚烦兼腹满的证治

成无己曰："下后但腹满而不心烦，即邪气入里为实，但心烦而不腹满，即邪气在胸中为虚烦，既烦且满，则邪气壅于胸腹之间也，满则不能坐，烦则不能卧，故卧起不安，与栀子厚朴汤，吐烦泄满。"

【引语】 伤寒下后，心烦腹满，卧起不安者，栀子厚朴汤主之。（79）

【语译】 伤寒误下之后，表邪化热入内，郁于胸腹之间，上郁于胸膈，邪热扰心，则心烦；下郁于胃脘，热与气结，腹气不利，则腹满，胃不和则卧起不安。故以栀子豉汤清热除烦，加厚朴、枳实利气除满。

——栀子厚朴汤方

栀子十四个（掰） 厚朴四两（炙，去皮） 枳实四枚

（水浸，炙令黄）

上三味，以水三升半，煮取一升半，去滓，分二服，温进一服（得吐者，止后服）。

【辨证】 伤寒误下之后，表邪化热内入，郁于胸腹之间。

【主治】 伤寒下后，心烦腹满，卧起不安。

【功效】 清热除烦，利气除满。

【方解】 栀子苦寒，清热除烦；厚朴苦温，行气消满；枳实苦寒破结消痞。三药配伍以奏清热除烦、宽中除满。

【方歌】 朴须四两枳四枚，十四山栀亦妙哉，

　　　　下后心烦还腹满，止烦泄满效兼该。

【名医方论】

《医宗金鉴》曰："论中下后满而不烦者有二：一热气入胃之实满，以承气汤下之；一寒气上逆之虚满，以厚朴生姜甘草半夏人参汤温之。其烦而不满者，亦有二：一热邪入胸之虚烦，以竹叶石膏汤清之；一懊憹欲吐之心烦，以栀子豉汤吐之。今既烦且满，满甚则不能坐，烦甚则不能卧，故卧起不安也。然既无三阳之实证，又非三阴之虚证，惟热与气结，壅于胸腹之间，故宜栀子枳朴，涌其热气，则胸腹和而烦自去，满自消矣。此亦吐中寓和之意也。"

【医案选录】

刘渡舟医案：曹某某，女，72岁，住东城区首体南路。初诊：心烦持续2年，苦不堪言，伴失眠，惊惕不安，呕恶纳呆，大便不调，溺黄。舌尖红，苔腻，脉弦滑。辨证：火郁胸膈，下迫胃肠。立法：宣郁清热，下气除满。处方：栀子14克，枳实10克，厚朴15克。7剂药后，心烦减半，心胸霍然畅通，性情渐趋平稳安静，夜能寐，食渐增，获此殊效，病家称奇，又自进7剂。复诊时仍有睡眠多梦，口舌干燥，口苦太息，小便

黄赤等热未全解之症。转方用柴芩温胆汤合栀子厚朴场，清化痰热，治疗月余而病除。

按语：本案为热郁胸膈，下及脘腹所致。故以心烦懊侬，脘腹胀满为主要表现。虽腹满，但无疼痛拒按、大便不通等实证，尤为无形邪热之郁结，非阳明可下之证。故治以栀子厚朴汤清热除烦，宽中消满。

（二十七）热扰胸膈兼中寒下利证治

　　曹颖甫《伤寒发微》曰："湿与热壅阻于腹部，欲下行而不得，故卧起不安。方用栀子以降之，厚朴以燥之，枳实以通之，则大便通而上烦下满除。知下为大下，脾阳必以下陷而虚寒，浮热之在表者，既不得脾津以相接，而为之和洽，故用干姜，盖所以温脾而生津，若热气四出者然，使得和表也。虚阳张于上，而心为之烦，故用生栀子以降之，盖所以定心气而抑虚烦也。此又肠胃无湿热之治法也。"

【引语】　伤寒，医以丸药大下之，身热不去，微烦者，栀子干姜汤主之。(80)

【语译】　伤寒在表，大下徒伤中气。太阳之邪在表不解，故见"身热不去"；邪热已有入胸中之势，故见"微烦"；大下之后，脾阳受伤，运化失职，故当有续自下利之证[1]。治当用栀子干姜汤清热除烦，温中止利。

　　——栀子干姜汤方

　　栀子十四个（擘）　干姜二两

　　上二味，以水三升半，煮取一升半，去滓，分二服，温进一服（得吐者，止后服）。

【辨证】　伤寒在表，大下之后，不仅徒伤中气，而且邪热有入胸中之势。

【主治】 伤寒，医以丸药下之，或呕吐，心烦，口干，或身热，腹部畏寒，大便溏，舌淡或红，脉数或沉者。

【功效】 清热除烦，温中止利。

【方解】 栀子清泻郁热，干姜温阳散寒、暖脾阳，一温一寒，温以散下寒，寒以清上热。

【方歌】 十四山栀二两姜，以丸误下救偏方，

微烦身热君须记，辛苦相需尽所长。

【名医方论】

柯琴《伤寒来苏集》曰："攻里不远寒，用丸药大下之，寒气留中可知。心微烦而不懊，则非吐剂所宜也。用栀子以解烦，倍干姜以逐内寒而散表热。寒因热用，热因寒用，二味成方，而三法备矣。"

【医案选录】

顾文忠医案：李某，男，42岁，10日前因食不洁海鲜，发生严重恶心呕吐，腹痛泄泻。西医对症治疗5日后，大便仍溏泄，胃不适。中医辨证为上热中寒，治宜清上温中，方用栀子干姜汤：生栀子15克，淡干姜10克。日1剂，以水500毫升，煎取150毫升，去渣，分早、中、晚3次服完，每次饭前半小时温服50毫升。上方连服3日，患者即感心中烦热去，胃中冷痛止，大便也成形。

按语：栀子干姜汤为《伤寒论》经方。此患者属"上热中寒证"，故以栀子干姜汤治之，栀子清上热，干姜温中寒，由于方证合拍，故疗效显著。

——麻杏石甘汤证

邪热壅肺作喘的证治

《医宗金鉴》："太阳病发汗后，汗出而喘，身无大热而不恶寒者，知邪已不在太阳之表；且汗出而不恶热，知邪亦不在阳明之

里。其所以汗出而喘，即无大热，又不恶寒，是邪独在太阴肺经，故不可更行桂枝汤，可与麻黄杏子甘草石膏汤，发散肺邪，而汗、喘自止矣。"

【引语】 发汗后，不可更行桂枝汤。汗出而喘，无大热者，可与麻黄杏仁甘草石膏汤。（63）

【语译】 本条不可误解为发汗后，就不能再用桂枝汤，若发汗后表邪仍在者，仍可用桂枝汤，因为发汗后，汗出而喘而无大热是表邪已尽、余热迫肺的现象。邪热迫肺，肺失清肃则喘；肺热蒸腾，逼津外泄则汗出。此证汗出而喘，但不恶风寒，反映表无风寒，所以不可更用桂枝加厚朴杏子汤；汗出而喘，并非"汗出而渴"，故也不可用白虎汤。因本证是表邪已解，热壅迫肺，肺失清肃作喘，故用麻黄杏仁甘草石膏汤清宣肺热以平喘。

（二十八）下后余热迫肺的证治

《医宗金鉴》曰："下后身无大热，汗出而喘者，知邪亦不在表而在肺，故亦不可更行桂枝汤，可与麻黄杏仁甘草石膏汤以治肺也。彼之汗后喘，此之下后喘，虽其致病之因不同，而其所见之证不异，所以从其证，不从其因，均用此汤，亦喘家急则治其标之法也。"

【引语】 下后，不可更行桂枝汤；若汗出而喘，无大热者，可与麻黄杏子甘草石膏汤。（162）

【语译】 本条当读作"下后，汗出而喘，无大热者，不可更行桂枝汤，可与麻黄杏仁甘草石膏汤"。63条是因太阳病发汗不当，表邪已尽，余热入里迫肺作喘；而本条是太阳病误下之后，表邪不得从外解，相反乘机入内，以致邪热壅肺、肺失清肃而作喘，其汗出而喘机理与63条相同，不同之处仅在于一是汗后、一是下后。故仍与麻黄杏仁甘草石膏汤治疗。

——麻黄杏仁甘草石膏汤方

麻黄四两（去节），杏仁五十个（去皮尖），甘草二两（炙），石膏半斤（碎，绵裹）

上四味，以水七升，煮麻黄，减二升，去上沫；内诸药，煮取二升，去滓，温服一升。

【辨证】 外邪闭郁，肺有蕴热，肺失清肃。

【主治】 邪热壅肺证。证见身热不解，咳逆气急，甚则鼻煽，有汗或无汗，舌苔黄，脉数。

【功效】 清宣肺热以平喘。

【方解】 麻黄配石膏，清宣肺中郁热而平喘。石膏用量倍于麻黄，以制麻黄辛温之性而转为辛凉清宣之用；杏仁宣降肺气，助麻黄平喘；甘草和中缓急，调和诸药。

【方歌】 四两麻黄八两膏，二甘五十杏同熬，
　　　　　　须知禁桂为阳盛，喘汗全凭热势操。

【名医方论】

柯琴："石膏为清火之重剂，青龙、白虎皆赖以建功，然用之不当，适足以招祸。故青龙以无汗烦躁，得姜桂以宣卫外之阳也；白虎以有汗烦渴，须粳米以存胃中津液也。此但热无寒，故不用姜桂，喘不在胃而在肺，故于麻黄汤去桂枝之监制，取麻黄之开，杏仁之降，甘草之和，倍石膏之大寒，除内外之实热，斯涔涔汗出，而内外之烦热与喘悉除矣。"

【医案选录】

刘渡舟医案：张某某，男，18岁，学生。患喘证颇剧，已有五六日之久。询其病因为与同学游北海公园失足落水，经救上岸则一身衣服尽湿，乃晒衣挂于树上，时值深秋，金风送冷，因而感寒。经人介绍，专请刘老诊治。切其脉滑数，舌苔薄黄。

刘老曰：肺热作喘，用生石膏清热凉肺，本为正治之法，然不用麻黄之治喘以解肺系之急，则石膏弗所能止。乃于原方加麻黄4克，服一剂喘减，又服一剂而愈。

按语：本证汗出而不恶风，则与表证无关；而又不见烦渴，则与里证无关。惟喘急一症为肺气所专司，故辨为肺热作喘而无疑。本方用麻黄配石膏，又大于一倍以上，则使麻黄宣肺止喘，石膏清热凉肺而相得益彰，自无助热伤津之弊。杏仁配麻黄，则宣中有降；甘草配石膏，则清中有补，且能缓急护心。

（二十九）里热挟表邪下利证治

唐容川曰："风在肌肉，阳明所司之界，本能翕翕发热，若误下之，则热邪内陷，为协热下利……今以其脉数而歇至，名为之促。所以促者，因热内陷而表未解，故邪欲出而不得出，是以促急也。热气逆于肺则喘，热气蒸于肌腠则汗出，此太阳阳明协热下利之证，故用葛根黄芩黄连汤治之。"

【引语】 太阳病，桂枝证，医反下之，利遂不止。脉促者，表未解也，喘而汗出者，葛根黄芩黄连汤主之。（34）

【语译】 "太阳病，桂枝证"，指太阳中风邪在表。邪在表当汗不当下，误下，故曰"反"。误下下利不止，是表邪内陷之故。脉象由原来的浮缓变为急促，说明患者阳气盛，虽经误下，但表邪未尽传入里，正气有抗邪外达之势，所以说"表未解也"。既有表邪未解，又有里热下利，故称此证为"协热利"。表里之热迫肺，肺气不利故作喘；热邪逼津外越故汗出。表里皆热，发热一证，也自在言外。即为热利，其大便黏秽，暴注下迫等证自所不免。治以葛根黄芩黄连汤两解表里之热。葛根汤所治下利以二阳合病表实证为主，辨证关键在于无汗；本方所治下利以里热为主，辨证关键在于汗出。

——葛根黄芩黄连汤方

葛根半斤，甘草二两（炙），黄芩三两，黄连三两

上四味，以水八升，先煮葛根，减二升；内诸药，煮取二升，去滓，分温再服。

【辨证】 里热挟表邪下利。

【主治】 外感表证未解，热邪入里，身热，下利臭秽，肛门有灼热感，心下痞，胸脘烦热，喘而汗出，口干而渴，苔黄，脉数。

【功效】 表里两解，清热止利。

【方解】 方中重用葛根，既能发表解肌，以解在表之邪，又能升清阳，止泻利，使表解里和。因里热已炽，故用黄芩、黄连以清里热，甘草协调诸药。共奏表里两解、清热止利之功。

【方歌】 三两连芩二两甘，葛根八两论中谈，

喘而汗出脉兼促，误下风邪利不堪。

【名医方论】

《医方集解》："此足太阳阳明药也。表证尚在，医反误下，邪入阳明之腑，其汗外越，气上奔则喘，下陷则利，故舍桂枝而用葛根，专治阳明之表，加芩、连以清里热，甘草以调胃气，不治利而利自止，不治喘而喘自止矣。又太阳表里两解之变法也。"

【医案选录】

曹颖甫医案：李（孩），疹发未畅，下利而臭，日行二十余次，舌质绛，而苔白腐，唇干，目赤，脉数，寐不安，宜葛根芩连汤加味。粉葛根六钱，细川连一钱，淮山药五钱，生甘草三钱，淡黄芩二钱，天花粉六钱，升麻钱半。服后，其利渐稀，疹透有增无减，逐渐调理而安。

按语：麻疹之利属于热者，常十居七八，属于寒者，十不过

二三，故宜于葛根芩连汤者十常七八，宜于理中汤或桂枝人参汤者十不过二三。一或不慎，误投汤药，祸乃立至，可不畏哉！

（三十）上热下寒的证治

《医宗金鉴》："热邪在胸，寒邪在胃，阴阳之气不和，失其升降之常，故用黄连汤，寒温互用，甘苦并施，以调理阴阳而和解之也。然此属外，因上下寒热之邪，故有如是之证；若内因杂病，呕吐而腹痛者，多因宿食。由此推之，外因、内因，证同而情异，概可知矣。"

【引语】 伤寒，胸中有热，胃中有邪气，腹中痛，欲呕吐者，黄连汤主之。（173）

【语译】 首言伤寒者，说明此病由伤寒而来。当发热恶寒，头痛项强，今不发热恶寒，头痛项强，而"欲呕吐"，说明太阳表邪已不在表，而已传入少阳三焦。伤寒因治不得法，邪入少阳，造成"胸中有热，胃中有邪气"，即上热下寒之证。上热下寒，寒热格拒，阳在上不能下交于阴，阴在下不能上交于阳，而阴阳升降失常。寒病于下，故"腹中痛"，热病于上，故"欲呕吐"，所以以黄连汤寒热平调、和胃降逆。

——黄连汤方

黄连三两 干姜三两 甘草三两（炙） 桂枝三两 人参二两 半夏半升（洗） 大枣十二枚（掰）

上七味，以水一斗，煮取六升，去滓，温服一升，日三服、夜二服。

【辨证】 上有热，下有寒，寒热格拒，阴阳不交，影响胃肠的消化、传导功能。

【主治】 伤寒，胸中有热，胃中有邪气，腹中痛，欲呕吐者。

【功效】 平调寒热，和胃降逆。

【方解】 本方由半夏泻心汤去黄芩加桂枝而成。《医宗金鉴》曰："君黄连以清胸中之热，臣干姜以温胃中之寒，半夏降逆，佐黄连呕吐可止，人参补中，佐干姜腹痛可除，桂枝所以安中，大枣所以培中也。然此汤寒温不一，甘苦并投，故必加甘草协和诸药。此为阴阳相格，寒热并施之治法也。"

【方歌】 腹痛呕吐藉枢能，二两参甘夏半升，

连桂干姜各三两，枣枚十二炒层层。

【名医方论】

程应旄曰："热在胸中，有烦躁郁闷之证可知，胃中反有邪气，以寒邪被格在下故也，此证寒热俱有，较之大青龙之寒热已向近里一层，故其证不见之表里际，而只见之上下际，腹中痛者，阴邪在胃而寒乃独治于下也，欲呕吐者，阳邪在胸而热乃独治于上也，此为上下相格治法，亦寒热并施，而辛寒易以苦寒，辛热加以苦热，更以人参半夏以补宣中气，升降阴阳，自此条而互及泻心诸汤，皆其法也。"

【医案选录】

刘渡舟医案：林某某，男，52岁。初诊：患腹痛下利数年，口渴，欲呕吐，舌边尖红，苔白腻，脉沉弦。辨为上热下寒证。治宜清上温下，升降阴阳。为疏加味黄连汤：黄连10克，桂枝10克，半夏15克，干姜10克，党参12克，炙甘草10克，大枣12枚，柴胡10克。服药7剂，腹痛、下利、呕吐明显减轻，但仍口苦、口渴、胁痛。又用柴胡桂枝干姜汤清胆热温脾寒，服7剂而病愈。

按语：本案为上热下寒之证。上有热，下有寒，寒热格拒，阴阳不交，影响胃肠的消化、传导功能，故见腹痛下利，伴有呕吐、口渴、舌红等症。治以黄连汤清上热，温下寒，交通上

下阴阳，为正治之法。张仲景用本方治疗"胸中有热，胃中有邪气（寒）"的"腹中痛，欲呕吐"之证，与本案相符。黄连汤由半夏泻心汤去黄芩加桂枝而成，两方用药仅一味之差，而主治各有不同。

——干姜附子汤证

下后复汗阳虚阴盛的证治

成无己曰："下之虚其里，汗之则虚其表，既下又汗，则表里俱虚。阳旺于昼，阳欲复，虚不能胜邪，正邪交争，故昼日烦躁不得眠。夜阴为主，阳虚不能与之争，是夜则安静。不呕不渴者无里证也，身无大热者，表无热也。又无表证而脉沉微，知阳气大虚，阴寒气盛，与干姜附子汤退阴复阳。"

【引语】 下之后，复发汗，昼日烦躁不得眠，夜而安静，不呕，不渴，无表证，脉沉微，身无大热者，干姜附子汤主之。（61）

【语译】 阳旺于昼，阴旺于夜。烦躁多见于阳热之证，如太阳病不汗出而烦躁，阳明病大烦渴，少阳病心烦喜呕。今昼日烦躁，但不呕，则知非少阳病；不渴则知非阳明病；无表证则知非太阳病。三阳无邪，而见脉沉微，沉主里，微为阳衰，是少阴阳衰阴盛之脉，说明昼日烦躁不得眠，是阳衰阴盛，阴阳离绝之征，身微热是格阳于外之兆，无大热说明残阳尚未尽越于外。故以干姜附子汤急煎顿服，益火之源以消阴翳。

——干姜附子汤方

干姜一两　附子一枚（生用，去皮，切八片）

上二味，以水三升，煮取一升，去滓，顿服。

【辨证】 阳虚阴盛，阴阳欲绝。

【主治】 治伤寒下之后，复发汗。昼日烦躁不得眠，夜而安静，不呕不渴；无表证，脉沉微，身无大热者。

【功效】 急救回阳。

【方解】 生附子、干姜大辛大热，以复先后天脾肾之阳。附子生用，取其破阴回阳之力更强，一次顿服，使药力集中，回阳效果迅捷。

【方歌】 一枚生附一两姜，日间烦躁夜安当，
　　　　　脉微无表身无热，幸藉残阳未尽亡。

【名医方论】

柯琴《伤寒来苏集》曰："发汗而反下之，下后不解，复发其汗，汗出而里阳将脱，故烦躁也。昼日不得眠，虚邪独踞于阳分也。夜而安静，知阴不虚也。不呕渴，是无里热；不恶寒头痛，是无表证。脉沉微，是纯阴无阳矣；身无大热，表阳将去矣。幸此微热未除，烦躁不宁之际，独任干姜、生附，以急回其阳，此四逆之变剂也。"

【医案选录】

许叔微医案：一妇人，得伤寒数日，咽干，烦渴，脉弦细。医者汗之，其始衄血，继而脐中出血，医者惊骇而遁。予曰：少阴强汗之所致也。盖少阴不当发汗，仲景云："少阴病，但厥无汗，而强发之，必动其血，未知从何道出，或从口鼻，或从耳目，是名下厥上竭，为难治。"仲景未云治法，也无药方，予投以姜附汤数服，血止。后得微汗愈。

按语：本少阴证而误汗之，故血妄行，自脐中出，若服以止血药，可见其标，而不见其本，予以治少阴之本而用姜附汤，故血止而病除。

（三十一）汗后营气不足的脉证并治

陈修园曰："发汗后邪已净矣。而身犹疼痛，为血虚无以荣身，且其脉沉迟者，沉则不浮，不浮则非表邪矣；迟则不数紧，不数紧

则非表邪之疼痛矣。以桂枝加芍药生姜各一两人参三两新加汤主之，俾血运则痛愈。"

【引语】 发汗后，身疼痛，脉沉迟者，桂枝加芍药生姜各一两人参三两新加汤主之。（62）

【语译】 身疼痛为太阳表证之一，发汗后，汗出表邪已解，身疼当除，即使表寒犹有未尽，亦可稍减其痛，脉仍当浮紧，仍可小发其汗。今发汗后，仍身疼痛未减，而脉为沉迟，沉主里，迟为血虚，说明身疼痛非太阳表证，而是过汗伤了营气，以致四肢百骸失养所致。治当以桂枝加芍药生姜各一两人参三两新加汤调和营卫，补气养血。

——桂枝加芍药生姜各一两人参三两新加汤方

桂枝三两（去皮），芍药四两，甘草二两（炙），人参三两，大枣十二枚（掰），生姜四两

上六味，以水一斗二升，煮取三升，去滓，温服一升。本云：桂枝汤，今加芍药、生姜、人参。

【辨证】 营卫气血不足，四肢百骸失养之证。

【主治】 发汗后，身疼痛，脉沉迟者。

【功效】 益气养血，调和营卫。

【方解】 《医宗金鉴》曰："汗后身疼痛，是营卫虚而不和也，故以桂枝汤调和其营卫。倍生姜者，以脉沉迟、营中寒也；倍芍药者，以营不足血少故也；加人参者，补诸虚也。桂枝得人参，大气周流，气血足而百骸理；人参得桂枝，通行内外，补营阴而益卫阳，表虚身疼未有不愈者也。"

【方歌】 汗后身痛脉沉迟，新加方法轶医林，

方中姜芍还增一，三两人参义蕴深。

【名医方论】

《古方选注》曰："桂枝汤调和营卫，一丝不乱，桂枝、生

姜和卫，芍药、大枣和营。今桂枝人参汤法，则偏于卫矣。妙在生姜加一两，佐桂枝以大通卫气，不使人参有实邪之患；尤妙芍药亦加一两，仍是和营卫法。名曰新加者，申明新得其分两之理而加之也。"

【医案选录】

刘渡舟医案：兰某某，女，31岁。初诊产后一月，身痛、腰痛、两脚发软如踩棉花。汗出恶风、气短懒言而带下甚多。视其舌体胖大，切其脉沉缓无力。刘老辨为产后气血两虚，营卫不和之证，为疏《伤寒论》"桂枝新加汤"加味，以调和营卫、益气扶营。桂枝10克，白芍16克，生姜12克，炙甘草6克，大枣12枚，党参20克，桑寄生30克，杜仲10克。服药5剂，身痛止、汗出恶风已愈、体力有增、口干、微有腰部酸痛。乃于上方加玉竹12克，再服3剂而愈。

按语：本案的身痛，并非外受邪气所致，乃是由于产后气血不足，经脉失养，故脉来沉而不浮。本方调中有补，且补而不滞，临床用于发汗后，或妇人经后、产后，或老年气血亏虚之身体疼痛、麻木等证，俱有较好疗效。

（三十二）发汗过多损伤心阳而致心悸的证治

《医宗金鉴》曰："发汗过多，外亡其液，内虚其气，气液两虚，中空无倚，故心下悸，惕惕然不能自主，所以叉手冒心，欲得自按，以护庇而求定也，故用桂枝甘草汤，以补阳气而生津液，自可愈矣。"

【引语】 发汗过多，其人叉手自冒心，心下悸，欲得按者，桂枝甘草汤主之。（64）

【语译】 汗为心之液，由阳气蒸化津液而成。因此，过汗必然要耗伤心阳[1]。心阳被伤，心失所主，故见心下悸动不宁。因心阳虚，心阳失护而求卫，因虚而悸，故欲得按，得按则内有所依，借以安定心悸之苦。本证是心阳不足所致，故治疗用桂枝甘草汤补益心阳。

——桂枝甘草汤方

桂枝四两（去皮）　甘草二两（炙）

上二味，以水三升，煮取一升，去滓，顿服。

【辨证】　心阳被伤，心失所主。

【主治】　治发汗过多，其人又手自冒心，心下悸欲得按者。

【功效】　补益心阳。

【方解】　桂枝辛甘性温，入心助阳；甘草甘温益气和中。二药相伍。辛甘化阳，使心阳复而心悸愈。

【方歌】　桂枝炙草取甘温，四桂二甘药不烦，

　　　　　叉手冒心虚已极，汗多亡液究根源。

【名医方论】

柯琴曰："桂枝本荣分药，得麻黄，则令荣气外发而为汗，从辛也；得芍药，则收敛荣气而止汗，从酸也；得甘草，则补中气而养血，从甘也；故此方以桂枝为君，独任甘草为佐，以补阳气生心液，甘温相得，斯气血和而悸自平，不须附子者，以汗虽多而未至于阳亡，不须芍药者，以汗已止而嫌其阴敛也。"

【医案选录】

胡梦先医案：林某，男，39岁，就诊自诉：心悸而痛喜按，服许多止痛药罔效，大小便正常，时有自汗出。诊其六脉微缓，苔白滑。断为虚痛，用桂枝甘草汤：桂枝18克，甘草9克。顿服。服后痛即消失。

按语：凡痛，拒按属实，喜按属虚，又心悸汗出，显为心阳亏虚，络脉失煦疼痛，用桂枝甘草汤顿服，单刀直入，以振奋离宫之阳，药少力专，果一投而中。

——茯苓桂枝甘草大枣汤证

心阳不足，震慑无权，欲作奔豚的证治

《医宗金鉴》曰："发汗后心下悸者，乃虚其心中之阳，本经自病也。今发汗后，脐下悸，欲作奔豚者，乃心阳虚，而肾水之阴邪，乘虚欲上干于心也。主之以茯苓桂枝甘草大枣汤者，一以扶阳，一以补土，使水邪不致上干，则脐下之悸可安矣。"

【引语】 发汗后，其人脐下悸者，欲作奔豚，茯苓桂枝甘草大枣汤主之。（65）

【语译】 发汗后损伤心阳而肾水上逆，病人脐下悸欲作奔豚，是因过汗损伤心阳，心阳不能坐镇于上，脾土不能守护于中，下焦水寒之气，乘机上干所致。治当以茯苓桂枝甘草大枣汤温通心阳，化气行水，防患于未然。仲景治此有两方，若气冲而小便利者，用桂枝加桂汤；气冲而小便不利者，则用苓桂甘枣汤。

——茯苓桂枝甘草大枣汤方

茯苓半斤　桂枝四两（去皮）　甘草二两（炙）　大枣十五枚（掰）

上四味，以甘澜水一斗，先煮茯苓，减二升；内诸药，煮取三升，去滓，温服一升，日三服。作甘澜水法：取水二斗，置大盆内，以杓扬之，水上有珠子五六千颗相逐，取用之。

【辨证】 心阳不足镇摄无权，脾土不能守护于中，下焦水寒之气乘机上干。

【主治】 脐下悸动，欲作奔豚，小便不利。

【功效】 温通心阳，化气行水。

【方解】《注解伤寒论》："本方用茯苓以伐肾邪，桂枝能泄奔豚，甘草、大枣之甘滋助脾土以平肾水气。煎用甘澜水者，扬之无力，取不助肾气也。"

【方歌】 八两茯苓四桂枝，炙甘四两悸堪治，

　　　　枣推十五扶中土，煮取甘澜两度使。

【名医方论】

扁鹊《难经》曰："肾之积，曰奔豚。其实纯是肝气。盖木气奔冲，原于阳亡而水寒也，苓桂甘枣汤，茯苓、桂枝泻癸水而疏乙木，甘草、大枣补脾精以滋肝血也。"

【医案选录】

刘渡舟医案：张某某，男，54 岁。主诉脐下跳动不安，小便困难，有气从小腹上冲，至胸则心慌气闷，呼吸不利而精神恐怖。每日发作四五次，上午轻而下午重。切其脉沉弦略滑，舌质淡，苔白而水滑。乃水停下焦之苓桂枣甘汤证。疏方：茯苓 30 克，桂枝 10 克，上肉桂 6 克，炙甘草 6 克，大枣 15 枚，用甘澜水煮药。仅服 3 剂，则小便畅通而病愈。

按语：此证气从少腹上冲于胸，名曰"奔豚"，乃心阳上虚，坐镇无权，使下焦之邪得以上犯。仲景治此有两方，若气冲而小便利者，用桂枝加桂汤；气冲而小便不利者，则用苓桂甘枣汤。今脐下悸而又小便困难，与苓桂甘枣汤之证机合，用之果获捷效。

（三十三）烧针取汗损伤心阳而引发奔豚的证治

《医宗金鉴》曰："太阳伤寒，加温针必惊者，谓病伤寒之人，卒然加以温针，其心畏而必惊也，非温针之后，必生惊病也。盖加针之时，心即被惊，所以肾阴乘心之虚，上凌心阳而发奔豚也。奔豚者，肾阴邪也，其状气从少腹上冲于心也。先灸核上各一壮者，外去寒邪，继与桂枝加桂汤。更加桂者，内伐肾邪也。"

【引语】 烧针令其汗，针处被寒，核起而赤者，必发奔豚，气从少腹上冲心者，灸其核上各一壮，与桂枝加桂汤，更

加桂二两也。（117）

【语译】 用烧针发汗，由于处理不当，风寒从针孔侵入，寒闭阳郁，卫气不行，故局部核起而赤。烧针取汗，必受惊吓，恐则气下，惊则气乱，心属火坐镇于上，心气散乱，不能镇守于上，下焦水寒之气乘虚上犯心胸，故发奔豚。故仲景曰："奔豚病，从少腹起，上冲咽喉，发作欲死，复还止，皆从惊恐得之。"其治当先以艾柱灸核上各一壮，以温阳散寒；再内服桂枝加桂汤平冲降逆，温通心阳。

——桂枝加桂汤方

桂枝五两（去皮）　芍药三两　生姜三两（切）　甘草二两（炙）　大枣十二枚（掰）

上五味，以水七升，煮取三升，去滓，温服一升。本云：桂枝汤，今加桂满五两。所以加桂者，以能泄奔豚气也。

【辨证】 迫劫发汗，损伤心阳，阳虚阴乘，水寒之气乘虚上犯心胸，故发奔豚。

【主治】 太阳病，误用烧针发汗，使心阳虚，下焦寒气上冲，致发奔豚，气从少腹上冲心胸者。

【功效】 温通心阳，平冲降逆。

【方解】 本方为桂枝汤加重桂枝用量而成。重用桂枝，更佐甘草、生姜、大枣，使辛甘化阳，助心阳而降冲逆；用芍药酸甘化阴，共为调和阴阳，平冲降逆之方。

【方歌】 气从脐逆号奔豚，汗为烧针启病源，

　　　　　只取桂枝汤本位，再加二两桂枝论。

【名医方论】

柯琴《伤寒来苏集》曰："加桂者，不特益火之阳，且以制木邪而逐水气耳。表寒未解而小腹气冲，是木邪挟水气以凌心，故于桂枝汤倍加桂以平肝气，而奔豚自除。"

【医案选录】

刘渡舟医案：崔某某，女，50岁。患奔豚病半年余，每次发作时自觉有一股气，先从足内踝开始，沿两股内侧向上冲，行至小腹则小腹鼓起如木棒状，胀坠不舒；至心胸则胸中憋闷难受，心悸，气短，头部冷汗淋漓；至咽喉则呼吸困难有窒息之感，精神极度紧张而恐怖欲死。少顷气往下行，症状随之而减轻。如此每天发作三四次，患者苦不堪言。兼见腰部酸疼重着，带下清稀量多。望其面色青黄不泽，舌胖质嫩，苔白而润，切其脉来弦数而按之无力。此为心阳虚衰于上，坐镇无权，而下焦阴气乘虚上冲所致。治当温补心阳，下气降冲。方用：桂枝15克，白芍9克，生姜9克，大枣12枚，炙甘草6克，另服黑锡丹6粒。共服5剂，冲气下降而病愈。

按语：本案为心阳不足，不能坐镇于上，使下焦阴寒邪气得以借冲脉上冲。凡奔豚气所经过之处，均可导致气机壅塞而见腹胀、胸闷、咽窒等症。治当温阳散寒、平冲降逆，选桂枝加桂汤治疗。本方为《伤寒论》治疗奔豚之首选，可力补心阳之虚、下降阴之上冲之气。

（三十四）汗后脾虚腹胀证治

黄元御《伤寒悬解》曰："胃不偏燥，脾不偏湿，脾升胃降，中气转运，胸腹冲和，故不胀满。汗泄中气，阳虚湿旺，枢轴不运，脾陷胃逆，则生胀满。厚朴生姜甘草半夏人参汤，人参、甘草补中而扶阳，朴、夏、生姜降浊而行郁也。"

【引语】 发汗后，腹胀满者，厚朴生姜半夏甘草人参汤主之。（66）

【语译】 本条所说的腹胀满，是由于太阳病发汗损伤了脾气，或脾气素虚，脾主运化水湿的功能低下，湿留生痰，痰湿中阻，气机被遏所致。以实证辨，有脾气不足的一面；以虚证辨，又有痰湿凝结、气机壅滞的一面[1]。本证属虚实夹杂之证，治宜用厚朴生姜半夏甘草人参汤健脾利气、温运宽中。

——厚朴生姜半夏甘草人参汤方

厚朴半斤（炙，去皮）　生姜半斤（切）　半夏半升（洗）　甘草二两（炙）　人参一两

上五味，以水一斗，煮取三升，去滓，温服一升，日三服。

【辨证】　汗泄中气，阳虚湿旺，枢轴不运，脾陷胃逆，则生胀满。

【主治】　阳虚湿旺腹胀满。饮食不佳，精神疲惫，肢软乏力，苔薄白，脉缓。

【功效】　健脾利气，温运宽中。

【方解】　厚朴下气燥湿，宽中消满；生姜辛温，散饮和胃；半夏辛温，降逆开结燥湿去痰。三味药的用量均较重，以开痰气之滞。人参、甘草健脾益气而助运化。诸药配合补而不滞，消而无损，为消补兼施之剂。

【方歌】　厚朴半斤姜半斤，一参二草亦须分，

半升夏最除虚满，汗后调和法出群。

【名医方论】

钱天来《伤寒溯源集》："此虽阴气已伤，因未经误下，故虚中有实。以胃气未平，故以厚朴为君，生姜宣通阳气，半夏蠲饮利膈，故以为臣。参甘补中和胃，所以益汗后之虚耳。"

【医案选录】

张石顽医案：陈某，泻利腹胀作痛，服黄芩、白芍之类，胀急愈甚，其脉洪盛而数，按之则濡，气口大三倍于人迎，此湿热伤脾胃之气也。与厚朴生姜半夏甘草人参汤二剂，痛止胀减，

而泻利未已，与干姜黄芩黄连人参汤二剂，泻利止而饮食不思；与半夏泻心汤而安。

按语：脾虚湿盛而胀，单服芩、芍寒凉之品，非但湿热不去，且脾阳更虚，故其胀愈甚。惟厚朴生姜半夏甘草人参汤健脾利气，扶正祛邪，"塞因塞用"，方可愈病。

（三十五）心脾阳虚，水气上冲证治

尤在泾曰："此伤寒邪解而饮发之证，饮停于中则满，逆于上则气冲而头眩，入于经则身振振而动摇。《金匮》云：膈间支饮，心下痞坚，其脉沉紧。又云：心下有痰饮，胸胁支满，目眩。又云：其人振振身动，必有伏饮是也。发汗则动经者，无邪可发，而反动其经气，故以茯苓白术以蠲饮气，桂枝甘草以生阳气，所谓病痰饮者，当以温药和之也。"

【引语】　伤寒，若吐、若下后，心下逆满，气上冲胸，起则头眩，脉沉紧，发汗则动经，身为振振摇者，茯苓桂枝白术甘草汤主之。（67）

【语译】　伤寒本应汗解而反用吐下，伤害脾胃之阳，脾运失职，不能制水，则水饮上冲，因见"心下逆满，气上冲胸"；阳虚不升，清窍反被水气所蒙闭，故起头目眩晕。脉沉紧，脉沉是有水，紧脉主寒，寒凝则水饮不化，故治当温化，用茯苓桂枝白术甘草汤温阳健脾、利水降冲。

——茯苓桂枝白术甘草汤方

茯苓四两　桂枝三两（去皮）　　白术　甘草（炙）各二两

上四味，以水六升，煮取三升，去滓，分温三服。

【辨证】　脾胃阳虚，脾运失职，不能制水，水气上冲。

【主治】　治中阳不足，痰饮内停，胸胁支满，目眩心悸，咳而气短，舌苔白滑，脉弦滑。

【功效】 温阳健脾，利水降冲。

【方解】 仲景云："本方重用甘淡之茯苓为君，健脾利水，渗湿化饮，既能消除已聚之痰饮，又善平饮邪之上逆。体现了治生痰之源以治本之意；桂、术同用，也是温阳健脾的常用组合。

【方歌】 病因吐下气冲胸，起则头眩身振从，

茯四桂三术草二，温中降逆效从容。

【名医方论】

赵良曰："目眩者，痰饮阻其胸中之阳，不能布精于上也。茯苓淡渗，逐饮出下窍，因利而去，故用以为君。桂枝通阳输水走皮毛，从汗而解，故以为臣。白术燥湿，佐茯苓消痰以除支满。甘草补中，佐桂枝建土以制水邪也。"

【医案选录】

刘渡舟医案：陆某某，男，42岁。形体肥胖，患有冠心病、心肌梗死而住院，抢救治疗两月有余，未见功效。现症：心胸疼痛、心悸气短，多在夜晚发作。每当发作之时，自觉有气上冲咽喉，顿感气息窒塞，有时憋气而周身出冷汗，有死亡来临之感。颈旁之血脉又随气上冲，心悸而胀痛不休。视其舌水滑欲滴，切其脉沉弦，偶见结象。刘老辨为水气凌心，心阳受阻，血脉不利之水心病。处方：茯苓30克，桂枝12克，白术10克，炙甘草10克。此方服3剂，气冲得平，心神得安，心悸、胸痛及颈脉胀痛诸症明显减轻。但脉仍带结，犹显露出畏寒肢冷等阳虚见证。乃于上方加附子9克、肉桂6克以复心肾阳气。服3剂手足转温而不恶寒，然心悸气短犹未全瘳。再于上方中加党参、五味子各10克，以补心肺脉络之气。连服6剂，诸症皆瘳。

按语：本案冠心病为水气上冲之所致，刘老名之谓"水心病"。总由心、脾、肾阳虚，水不化气而内停，成痰成饮，上

凌无制为患。心阳虚衰，坐镇无权，水气因之上冲，则见胸痛、心悸、短气等心病证候。临床辨识此病，当注意以下色、舌、脉、证的变化。

——芍药甘草附子汤证

汗后阴阳两虚的证治

《医宗金鉴》曰："伤寒、发汗病不解，则当恶寒，非表虚也，是表邪犹在不解，仍当汗也。今发汗汗出，病已解，不当恶寒矣。反恶寒者，非表邪也，乃阳虚不能卫外所致，故以芍药甘草附子汤主之。盖用附子以扶阳，芍药以补阴，甘草佐附芍补阴阳而调荣卫也。"

【引语】 发汗病不解，反恶寒者，虚故也。芍药甘草附子汤主之。（68）

【语译】 汗后恶寒未能解除，反而更加严重，即"反恶寒"。"虚故也"，概括了发汗病不解的病机与证候。以方测证，从治以芍药甘草附子汤看，本证当属阴阳两虚。发汗之后伤了营卫之气，营阴不足，筋脉失养可见脚挛急；阳虚无力鼓动血行，阴虚不能充盈脉道，阴阳两虚，则脉当微细。治以芍药甘草附子汤扶阳益阴。

——芍药甘草附子汤方

芍药　甘草（炙）各三两　附子一枚（炮，去皮，破八片）

上三味，以水五升，煮取一升五合，去滓，分温三服。

【辨证】 阴阳两虚，阳虚不能温煦肌表，而恶寒反剧；阴虚筋脉失养而脚挛急。

【主治】 体虚外感，发汗后病不解，反增恶寒者。

【功效】 扶阳益阴。

【方解】 附子辛热，温经复阳以实卫气，芍药、甘草酸甘化阴以养营血。三药配合，共奏阴阳双补之功。

【方歌】 一枚附子胜灵丹，甘芍平行三两看，

汗后恶寒虚故训，经方秘旨孰能攒。

【名医方论】

柯琴曰："今恶寒反见于发汗病解后，是寒邪已从汗解，太阳阳虚不能卫外而为阴之使也，则阳亡之兆已见于此，若仍以桂枝汤攻表，非以扶阳反以亡阳也，故以芍药收少阴之精气，甘草缓阴邪之上行，附子补坎宫之少火，但使肾中元阳得位，在表之虚阳恶寒自解耳。"

【医案选录】

随志化医案：张某，男，40岁，就诊时值酷暑盛夏，而病者却厚衣加身，仍打寒战。自述因天热贪凉，夜宿树下，晨起即感恶寒头痛、身痛，鼻塞流涕，自认为感冒，遂购复方阿司匹林3片服之，半小时后大汗淋漓，良久方止。自此，觉气短懒言，倦怠乏力，畏寒怕冷、倦卧欲被，动则汗出，半月未愈。舌红苔白，脉迟无力。此乃大汗伤阳耗阴所致。治宜扶阳益阴。方药：白芍12克，炙甘草10克，附子15克。服2剂，四肢转温，汗出停止，病愈体安。

按语： "汗而发之"，是治疗外感之常法，然汗不得法，往往变生他证。本案发汗太过，伤阳损阴，而见畏寒怕冷、动则汗出等症，以芍药甘草附子汤扶阳益阴以救误，属方证相对，故获良效。

（三十六）阳虚水泛证治

成无己《注解伤寒论》曰："发汗不解仍发热，邪气未解也；心下悸、头眩、身𥆧动、振振欲擗地者，汗出亡阳也。里虚为悸，上虚为眩，经虚为身振振摇，与真武汤主之，温经复阳。"

【引语】 太阳病发汗，汗出不解，其人仍发热，心下悸，

头眩，身瞤动，振振欲擗地者，真武汤主之。（82）

【语译】 太阳病，发汗本为正治之法。若汗不如法，汗出过多，表邪虽解，却伤少阴阳气，而水气内动，病虽汗出而不解。因过汗伤阳，虚阳外越，故仍发热；肾主水，赖阳气以蒸腾，今少阴阳虚，水不化津而泛滥，上凌于心，故心下悸动；上干清阳，故头晕目眩；阳虚不能温养筋脉肌肉，所以身瞤动，振振欲擗地。根据以上所述症状，可以看出本证病理机转是阳虚水泛，病已从太阳转入少阴，所以用真武汤温肾阳利水气。

——真武汤方

茯苓　芍药　生姜（切）各三两　白术二两　附子一枚（炮，去皮，破八片）

上五味，以水八升，煮取三升，去滓，温服七合，日三服。

【辨证】 肾阳日衰，阳虚寒甚，水气不化，泛滥为患证。

【主治】 阳虚水泛证。畏寒肢厥，小便不利，心下悸动不宁，头目眩晕，身体筋肉瞤动，站立不稳，四肢沉重疼痛，浮肿，腰以下为甚；或腹痛，泄泻；或咳喘呕逆。舌质淡胖，边有齿痕，舌苔白滑，脉沉细。

【功效】 温肾阳，利水气。

【方解】 本方用附子辛热以壮肾阳，使水有所主；白术燥湿健脾，使水有所制；生姜宣散佐附子助阳，是于主水中有散水之意，温散水气；茯苓利水渗湿，佐白术健脾，是于制水中有利水之用；芍药既可敛阴和营止腹痛，又可制附子刚燥之性。下利减芍药，以其阳不外散也；加干姜者，以其温中胜寒也。

【方歌】 生姜芍茯数皆三，二两白术一附探，
　　　　　便短咳频兼腹痛，驱寒镇水与君谈。

【名医方论】

《医宗金鉴》曰："小青龙汤治表不解有水气，中外皆寒实之病也；真武汤治表已解有水气，中外皆寒虚之病也，真武者北方司水之神也，以之名汤者，藉以镇水之义也。夫人一身制水者脾也，主水者肾也，肾为胃关，聚水而从其类，倘肾中无阳，则脾之枢机虽运，而肾之关门不开，水即欲行，以无主制，故泛溢妄行而有是证也，用附子之辛热，壮肾之元阳。"

【医案选录】

许叔微医案：乡里市人姓京，鬻绳为业，谓之京绳子。其子年近三十，初得病，身微汗，脉弱，恶风。医者误以麻黄汤汗之，汗遂不止。发热、心痛、多惊悸，夜间不得眠卧，谵语不识人，筋惕肉瞤，振振动摇。医者以镇心惊风药治之。予视之曰：强汗之过也。仲景云：脉微弱，汗出恶风者，不可服青龙汤，服之则筋惕肉瞤，此为逆也。惟真武汤可收之。予三投而大病除。次以清心丸竹叶汤解余毒，数日瘥[2]。

按语：发汗太过，损伤阳气。《素问·生气通天论》云："阳气者，精则养神，柔则养筋。"今阳气虚不能温煦筋脉肌肉，同时筋脉受水气浸渍，而致筋惕肉瞤。病属阳虚水停，故用真武汤温阳利水而愈。

（三十七）伤寒兼少阴阴阳两虚的证治

《医宗金鉴》："心动悸者，谓心下筑筑，惕惕然动而不自安也。若因汗下者多虚，不因汗下者多热，欲饮水小便不利者属饮，厥而下利者属寒。今病伤寒，不因汗下而心动悸，又无饮热寒虚之证，但据结代不足之阴脉，即主以炙甘草汤者，以其人平日血气衰微，不任寒邪，故脉不能续行也。"

【引语】 伤寒，脉结代，心动悸，炙甘草汤主之。（177）

【语译】 脉结代，多属阴阳两虚、真气不续的现象，伤寒因汗下者多虚，而本证不因汗下而心动悸，必为平素阴阳两虚，气血双亏。赢弱之人复感寒邪，正邪相争，使正气更虚，而在正邪相争过程中，因太阳与少阴相表里，极易伤及少阴，使少阴阴阳气血虚衰，而手少阴心主血脉，赖气血以温煦，气血虚衰，心失所养，鼓动无力，血脉不续，所以出现"脉结代，心动悸"。此时即使有伤寒表证，亦无暇顾及，当根据表里同表、里虚者先治其里的原则，急以炙甘草汤通阳复脉、滋阴养血。

——炙甘草汤方

甘草四两（炙） 生姜三两（切） 人参二两 生地黄一斤 桂枝三两 麦门冬半升 阿胶二两 麻仁半升 大枣三十枚（擘）

上九味，以清酒七升，水八升，先煮八味，取三升，去滓，纳胶烊消尽，温服一升，日三服。一名复脉汤。

【辨证】 少阴阴阳气血虚衰，鼓动无力，血脉不续。

【主治】 气虚血弱，虚赢少气，心悸心慌，虚烦失眠，大便干结，舌质淡红少苔，脉结代；虚劳肺痿，久咳不止，涎唾甚多，咽燥而渴，痰中有血，心悸、心烦，少气，失眠，自汗盗汗，脉虚数。

【功效】 温阳复脉，滋阴养血。

【方解】 方中重用炙甘草补中益气，使气血生化有源，以复脉之本而为君；人参、大枣补气滋液，配生地、麦冬、麻仁、阿胶滋阴养心血，滋心阴，以充养血脉为臣；桂枝振奋心阳，配生姜更能温通血脉，与清酒温阳通脉共为佐。诸药合用，温而不燥、滋而不腻，共奏益气养血、滋阴复脉之功。

【方歌】 结代脉须四两甘，枣枚三十桂姜三，
　　　　半升麻麦一斤地，二两参胶酒水涵。

【名医方论】

柯琴曰："以心虚脉代结，用生地为君，麦冬为臣，峻补真阴，开后学滋阴之路。地黄、麦冬味虽甘而气大寒，非发陈蕃秀之品，必得人参、桂枝以通脉，生姜、大枣以和营，阿胶补血，酸枣安神，甘草之缓不使速下，清酒之猛捷于上行，内外调和，悸可宁而脉可复矣。酒七升，水八升，只取三升者，久煎之则气不峻，此虚家用酒之法，且知地黄、麦冬得酒良。"

【医案选录】

罗谦甫医案：一人年五十余，中气本弱。至元庚辰，六月中病伤寒八九日。医见其热甚，以凉剂下之，又食梨三四枚，痛伤脾胃，四肢冷，时昏愦。罗诊之，其脉动而中止，有时自还，乃结脉也。心亦悸动，吃噎不绝，色变青黄，精神减少，目不欲开，独卧，恶与人语，以炙甘草汤治之。加桂枝、人参急扶正气，生地黄减半，恐伤阳气。

按语：中气素亏，又误用泻剂，"痛伤脾胃"，后天乏源，无阳以宣其气，更无阴以养其心，此脉结代，心动悸所由来也。从变生的症状来看，四肢发冷，昏昏欲睡，精神衰减，目不欲开，色变青黄，吃噎不绝，皆是阳虚见证，与四逆汤证相混淆，而辨证要点，就在于脉动而中止，有时自还的症状上。

（三十八）伤寒兼里虚的证治

《医宗金鉴》曰："心悸阳已微，心烦阴已弱，故以小建中汤先建其中，兼调荣卫也。王肯堂曰：伤寒二三日，心中悸而烦者，小建中汤主之。伤寒脉弦细，属少阳，不可汗，汗之则谵语，胃不和则烦而悸。大抵先烦而后悸者是热，先悸而后烦者是虚，治病必求其本者此也。"

【引语】 伤寒二三日，心中悸而烦者，小建中汤主之。（102）

【语译】 伤寒二三日，未经汗吐下误治就出现心中悸动、神烦不宁，是因素体心脾两虚，气血不足，复被邪扰所致。太阳与少阴为表里，太阳为外防，心主宫城，里虚邪扰，气血不足，心无所主则悸，神志不宁则烦。故以小建中汤内建中州以补气血，外调营卫以祛伤寒。因本方有缓中补虚之功，因脾气虚寒、土衰木横、肝脾不和、腹中拘急而痛者，能治之而愈。

——小建中汤方

桂桂三两（去皮） 芍药六两 生姜三两（切） 甘草二两（炙） 大枣十二枚（掰） 胶饴一升

上六味，以水七升，先煮五味，煮取三升，去滓，内饴，更上微火消解。温服一升，日三服，呕家不可用小建中汤，以甜故也。

【辨证】 血虚而不养肝，肝急而刑脾。

【功效】 建中补脾，调和气血。

【主治】 伤寒阳脉涩，阴脉弦，腹中急痛，二三日心中悸而烦，自汗者。

【方解】 本方为桂枝汤倍芍药加胶饴组成。方中桂枝汤调脾胃、和阴阳；倍芍药和营益阴；加胶饴以温养脾胃，与芍药和合，又有酸甘化阴之功。

【方歌】 建中即是桂枝汤，倍芍加饴绝妙方，

饴取一升六两芍，悸烦腹痛有奇长。

【名医方论】

《医宗金鉴》曰："桂枝汤倍芍药加胶饴，名曰小建中，谓小小建立中气，以中虽已虚，表尚未和，不敢大补也，故以桂枝汤仍和荣卫，倍芍药加胶饴调建中州，而不啜稀粥温服令汗，盖其意重在中虚，而不在伤寒之表也，中虚建立，荣卫自和，津液可生，汗出乃解，烦悸可除矣，伤寒浮得脉涩，荣卫不足

也，沉得脉弦，木入土中也，荣卫不足则表虚，木入土中则里急，表虚里急，故亦以此汤主治也。"

——桂枝去芍药加蜀漆牡蛎龙骨救逆汤证

误用火劫导致亡失心阳而生惊狂的证治

成无己《注解伤寒论》曰："伤寒脉浮，责邪在表，医以火劫发汗，汗大出者，亡其阳。汗者，心之液。亡阳则心气虚，心恶热，火邪内迫，则心神浮越，故惊狂，起卧不安，与桂枝汤，解未尽表邪；去芍药，以芍药益阴，非亡阳所宜也；火邪错逆，加蜀漆之辛以散之；阳气亡脱，加龙骨、牡蛎之涩以固之。"

【引语】 伤寒脉浮，医者以火迫劫之，亡阳，必惊狂，卧起不安者，桂枝去芍药加蜀漆牡蛎龙骨救逆汤主之。（112）

【语译】 伤寒脉浮，是太阳表邪不解，当以麻黄汤发汗解表则愈，医生以火疗劫汗，汗出过多，而汗为心之液，发汗过多，必伤心阳。心主神志，心阳虚则神失所主，又因胸阳不足，水饮痰邪乘机扰心，所以必惊狂；心神惊狂，神气不敛，精神不安，所以卧起不安。治当扶心阳、安神气、祛痰邪，用桂枝去芍药加蜀漆牡蛎龙骨救逆汤。

——桂枝去芍药加蜀漆牡蛎龙骨救逆汤方

桂枝三两（去皮）　甘草二两（炙）　生姜三两（切）大枣十二枚（掰）　牡蛎五两（熬）　蜀漆三两（洗去腥）龙骨四两

上七味，以水一斗二升，先煮蜀漆减二升；内诸药，煮取三升，去滓，温服一升。本云：桂枝汤，今去芍药，加蜀漆、牡蛎、龙骨。

【辨证】 太阳表邪不解，以火疗劫汗，汗出过多损伤心阳，心失所主，又因胸阳不足，水饮痰邪乘机扰心而惊狂。

【主治】 伤寒脉浮，误用火迫发汗，以致心阳外亡、惊悸发狂、卧起不安者。

【功效】 扶心阳，安神气，祛痰邪。

【方解】 本方由桂枝汤去芍药，加蜀漆、牡蛎、龙骨而成。桂枝配甘草为主药以复心阳之虚；生姜、大枣补益中焦，助桂枝甘草温补心阳；牡蛎、龙骨重镇安神；蜀漆味辛苦而性寒，安神止狂，配牡蛎，犹能涤痰化浊。

【方歌】 桂枝去芍已名汤，蜀漆还加龙牡藏，

　　　　　 五牡四龙三两漆，能疗火劫并发狂。

【名医方论】

《注解伤寒论》曰："与桂枝汤，解未尽表邪；去芍药，以芍药益阴，非亡阳所宜也；火邪错逆，加蜀漆之辛以散之；阳气亡脱，加龙骨、牡蛎之涩以固之。本草云：涩可去脱，龙骨、牡蛎之属是也。"

【医案选录】

胡希恕医案：王某，女，26岁。因旁观修理电线而受惊吓，出现惊悸心慌、失眠、头痛、纳差、恶心，有时喉中痰鸣，每有声响则心惊变色，烦躁而骂人不能自控，逐渐消瘦，由两人扶持来诊。综合分析：此外邪里饮郁久上犯，为救逆汤加半夏、茯苓方证。桂枝10克，生姜10克，炙甘草6克，大枣4枚，半夏12克，茯苓12克，生牡蛎（同煎）15克，生龙骨（同煎）15克。上药服3剂，心慌、喉中痰鸣减轻；服6剂，纳增，睡眠好转；继服10剂，诸症皆消。

按语：患者因受惊吓而心气散乱而不足，心无所倚，神无所归，虑无所定，故惊悸心慌、失眠，闻声响则心惊变色；心气散乱而不足，心阳虚不能温煦脾土以助运化，聚湿成痰，痰饮内停，纳差，有时喉中痰鸣，脉弦滑，舌苔白腻；痰饮上逆，则恶心、头痛；水饮痰邪乘机扰心，故烦躁而骂人不能自控。

证合救逆汤病机，故投之即效。

（三十九）火逆后而致心阳虚烦躁的证治

成无己《注解伤寒论》曰："先火为逆，复以下除之，里气因虚，又加烧针，里虚而为火热所烦，故生烦躁，与桂枝甘草龙骨牡蛎汤以散火邪。"

【引语】 火逆，下之，因烧针烦躁者，桂枝甘草龙骨牡蛎汤主之。（118）

【语译】 "火逆，下之"，"下之"二字不好理解，有注家认为这恐为汗之的误字，所以将"下之"改作"汗之"。以火疗迫劫发汗就是火逆，烦躁是惊狂的轻微阶段。如112条"伤寒脉浮，医者以火迫劫之，亡阳，必惊狂"，此条未达到惊狂程度。由于火逆使心阳受伤，心阳伤，心神不得潜敛而烦躁。用桂枝甘草龙骨牡蛎汤补益心阳镇潜安神。

——桂枝甘草龙骨牡蛎汤方

桂枝一两（去皮） 甘草二两（炙） 牡蛎二两（熬） 龙骨二两

上四味，以水五升，煮取二升半，去滓，温服八合，日三服。

【辨证】 火逆损伤心阳，心神不得潜敛而烦躁。

【主治】 心悸，烦躁不宁，苔白润，脉虚数。

【功效】 补益心阳，镇潜安神。

【方解】 桂枝、甘草补益心阳；龙骨、牡蛎重镇收涩，潜敛心神以治烦躁。

【方歌】 二甘一桂不需同，龙牡均行二两通，
　　　　　火逆下之烦躁起，交通上下取诸中。

【名医方论】

吴谦《医宗金鉴》曰："火逆者，谓凡火劫取汗致逆者也。此火逆因火针也。烧针劫汗，而复下之，火逆之邪，虽因下减，而烦躁一证独不除者，盖因汗下，大伤津液而然也。故用桂枝、甘草以救表，龙骨、牡蛎以固中，不治烦躁而烦躁自愈也。"

【医案选录】

岳美中医案：李某某，男，40岁，就诊时患项部自汗，竟日淋漓不止，频频作拭，颇感苦恼，要求中药治疗。诊其脉浮缓无力，汗自出。分析病情：项部是太阳经脉所过，长期汗出，系经气向上冲逆，持久不愈，必致虚弱。因投以仲景之桂枝甘草龙骨牡蛎汤，和阳降逆，协调营卫，收敛浮越之气。先服 4 剂，自汗止。再服 4 剂，以巩固疗效。

按语：《素问·阴阳应象大论》曰："阴在内，阳之守也；阳在外，阴之使也。"本案项汗淋漓，心阳虚弱，阳不外固，故以桂枝甘草汤温补心阳治本，加龙骨、牡蛎固涩止汗以治标。

（四十）结胸和痞证的成因及结胸如柔痉的治疗

《医宗金鉴》："此总释结胸与痞之因也。中风阳邪，故曰病发于阳也。结胸从胸上，满项强，如柔痉状，则其热甚于上者，治上宜缓攻之，以大陷胸丸直攻胸肺之邪。煮服倍蜜，峻治缓行，下而和之，以其病势缓急之形既殊，汤丸之制亦异也。故知此项强乃结胸之项强，下之则和，非柔痉之项强也。"

【引语】 病发于阳而反下之，热入因作结胸；病发于阴而反下之，因作痞也。所以成结胸者，以下之太早故也。结胸者，项亦强，如柔痉状，下之则和，宜大陷胸丸。（131）

【语译】 病发于阳而反下之，热入因作结胸，是说患太阳病的人，阳盛体壮而同时内有痰水内结，病在表而医者反用泻下之法，引邪入里，邪热与痰水互结而成结胸。病在表即使有可下之证，当先解表，待表解方可攻下，下之若早，表邪尽陷，与内痰水相结即成结胸，所以说"所以成结胸者，以下之太早故也"；病发于阴而反下之，是说患太阳病的人，阳不盛体弱而内无痰水内结，病在表而医者反用泻下之法，误下先虚其里，使脾胃之气受伤，而在表之邪乘机内陷，影响脾胃升降功能，致气机痞塞，遂成痞证。结胸的主证本是心下硬满而痛，此证项强如柔痓状，是热与水结偏于上，影响到项背经脉，加之胸部硬满而不能俯，所以如同柔痓状态。既然是热与水结，津液不运，项背经脉失养，项背经脉不和，用大陷胸丸泻下水热，水热去津液行，经脉得养，胸满自消，则项强自愈，所以说"下之则和，宜大陷胸丸"。

——大陷胸汤证

太阳病误下而致结胸或发黄的变证

> 方有执曰："太阳之脉本浮，动数者亦传也。太阳本自汗，而言微盗汗，本恶寒，而言反恶寒者，稽久而然也。以邪本风，故曰阳气。以里虚因而陷入，故曰内陷。上焦有高邪，必陷下以平之，故曰陷胸汤。平邪荡寇，将军之职也，以大黄为君；咸能软坚，以芒硝为臣；彻上彻下，破结逐水，以甘遂为佐；惟大实者，乃为合法。如挟虚或脉浮，不可轻试。"

【引语】 太阳病，脉浮而动数，浮则为风，数则为热，动则为痛，数则为虚。头痛发热，微盗汗出，而反恶寒者，表未解也。医反下之，动数变迟，膈内拒痛，胃中空虚，客气动膈，短气躁烦，心中懊恼，阳气内陷，心下因硬，则为结胸，大陷胸汤主之。若不结胸，但头汗出，余处无汗，剂颈而还，小便不利，身必发黄。（134）

【语译】 太阳病，脉浮而动数，浮为风寒在表，数为表热过盛，但其热并未入里与体内有形之实邪相结，故谓"数则为虚"，动为阴阳相搏而头身俱痛。证见头痛发热、恶寒，而其脉仍浮，是表邪未解；太阳病本自汗而恶寒，今言微盗汗出，而反恶寒，是太阳病表邪稽久欲传之兆。太阳病表邪稽久，虽有欲传之兆，然表邪未解，当先解表，而医者反用下法，以致表邪内陷，邪热与痰水凝结而成结胸。表邪因下而内陷，则脉由动数变为迟；胃气因误下而虚，邪气乘虚而内扰胸膈，正邪相搏，则膈内拒痛；邪热与痰水凝结胸中，气机受阻，故呼吸迫促；邪热内扰，则烦躁不安；表邪内陷，邪热与痰水凝结，已成结胸，则心下因硬。治当以大陷胸汤泻热逐水破结。误下后不为结胸而发黄的另一病理机转。湿热内阻，水湿不能下行，所以小便不利。热既不能随汗外越，湿又不能随小便下泄，湿热胶结，湿热两邪郁蒸于内，影响肝胆疏泄功能，使胆汁外溢，所以身必发黄。

——大陷胸丸方（1）

大黄半斤　葶苈子半升（熬）　芒硝半升　杏仁半升（去皮尖，熬）

上四味，捣筛二味；内杏仁、芒硝合研如脂，和散，取如弹丸一枚；别捣甘遂末一钱匕，白蜜二合，水二升，煮取一升，温，顿服之。一宿乃下。如不下，更服，取下为效。禁如药法。

【辨证】 表邪误下，邪热内陷，与有形之痰水之邪凝结于胸。

【主治】 热实结胸，胸中硬满而痛，颈项强直，自汗出，大便不通，脉沉实。太阳病，而反下之，热入因作结胸；结胸者，项亦强，如柔痉状。时气结胸，热实在内，其脉沉坚，心下痛满，按之如石。太阳经病，项背强，如柔痉状，自汗直视，脉寸沉、关浮、尺弱。阳明热喘，及水肿初起形实者。胸胁积水，痞满疼痛，大便燥结，小便短少者。

【功效】 逐水破结，峻药缓攻。

【方解】 大黄、芒硝之苦咸，所以下热；葶苈、杏仁之苦甘，所以泄满；甘遂取其直达，白蜜取其润利，皆以下泄满实物也。

【方歌】 大陷胸丸法最超，半升葶黄杏硝调，

　　　　　　项强如痉君须记，八两大黄取急消。

【名医方论】

柯琴曰："若胸中水结而未及中焦者，当小其制而复以白蜜之甘以缓之，使留恋于胸中，过宿乃下，但解胸心之结滞，而保肠胃之无伤，是又以攻剂为和剂也，是方为利水攻积之剂，故治水肿痢疾之初起者甚捷，然必视其人壮实，可以一战成功，如平昔素虚弱，与病久而不任攻伐者，当念虚虚之戒矣。"

【医案选录】

刘渡舟医案：天津罗某某，素有茶癖，每日把壶长饮，习以为常。冬季感受风寒，自服青宁丸与救苦丹，病不效而胸中硬疼，呼吸不利，项背拘急，俯仰为难。经人介绍，乃请余诊。其脉弦而有力，舌苔白厚而腻。辨为伏饮踞于胸肠，而风寒之邪又化热入里，热与水结于上，乃大陷胸丸证。为疏：大黄6克，芒硝6克，葶苈子、杏仁各9克，水二碗、蜜半碗，煎成多半碗，后下甘遂末1克。服1剂，大便泻下2次，而胸中顿爽。又服1剂，泻下4次，此病告愈，而饮茶之嗜亦淡。

按语：本案结胸证已具，非峻药不能攻逐于下。惟部位偏高，宜峻药缓攻，故用大陷胸丸，并重用白蜜半碗，取其甘缓之性，使药力留恋于上焦，不致有下之过急而伤正留邪之弊。

——大陷胸汤方（2）

大黄六两（去皮）　芒硝一升　甘遂一钱匕

上三味，以水六升，先煮大黄取二升，去滓，内芒硝，煮一两沸；内甘遂末，温服一升。得快利，止后服。

【辨证】　太阳表证误下之后，表邪内陷，邪热与痰水凝结，已成结胸。

【主治】　水热互结之结胸证。心下疼痛，拒按，按之硬，或从心下至少腹硬满疼痛，手不可近。伴见短气烦躁，大便秘结，舌上燥而渴，日晡小有潮热，舌红，苔黄腻或兼水滑，脉沉紧或沉迟有力。本方临床常用于治疗急性胰腺炎、急性肠梗阻、肝脓肿、渗出性胸膜炎、胆囊炎等属于水热互结者。

【功效】　泻热逐水破结。

【方解】　甘遂为泻水逐饮之峻药，尤长于逐胸腹之积水；大黄泻热荡实，芒硝软坚破结，三药合用，共奏泻热逐水破结之功。

【方歌】　一钱甘遂一升硝，六两大黄力颇饶，

　　　　　　日晡热潮腹痛满，胸前结聚此方消。

【名医方论】

成无己《注解伤寒论》曰："大黄谓之将军，以苦荡涤；芒硝一名硝石，以其咸能软硬，夫间有甘遂以通水也。甘遂若夫间之，遂其气，可以直达透结，陷胸三物为允。"

【医案选录】

曹颖甫医案：沈家湾陈姓孩，年十四，独生子也。其母爱逾掌珠。一日忽得病，邀余出诊。脉洪大，大热，口渴，自汗，右足不得伸屈，病属阳明。然口虽渴，终日不欲饮水，胸部如塞，按之似痛，不胀不硬，又类悬饮内痛。大便于工作五日未通，上湿下燥，于此可见。且太阳之湿内入胸膈，与阳明内热

同病，不攻其湿痰，燥热焉除？于是，遂书大陷胸汤与之。制甘遂一钱五分，大黄三钱，芒硝二钱。服后大便畅通，燥屎与痰涎先后俱下，乃复书一清热之方，以肃余邪。

按语：今口虽渴，反不欲饮水，因胸中素有水饮之故。一为胸部如塞，按之似痛，不胀不硬，是邪结尚未甚的表现，加之大便五日未通，可知不但水热结于胸，且肠中亦已燥结，此时若但清其上，则胃中燥结不能除，徒攻其下，则胸中之邪不能解，大陷胸汤用甘遂逐水，大黄、芒硝泻热荡实、润燥通便，一方而两扼其要，所以能应手取效。

（四十一）小结胸的证治

成无己《注解伤寒论》曰："心下硬痛，手不可近者，结胸也。正在心下，按之则痛，是热气犹浅，谓之小结胸。结胸脉沉紧，或寸浮关沉，今脉浮滑，知热未深结，与小陷胸汤，以除胸膈上结热也。苦以泄之，辛以散之；黄连、瓜蒌实苦寒以泄热，半夏之辛以散结。"

【引语】 小结胸病，正在心下，按之则痛，脉浮滑者，小陷胸汤主之。（138）

【语译】 小结胸成因与大结胸类似，亦多由表邪入里，或表证误下，邪热内陷，邪热与痰相结而成。正在心下，说明病位局限，不比大结胸上在心间，下及在少腹之广泛。按之则痛，说明热轻邪浅，不比大陷胸之痛不可按邪结深重。脉浮而滑，浮为有热而浅，滑主痰热，脉浮滑为痰热互结病势轻浅之象，与大结胸脉沉紧，水热相结，邪结深重，病位广泛不同，故以小陷胸汤清热涤痰开结。

　　——小陷胸汤方

　　黄连一两　半夏半升（洗）　瓜蒌实大者一枚

　　上三味，以水六升，先煮瓜蒌，取三升，去滓；内诸药，煮取二升，去滓，分温三服。

【辨证】 表邪入里，或表证误下，邪热内陷，邪热与痰相结。

【主治】 痰热互结之结胸证。胸脘痞闷，按之则痛，或心胸闷痛，或咳痰黄稠，舌红苔黄腻，脉滑数。

【功效】 清热涤痰，宽胸散结。

【方解】 方中黄连苦寒，以清心下之热；半夏辛温，涤痰化饮而散结；瓜蒌甘寒，清热涤痰，宽胸开结而兼润下。三药合用，使痰热各自分消，而去其结滞之患。

【方歌】 按而始痛病犹轻，脉络凝邪心下成，
　　　　夏取半升连一两，瓜蒌整个要先烹。

【名医方论】

程应旄曰："黄连涤热，半夏导饮，瓜蒌润燥，合之以开结气，亦名曰陷胸者，攻虽不峻，而一皆直泻，其胸里之实邪亦从此夺矣。"

【医案选录】

刘渡舟医案：孙某某，女，58岁。胃脘作痛，按之则痛甚，其疼痛之处向外鼓起一包，大如鸡子，濡软不硬。患者请中医治疗。切其脉弦滑有力，舌苔白中带滑。问其饮食、二便皆为正常。辨为痰热内凝，脉络瘀滞之证。为疏小陷胸汤：糖瓜蒌30克，黄连9克，半夏10克。此方共服3剂，大便解下许多黄包黏液，胃脘之痛立止，鼓起之包遂消，病愈。

按语：本案脉证，正为痰热之邪结于胃脘的小结胸脉证。故用小陷胸汤，以清热涤痰、活络开结。方中瓜蒌实甘寒滑润，清热涤痰、宽胸利肠，并能疏通血脉；黄连苦寒，清泄心胃之热；半夏辛温，涤痰化饮散结。三药配合，使痰热各自分消，顺肠下行，而去其结滞。

（四十二）水结于表，与水结于里结胸证的对比

曹颖甫《伤寒发微》曰："太阳标热，异于阳明实热者，不无凭证。浮热外张，其口必燥，故意欲饮水。胃中无热，故不渴。太阳本气，不从汗解，反因凄怆之水，逼而入里。心下有水气，故津不上承，而欲饮水。夏令多饮寒水，心下及少腹痛，诸药不效者，皆能胜之，此冷水迫阴寒入里，浸成水结之方治也。"

【引语】 病在阳，应以汗解之，反以冷水潠之，若灌之，其热被劫，不得去，弥更益烦，肉上粟起，意欲饮水，反不渴者，服文蛤散；若不瘥者，与五苓散。寒实结胸，无热证者，与三物小陷胸汤，白散亦可服。（141）

【语译】 病在阳，"阳"就是指表。病在太阳之表，应当用发汗之法来解除表邪，医生反而用冷水喷洒或灌溉等水疗之法治疗，周身被冷水所激，皮毛腠理收敛，寒凝于外，热郁于里，故反而更加烦扰不安，肉上粟起；邪热被冷水所劫，表邪未解，邪热尚未完全入里，皮毛腠理闭塞，表体水液、津液不行，故意欲饮水，而反不渴。此证较表证不解、小便不利、膀胱蓄水、消渴五苓散证为轻，宜服文蛤散清在表的阳郁之热，行皮下之水。寒实结胸，与三物白散攻寒逐水。

——文蛤散方

文蛤五两

上一味，为散。以沸汤和一方寸匕服，汤用五合。身热皮粟不解，欲引衣自覆者，若以水潠之洗之，益令热劫不得去，当汗而不汗则烦，假令汗出已，腹中痛，与芍药三两如上法。

【辨证】 太阳病误用水疗，导致水寒外束，邪热内郁。

【主治】 发热，脉浮，烦扰不安，肉上粟起，意欲饮水，反不渴者。

【功效】 清阳郁之热，行皮下之水。

【方解】 王晋三曰："蛤禀天之刚气而生，故能独用建功，味咸性燥，咸寒以胜热，寒燥足以渗湿，只须热胜湿渗，功斯毕矣。"

【方歌】 水渍原逾汗法门，肉中粟起更增烦。

　　　　意中思水还无渴，文蛤磨调药不繁。

【名医方论】

曹颖甫《伤寒发微》曰："文蛤当是蛤壳，性味咸寒而泄水，但令水气下泄，则津液得以上承而口不燥矣。服文蛤散而不瘥，或以文蛤泄水力薄之故，改用五苓以利小便，则水气尽而津液得以上行矣。此冷水迫太阳水气入里，脾精为水气阻隔，不达舌本，真寒假渴之方治也。"

——三物小白散方

桔梗三分　巴豆一分（去皮心，熬黑，研如脂）　贝母三分

上三味，为散；内巴豆更于白中杵之，以白饮和服。强人半钱匕，羸者减之。病在膈上必吐，在膈下必利。不利，进热粥一杯；利过不止，进冷粥一杯。

【辨证】 冷水外迫，寒水冷痰之气内踞心下，而成寒实之结胸。

【功效】 攻寒逐水。

【方解】 《医宗金鉴》曰："君以巴豆，极辛极烈，攻寒逐水，斩关夺门，所到之处，无不破也；佐以贝母，开胸之结；使以桔梗，为之舟楫，载巴豆搜逐胸邪，悉尽无余。膈上者必吐，膈下者必利。然惟知任毒以攻邪，不量强羸，鲜能善其后也。故羸者减之，不利进热粥，利过进冷粥；盖巴豆性热，得热则行，得冷则止。"

【方歌】 巴豆熬来研似脂，只须一分守成规，

　　　　定加桔贝均三分，寒实结胸细辨医。

【名医方论】

曹颖甫《伤寒发微》曰："白散则尤为猛峻，桔梗、贝母以开肺，巴豆能破阴寒水结，导之从大肠而出。夏令多饮寒水，心下及少腹痛，诸药不效者，皆能胜之，此冷水迫阴寒入里，浸成水结之方治也。"

【医案选录】

贾太谊医案：王某，女，64 岁，农民。1984 年秋曾罹中风（脑梗死），经治疗基本痊愈。1996 年 10 月 8 日再度发病，脑 CT 检查诊断为："多发性脑梗死"。余望闻问切有顷，处以三物小白散方：桔梗 3 分，巴豆 1 分（去皮心熬黑研如脂），贝母 3 分。上三味为散，更于白中杵之，按其配比药量，换算为克，每日 1 次，每次 2 克，温开水调和灌服。后再投温脾化湿之剂调理 3 天，顽痰尽消；末按中风调治月余，生活自理而出院。

按语：三物小白散原载于《伤寒论》，乃仲景为寒实结胸、无热证者而设。该患虽以中风起病，然其形盛邪实，痰涎壅盛，寒痰结聚胸中，故急当温逐水寒、除痰破结，方用三物小白散而奏效。年迈之人患本病常虚实夹杂，此临证当详辨标本缓急，有是证则用是方，本案治用三物小白散诚不得已而为之，临床用本方当慎之又慎。

——半夏泻心汤证

柴胡证误下后的三种不同情况及治法

成无己《注解伤寒论》曰："伤寒五六日，邪在半表半里之时；呕而发热，邪在半表半里之证，是为柴胡证具。以他药下之，柴胡证不罢者，不为逆，却与柴胡汤则愈。若下后，邪气传里者，邪在半表半里，则阴阳俱有邪。至于下后，邪气传里，亦有阴阳之异，若下后，阳邪传里者，则结于胸中为结胸，以胸中为阳受气之分，与大陷胸汤以下其结；阴邪传里者，则留于心下为痞，以心下为阴受气之分，与半夏泻心汤以通其痞。"

【引语】 伤寒五六日，呕而发热者，柴胡汤证具。而以他药下之，柴胡证仍在者，复与柴胡汤。此虽已下之，不为逆，必蒸蒸而振，却发热汗出而解。若心下满而硬痛者，此为结胸也，大陷胸汤主之；但满而不痛者，此为痞，柴胡不中与之，宜半夏泻心汤。（149）

【语译】 伤寒，病本在表，经五六日，邪气有内传之机，说明表邪已传少阳。呕而发热，是少阳受邪，枢机不利，胃气上逆所致，是小柴胡汤的一概括证候、代表之症[1]，故"柴胡汤证具"。小柴胡汤证已经具备，当以小柴胡汤和解少阳，但医者却以其他药物泻下，这是误治。误下以后，虽然是柴胡证仍在，但是误下之，脾胃之气受挫，服小柴胡汤后，正气借药力抗邪外出，正邪交争，就要形成战汗而解。柴胡证误下后，如果出现结胸，治当以大陷胸汤主之。误下之后脾胃之气受伤，少阳之邪乘虚内陷，寒热虚实错杂，脾胃升降失司，气机痞塞而成痞证。治当以半夏泻心汤和中降逆消痞。

　　——半夏泻心汤方

　　半夏半升（洗） 黄芩 干姜 人参 甘草（炙）各三两黄连一两 大枣十二枚（掰）

　　上七味，以水一斗，煮取六升，去滓，再煎取三升，温服一升，日三服。

【辨证】 脾胃升降失司，寒热虚实错杂，气机痞塞而成痞。

【主治】 寒热错杂之痞证。心下痞，但满而不痛，或呕吐，肠鸣下利，舌苔腻而微黄。（本方常用于急慢性胃肠炎、慢性结肠炎、慢性肝炎、早期肝硬化等属中气虚弱，寒热互结者。）

【功效】 和中降逆消痞。

【方解】 方中芩、连苦寒以泄热；姜、夏辛温散寒；人参、甘草、大枣甘平益气以补脾胃之虚而复其升降之司。诸药配合，辛开苦降，寒热并用，阴阳并调，从而达到恢复中焦升降、消除痞满的目的。

【方歌】 三两姜参炙草芩，一连痞证呕多寻，

半升半夏枣十二，去滓重煎守古箴。

【名医方论】

成无己《伤寒明理论》曰："凡陷胸汤，攻结也；泻心汤，攻痞也。气结而不散，壅而不通为结胸，陷胸汤为宣达之剂。塞而不通，否而不分为痞，泻心汤为发之剂，所以谓之泻心者，谓泻心下之邪也。痞与结胸有高下焉。结胸者，邪结在胸中，故治结胸曰陷胸汤。痞者，留邪在心下，故治痞曰泻心汤。

【医案选录】

陈有明医案：患者男，51岁，有胃病史多年。初诊：进食即痛，上腹部胀闷，平卧或右侧卧更甚，坐位或半卧位较轻，常吐清水，1个多月来，朝食暮吐，口苦，饮食无味，形体消瘦，大便秘结，数日一行，舌淡胖而润，苔白腻满布、中黄，脉细无力。属寒热虚实夹杂之证，但虚寒是本，湿热是标。拟方：制大黄9克，制厚朴5克，炒枳壳12克，莱菔子、生半夏各9克，干姜4.5克，旋覆花（包）9克，代赭石30克，左金丸（分吞）4.5克，炒栀子9克，炒桃仁9克，麻仁6克，谷芽、麦芽各9克。继服7剂后，大便1周2次，能进半流质，不再呕吐。

按语：临床上，慢性胃病大多表现为脾胃不和，其病机主要是寒热虚实夹杂，脾胃气机升降失司。故以半夏泻心汤为基础方治疗本病是法与证符。但慢性胃病临床表现各有偏重，根据其临床表现，对半夏泻心汤辨证加减，方能做到方与证合，而达到治疗之目的。

（四十三）热痞兼表证的证法

《医宗金鉴》曰："伤寒大下后，复发汗，先下后汗，治失其序矣。邪热陷入，心下痞结，法当攻里。若恶寒者，为表未尽也，表既未尽，则不可攻痞，当先解表，表解乃可攻痞。解表宜桂枝汤者，以其为已汗已下之表也。攻痞以大黄黄连泻心汤者，以其为表解里热之痞也。"

【引语】 伤寒大下后，复发汗，心下痞，恶寒者，表未解也，不可攻痞，当先解表，表解乃可攻痞。解表，宜桂枝汤；攻痞，宜大黄黄连泻心汤。（164）

【语译】 伤寒在表，本当用麻黄汤发汗解表，若先大下而复发汗，为治疗失序，必使脾胃受伤，邪热内陷，滞塞中焦，而成心下痞。若表邪尽陷于里，则发热恶寒罢，表证解；今仍见恶寒，是表邪未解。此时热痞已成，而又有表证不解，是表里同病，治当先解表，后治里，表解乃可攻痞。否则，先行攻痞，痞未必除，表邪会再次乘机内陷而发生其他变证。因在汗下之后，不可再用峻汗之剂，故解表宜桂枝汤。痞属热痞，故攻痞宜大黄黄连泻心汤。

——大黄黄连泻心汤方

大黄二两 黄连一两

上二味，以麻沸汤二升渍之，须臾，绞去滓，分温再服。

【辨证】 表证误下，邪热内陷，邪热壅滞，气机痞塞。

【主治】 治伤寒大下后，复发汗，心下痞，按之濡，其脉关上浮者，不可下，宜此药攻其痞。

【功效】 泻热消痞。

【方解】 大黄苦寒，泻下和消痞；黄连苦寒，以清心胃之火。二药合用，使热去而痞塞自消。因苦寒药物气厚味重，煎煮之后多走胃肠而具泻功能，故本方用法不取煎煮，而以麻沸汤浸泡少顷，绞汁即饮，以取其气、薄气味，使其利于清上部无形邪热，而不在泻下里实之法。

【方歌】 痞证分歧辨向趋，关浮心痞按之濡，

　　　　大黄二两黄连一，麻沸汤调病缓驱。

【名医方论】

《医宗金鉴》曰："痞硬虚邪而用大黄黄连，能不起后人之疑耶，仲景使人疑处正是妙处，盖因后人未尝细玩，不得其法，皆煎而服之，人悖其旨矣，观乎用气薄之麻沸汤渍大黄黄连，须臾去滓，仅得其无形之气，不重其有形之味，是取其气味俱薄，不大泻下，虽曰攻痞，而攻之之妙义无穷也。"

【医案选录】

刘渡舟医案：王某某，女，42岁，初诊，心下痞满，按之不痛，不欲饮食，小便短赤，大便偏干，心烦，口干，头晕耳鸣，舌质红，苔白滑，脉来沉弦小数。此乃无形邪热痞于心下之证，与大黄黄连泻心汤以泄热消痞：大黄3克，黄连10克，沸水浸泡片刻，去滓而饮。服3剂后，则心下痞满诸证爽然而愈。

按语：火为阳邪，上扰于心，则见心烦，下迫火府，则见小便短赤。至于舌脉之象，皆一派火热之证。治以大黄黄连泻心汤清泄心胃之邪热，热汤渍服，取其气而薄其味直走气分，则痞塞自消。本方临床运用广泛，不仅治疗心下热痞。而且还能治疗火邪所发生的诸般血证，以及上焦有热的目赤肿痛、头痛、牙痛、口舌生疮、胸膈烦躁等证。

（四十四）热痞兼阳虚证治

徐灵胎曰："伤寒大下后，复发汗，心下痞，恶寒者，表未解也，发汗之后恶寒则用桂枝。盖发汗之后，汗已止而犹恶寒，乃表

未尽，故先用桂枝以去表邪；此恶寒而仍汗出，则亡阳在即，故加附子以回阳气。又彼先后二方，此并为一方，盖彼有表复有里，此则只有里病，故有分合也。"

【引语】 心下痞，而复恶寒汗出者，附子泻心汤主之。(155)

【语译】 心下痞出现恶寒汗出，有两种可能：一是表邪未解。表邪未解，不仅恶寒汗出，且必有发热，治当先解表，表解乃可攻痞。二是阳气虚。或汗下伤阳，或素体阳虚，加之气机痞塞，使阴阳不能相交，水火不能相济，从而出现心胃阳热于上，肾阳虚寒于下，阳虚则外寒，所以恶寒；阳气不能摄阴，所以汗出，故以大黄黄连泻心汤泻心胃阳以消痞，以附子扶阳以固表。

——附子泻心汤方

大黄二两　黄连一两　黄芩一两　附子一两（炮，去皮，破，别煮取汁）

上四味，切三味，以麻沸汤二升渍之，须臾，绞去滓，内附子汁，分温再服。

【辨证】 心胃阳热于上，肾阳虚寒于下之热痞。

【主治】 阳虚于外，热结于胃。心下痞满，而复恶寒汗出，脉沉者。

【功效】 泄热消痞，扶阳固表。

【方解】 以大黄、黄连、黄芩之苦寒，以麻沸汤浸渍，少顷，绞去滓，以取其气、薄气味，使其利于清上部无形邪热，达到消痞的目的，附子久煎别煮取汁，使辛热之药发挥温经扶阳固表的作用。是以如此寒热殊异之药，浑和为剂，而服下热不妨寒，寒不妨热，分途施治，同时奏功，此不但用药之妙具其精心，即制方之妙亦几令人不可思议也。

【方歌】 一枚附子泻心汤，一两连芩二大黄，

　　　　　　汗出恶寒心下痞，专煎轻渍要参详。

【名医方论】

《医宗金鉴》曰："心下痛，结胸也。而不痛，心下痞也。心下痞而复恶寒汗出者，非表不解，乃表阳虚也。故以大黄、黄连、黄芩泻痞之热，附子温表之阳，合外寒内热而兼治之。其妙尤在以麻沸汤渍三黄，须臾绞去滓，内附子别煮汁，义在泻痞之意轻、扶阳之意重也。"

【医案选录】

刘渡舟医案：韩某，男，28岁。患背热如焚，上身多汗，齿衄，烦躁不安。但自小腹以下发凉，如浴水中，阴缩囊抽，大便溏薄，尿急尿频，每周梦遗两到三次。视其舌质偏红，舌苔根部白腻，切其脉滑而缓。处与附子泻心汤：黄芩6克，黄连6克，大黄3克（沸水浸泡10分钟去渣），炮附子12克（文火煎40分钟，然后兑"三黄"药汤，加温后合服）。服3剂，大便即已成形，背热减轻，汗出止，小腹转暖，阴囊上抽消失。又续服3剂而病愈。

按语：据本案脉证，显为上热下寒，水火不能上下交济所致。病变的焦点则在于上焦热盛，盛则亢，亢则不下行，则下寒无火以温，而呈现上热下寒之局面。治当清上热而温下寒，用附子泻心汤正与之相宜，服之则热得三黄而清，寒得附子而温，阴阳调和，水火既济，其寒热错综复杂之证自愈。

——五苓散证

水痞的证治

曹颖甫《伤寒发微》曰："本以误下成痞而用泻心汤，设为标热结于心下，太阳寒水初不与俱陷，则但用大黄黄连泻心汤，一下而痞解矣。或同为标热成痞而微见恶寒汗出之真阳外脱，则加附子一

枚，兼收外脱之阳，而痞亦解矣。设其人小便不利，则为太阳本气郁陷，标热上结，本寒下阻，不去其水则阴液不升，阴液不升则阳热之结于心下者不降，然则仲师方以五苓散。"

【引语】 本以下之，故心下痞，与泻心汤，痞不解，其人渴而口燥烦，小便不利者，五苓散主之。（156）

【语译】 表证误下之后，伤及脾胃，脾胃之气升降不利，气机痞塞不通，而心下痞塞，所以说"本以下之，故心下痞"。误下而成痞证，用泻心汤治疗，照理应当有效，但服药后"痞不解，其人渴而口燥烦，小便不利"，不仅心下痞未能解除，而且病人出现口渴、口中干燥、小便不利。说明此心下痞既非热痞，也非寒热错杂之痞。心下痞因水而成，故可称为"水痞"。因气化不利，膀胱蓄水所致，故用五苓散化气利水，使气化行水，而痞证自愈。

（四十五）胃虚不化水气致痞证治

刘渡舟曰："脾胃之气不和，以致升降失序，中挟水饮故而成痞。气聚不达则心下骤起，然按之无物，但气痞耳，故按之则消，为疏生姜泻心汤。"

【引语】 伤寒汗出，解之后，胃中不和，心下痞硬，干噫食臭，胁下有水气，腹中雷鸣，下利者，生姜泻心汤主之。（157）

【语译】 外邪解除以后，脾胃之气尚未恢复，或脾胃素虚，邪气乘机内陷，寒热错杂互阻于中焦，使脾胃不和，气机升降不利而痞塞，所以"心下痞硬"；脾胃虚弱，消化不良，所以"干噫食臭"；脾胃气虚，不能运化水谷，水气不化，水气流于胁下，则胁下有水气，水气流走于肠间，则腹中雷鸣而下利。因这是脾胃气虚不化水气致痞，故用生姜泻心汤和胃降逆、散水消痞。

——生姜泻心汤方

生姜四两（切）　甘草三两（炙）　人参三两　干姜一两
黄芩三两　半夏半升（洗）　黄连一两　大枣十二枚（掰）

上八味，以水一斗，煮取六升，去滓，再煎取三升，温服
一升，日三服。

【辨证】　脾胃气虚，升降不利，运化失司而致水气痞。

【主治】　伤寒汗后，胃阳虚弱，水饮内停，心下痞硬，肠
鸣下利；妊娠恶阻，噤口痢。现用于胃下垂、胃扩张、慢性胃
炎等属胃阳虚弱、水饮内停者。

【功效】　和胃降逆，散水消痞。

【方解】　本方由半夏泻心汤减少干姜用量，再加入生姜
所组成。其组方原则与半夏泻心汤大同小异，仍属辛开苦降甘
调之法。因本证胃虚食滞，兼水饮内停，故加生姜，并作为主
药，以健胃降逆而消痞满；生姜与半夏相配，则降逆化饮和胃
之力更强，姜夏与芩连为伍，辛开苦降，以开泄寒热痞塞之结
滞。佐人参、大枣、甘草健脾益胃，以复中焦升降之职。

【方歌】　汗余痞证四生姜，芩草人参三两行，

　　　　　一两干姜枣十二，一连半夏半升量。

【名医方论】

《医宗金鉴》曰："平素胃虚，兼胁下有水气，即不误下，
余热乘虚入里，结成痞硬，不痛胃虚，不能消化水谷则干噫食
臭也，胃中寒热不和则腹中雷鸣下利也，名生姜泻心汤者，其
义重在散水气之痞也，生姜半夏散胁下之水气，人参大枣补中
州之土虚，干姜甘草以温里寒，黄芩黄连以泻痞热，备乎虚水
寒热之治，胃中不和下利之痞，未有不愈者也。"

【医案选录】

刘渡舟医案：潘某某，女，49岁，主诉心下痞塞，噫气频作，

呕吐酸苦，小便少而大便稀溏，每日三四次，肠鸣辘辘，饮食少思。望其人体质肥胖，面部水肿，色青黄而不泽。视其心下隆起一包，按之不痛，抬手即起。舌苔带水，脉滑无力。辨为脾胃之气不和，以致升降失序，中挟水饮，而成水气之痞。气聚不散则心下隆起，然按之柔软无物，但气痞耳。遵仲景之法为疏生姜泻心汤加茯苓。生姜 12 克，干姜 3 克，黄连 6 克，黄芩 6 克，党参 9 克，半夏 10 克，炙甘草 6 克，大枣 12 枚，茯苓 20 克。连服 8 剂，则痞消，大便成形而愈。

按语：本方为半夏泻心汤减干姜加生姜而成，重用生姜之理，借助其辛散之力，健胃消水散饮。临床上，凡见有心下痞塞、噫气、肠鸣便溏、胁下疼痛，或见面部、下肢水肿，小便不利者，用本方治疗，效果甚佳。如水气明显，水肿、小便不利为甚，宜加茯苓利水为要。

（四十六）太阳病误下脾胃气虚，痞利俱甚的证治

《医宗金鉴》曰："心下痞而满，干呕，心烦不得安，是邪陷胸虚而上逆也。似此痞利，表里兼病，法当用桂枝加人参汤两解之。医惟以心下痞，谓病不尽，复下之，其痞益甚，可见此痞非热结，亦非寒结，乃乘误下中虚，而邪气上逆阳陷阴凝之痞也，故以甘草泻心汤以缓其急，而和其中也。"

【引语】 伤寒中风，医反下之，其人下利日数十行，谷不化，腹中雷鸣，心下痞硬而满，干呕，心烦不得安。医见心下痞，谓病不尽，复下之，其痞益甚。此非结热，但以胃中虚，客气上逆，故使硬也。甘草泻心汤主之。（158）

【语译】 太阳病，或伤寒或中风，都应发汗解表，而医者反而下之，这是误治。虚其脾胃，表邪乘机内陷，寒热错杂互阻于中焦，使脾胃不和，升降失常而气机痞塞，所以"心下

痞硬而满，干呕"；脾胃气虚，不能腐熟运化水谷而下注，故其人下利不止，完谷不化；脾胃气虚，水气不化，水气流走于肠间，则腹中雷鸣；热扰于心，则心烦不安。医者见心下痞硬而满，认为是里有实邪，下得不尽，又用下法，以致虚者更虚，中焦升降斡旋之力更弱，因而患者心下痞硬不仅未除，反而更加严重。"此非结热，但以胃中虚，客气上逆，故使硬也。"这是仲景自注句，说心下痞硬，这不是实热内结，而是脾胃气虚、邪气内陷、气机痞塞、消化不良致浊气上逆所致。故以甘草泻心汤和胃补中，消痞止利。

——**甘草泻心汤方**

甘草四两（炙）　黄芩三两　半夏半升（洗）　大枣十二枚（掰）　黄连一两　干姜三两

上六味，以水一斗，煮取六升，去滓，再煎取三升，温服一升，日三服。

【**辨证**】　太阳病，误下，虚其脾胃，表邪乘机内陷而成痞下利，复下之使脾胃之气更虚，而痞利俱甚。

【**主治**】　狐惑病，身微热，常默默，神疲乏力，目不得闭，不欲饮食，干呕心烦，卧起不安，咽喉、口唇、眼睑溃破，声音嘶哑，或前后二阴溃破，苔黄滑腻，脉虚数；胃肠不和，心下痞满而硬，按之濡软，腹中雷鸣，下利频作，完谷不化，干呕心烦，苔白或黄滑腻，脉濡或弦细无力。

【**功效**】　和胃补中，消痞止利；清热利湿，杀虫解毒。

【**方解**】　本方治复下之胃更虚、痞利俱甚之证，则应加人参。痞气因发阴而生，是半夏、生姜、甘草泻心三方，皆本于理中也，其方必各有人参，今甘草泻心中无者，脱落之也。总之，本方因治痞利俱甚之证，故用炙甘草和中为主，人参为必用之药。方义可与半夏、生姜泻心二方，互相参看。

【方歌】 下余痞作腹雷鸣，甘四姜芩三两平，

　　　　一两黄连半升夏，枣枚十二效同神。

【名医方论】

《医宗金鉴》曰："方以甘草命名者，取和缓之意也。用甘草、大枣之甘，补中之虚，缓中之急；半夏之辛，降逆止呕，芩连之寒，泻阳陷之痞热；干姜之热，散阴凝之痞寒。缓中降逆，泻痞除烦，寒热并用也。"

【医案选录】

岳美中医案：宋某某，男，59岁，初诊主诉便燥数月，每于饥饿时胃脘胀痛，吐酸，得按则痛减，得矢气则快然，惟矢气不多，亦不口渴。诊见面部虚浮，脉象濡缓。投甘草泻心汤加茯苓。3剂后大便稍畅，矢气转多。改投防己黄芪汤加附子4.5克。1剂后大便甚畅，胃脘痛胀均减，面浮亦消，惟偶觉烧心。原方加茯苓服用2剂。3个月后随访，诸症皆消。

按语：本方加茯苓，缓中补虚，升清降浊，服后矢气转多，大便转畅，已收降浊之效，遂以防己黄芪汤补虚，更加附子通阳，祛邪兼扶正，中宫既建，传化为常，则诸证皆瘳。设为因燥而疏通，因胀而宽中，因痛而行气，必犯虚虚实实之戒，临证者慎之。

（四十七）下焦不约下利滑脱证治

成无己《注解伤寒论》曰："伤寒服汤药下后，利不止，而心下痞硬者，气虚而客气上逆也，与泻心汤攻之则痞已，医复以他药下之，又虚其里，致利不止也。理中丸，脾胃虚寒下利者，服之愈。此以下焦虚，故与之，其利益甚。"

【引语】 伤寒，服汤药，下利不止，心下痞硬。服泻心汤已，复以他药下之，利不止。医以理中与之，利益甚。理中者，理

中焦，此利在下焦，赤石脂禹余粮汤主之。复不止者，当利其小便。（159）

【语译】 伤寒，服攻下之汤药，误下之后，下利不止，心下痞硬，说明伤了脾胃之气。脾虚清气不升，故下利不止；表邪乘机内陷，寒热错杂互阻于中焦，使脾胃不和，升降失常而气机痞塞，故心下痞硬。治宜泻心汤，如甘草泻心汤或半夏泻心汤或生姜泻心汤，原属对证，其所以不效，可能是药轻病重，仍可续服。而医者见服泻心汤后，竟无显著疗效，误认为是实邪所致，又用其他药攻下，以致里气更虚，下焦不约而下利不止更甚。故以赤石脂禹余粮汤涩滑固脱止利。假如下利仍然不止，又有小便不利者，这是水湿渗于大肠，清浊不分，治当利小便而实大便。

——赤石脂禹余粮汤方

赤石脂一斤（碎）　太一禹余粮一斤（碎）

上二味，以水六升，煮取二升，去滓，分温三服。

【辨证】 下焦不约下利滑脱。

【主治】 主久泻、久痢，肠滑不能收摄者。

【功效】 涩滑固脱止利。

【方解】 赤石脂甘酸性温，禹余粮甘涩性平，二药皆入胃与大肠而具有收涩固脱之效，善治久泻、久痢、滑脱不禁之证。

【方歌】 赤石余粮各一斤，下焦下利此汤欣，
　　　　　　理中不应宜斯法，炉底填来得所闻。

【名医方论】

柯琴曰："甘姜参术可以补中宫元气之虚，而不足以固下焦脂膏之脱，此利在下焦，故不得以理中之剂收功矣，然大肠之不固，仍责在胃，关门之不闭，仍责在脾，二石皆土之精气所结，实胃而涩肠，急以治下焦之标者，实以培中宫之本也，要

知此证土虚而火不虚，故不宜于姜附，若湿甚而虚不甚，复利不止者，故又当利小便也。"

【医案选录】

刘渡舟引丘寿松医案：陈某某，男，56 岁。患者于 10 年前因便秘努责，导致脱肛，劳累即坠，甚至脱出寸余，非送不入。继之并发痔疮，经常出血，多方治疗不愈。按脉虚细，舌淡，体形羸瘦，肤色苍白，精神委顿，腰膝无力，纳食呆滞，大便溏滑。证属气虚下陷，脾肾阳微。以赤石脂、禹余粮各 15 克，菟丝子、炒白术各 9 克，补骨脂 6 克，炙甘草、升麻、炮干姜各 4.5 克。服 3 剂后，直肠脱出能自缩入，粪便略调。继服 3 剂，肠脱未出肛口，大便正常，食欲增加。后随证略为损益，继服 6 剂，脱肛完全治愈。同时，如黑枣大的痔疮缩小为黄豆大。一年后复诊，见其肤色润泽，精神饱满，询知脱肛未复发。

按语：脱肛日久，伴见上述舌脉之象，显系气虚久陷，累及脾肾之阳，治宜温补固涩。但本方固涩之功虽强，而温补之力不足，故加菟丝子、炒白术、补骨脂、炮干姜等品以补脾肾阳气，药中病鹄，顽疾渐愈。

——旋覆代赭汤证

伤寒误治之后，脾胃虚弱，肝气犯胃，痰气交阻，升降失常，而心下痞硬

成无己《注解伤寒论》："大邪虽解，以曾发汗吐下，胃气弱而未和，虚气上逆，故心下痞硬，噫气不除，与旋覆代赭石汤降虚气而和胃。"

【引语】 伤寒发汗，若吐，若下，解后，心下痞硬，噫气不除者，旋覆代赭汤主之。（161）

【语译】 汗吐下，是驱逐病邪的三个主要方法，邪在表可用汗法来驱邪，邪在胸膈可用吐法来驱除，燥屎内结在大肠可

用下法驱除，不过使用这些方法，固然能达到驱逐病邪的目的，但在攻邪过程中，正气也不免受到损伤，尤其是连续使用汗吐下之法，正气损伤更甚。本条就是经过汗吐下，邪气解后，脾胃受损，脾胃虚弱，运化腐熟功能失常，则痰饮内生；胃虚则肝气来乘，肝气犯胃，胃气上逆，痰气交阻，升降失常，则心下痞硬，噫气不除。故用旋覆代赭汤和胃降逆，化痰下气。

——旋覆代赭汤方

旋覆花三两　人参二两　生姜五两　代赭一两　甘草三两（炙）　半夏半升（洗）　大枣十二枚（掰）

上七味，以水一斗，煮取六升，去滓，再煎取三升，温服一升，日三服。

【辨证】　脾胃虚弱，肝气犯胃，胃气上逆，痰气交阻，升降失常，而气机痞塞。

【主治】　胃气虚弱，痰浊内阻。心下痞硬，噫气不除，或反胃呕逆，吐涎沫，舌淡苔白滑，脉弦而虚。

【功效】　和胃降逆，化痰下气。

【方解】　旋覆花消痰下气散结，能升能降，疏肝利肺；代赭石重镇降逆；半夏、生姜辛温而散，涤痰散饮，开心下之痞；人参、甘草、大枣甘温以补脾胃之虚。诸药合用，除痰下气消痞除噫。

【方歌】　五两生姜夏半升，草旋三两噫堪凭，

人参二两赭石一，枣十二枚力始胜。

【名医方论】

成无己《注解伤寒论》："硬则气坚，咸味可以软之，旋覆之咸，以软痞硬。虚则气浮，重剂可以镇之，代赭石之重，以镇虚逆。辛者散也，生姜、半夏之辛，以散虚痞。甘者缓也，人参、甘草、大枣之甘，以补胃弱。"

【医案选录】

刘渡舟医案：魏生诊治一妇女，噫气频作而心下痞闷，脉来弦溃，按之无力。辨为脾虚肝逆，痰气上攻之证。为疏：旋覆花9克，党参9克，半夏9克，生姜3片，代赭石30克，炙甘草9克，大枣3枚。令服3剂，然效果不显，乃请余会诊。诊毕，视方辨证无误，乃将生姜剂量增至15克，代赭石则减至6克，嘱再服3剂，而病竟大减。魏生不解其故。余曰：仲景此方的剂量原来如此。因饮与气搏于心下，非重用生姜不能开散。代赭石能镇肝逆，使气下降，但用至30克则直驱下焦，反掣生姜、半夏之肘，而于中焦之痞则无功，故减其剂量则获效。

按语：经方组成相同，剂量不同，功用不同。如小承气汤、厚朴三物汤、厚朴大黄汤均由大黄、厚朴、枳实组成。小承气汤大黄用量倍于厚朴，其功效泻热通便；厚朴三物汤，厚朴倍于大黄，其功效行气除满；厚朴大黄汤以大黄多，遂名厚朴大黄汤开胸泄饮。

（四十八）太阳病误下后脾气虚寒而表证不解证治

成无己《注解伤寒论》曰："外证未除而数下之，为重虚其里，邪热乘虚而入，里虚协热，遂利不止而心下痞。若表解而下利，心下痞者，可与泻心汤；若不下利，表不解而心下痞者，可先解表而后攻痞。以表里不解，故与桂枝人参汤和里解表。表未解者，辛以散之；里不足者，甘以缓之。此以里气大虚，表里不解，故加桂枝、甘草于理中汤也。"

【引语】 太阳病，外证未除，而数下之，遂协热而利，利下不止，心下痞硬，表里不解者，桂枝人参汤主之。（163）

【语译】 太阳病，表不解，理应发汗解表。而屡用攻下，表证未去，反伤脾阳，以致脾气虚寒而下利，表邪不去则发热，即"遂协热而利"。因经屡下，脾阳重虚，运化失职，升降失司，清气下陷，气机痞塞，故利下不止，心下痞硬；表里俱病，故以桂枝人参汤温中解表、表里两解。

——桂枝人参汤方

桂枝四两（别切）　甘草四两（炙）　白术三两　人参三两干姜三两

上五味，以水九升，先煮四味，取五升；内桂，更煮取三升，去滓，温服一升，日再、夜一服。

【辨证】　太阳病误下，脾气虚寒而表证不解。

【主治】　治疗太阳病，外证未除，而数下之，以致中焦虚寒，下利不止，心下痞硬，表里不解者。

【功效】　解表温中。

【方解】　本方证因表邪未解，故用桂枝以解表，又因中焦虚寒，故以理中汤温中祛寒。表里两解，以里为主，自然利止痞消，表证亦解。

【方歌】　人参汤即理中汤，加桂后煎痞利尝，

　　　　　桂草方中皆四两，同行三两术参姜。

【名医方论】

柯琴曰："同一协热利同是表里不解，而寒热虚实攻补不同，前方理中加桂枝，而冠桂枝于人参之上，后方泻心加葛根，而冠葛根于芩连之首，不名理中泻心者，总为表未解故耳，补中亦能解表，凉中亦能散寒，补中亦能散痞，凉中亦能止利，仲景制两解方，神化如此。"

【医案选录】

刘渡舟医案：谭某某，男，36岁，就诊，素患胃痛，反复发作，经胃肠钡餐检查，诊为十二指肠球部溃疡。近月来胃脘隐隐作痛，经常发作，以饭后两三小时及夜间尤甚。右上腹部

有明显压痛及痞闷感，口淡无味，时泛清水，胃纳欠佳，神疲乏力，大便正常，小便较多，脉迟弱，舌质淡白，苔薄白。此为胃虚气寒，治拟温中散寒。方用桂枝人参汤：党参15克，白术15克，干姜9克，炙甘草9克，桂枝12克（后下）。3剂，每日1剂。但停药后胃痛又复发，痞闷喜按，小便较多，脉迟细，舌淡，苔薄白。减桂枝3克，服药3剂后痛止，继服至胃痛消失，不再复发。

按语：胃痛隐隐，饥饿尤甚，神疲纳呆，口吐清水，舌淡苔白，脉迟而弱，胃中虚寒之象明矣，本理中汤可也。然苦于胃痛反复发作，恐有寒气盘踞，故用桂枝人参汤。以理中汤温阳，以桂枝通阳。阳气通达，犹如阳光普照，寒气即久，亦无安身之所，则胃痛之痼疾易愈。

（四十九）三焦里气不和之证的鉴别与治疗

柯琴《伤寒来苏集》曰："下利呕逆，固为里证，而本于中风，不可不细审其表也。若其人汗出，似乎表证，然发作有时，则病不在表矣。与伤寒不大便六七日而头痛，与承气汤同。干呕汗出为在表，然而汗出而有时，更不恶寒、干呕而短气为里证也明矣。此可以见表之风邪已解，而里之水气不和也。"

【引语】 太阳中风，下利呕逆，表解者，乃可攻之。其人漐漐出，发作有时，头痛，心下痞硬满，引胁下痛，干呕短气，汗出不恶寒者，此表解里未和也。十枣汤主之。（152）

【语译】 太阳中风证，并见下利呕逆等水饮内停，为表里同病，当先解表，表解之后，方可攻逐水饮，切不可先后失序，致生变证，故"表解"是"攻之"的前提。水饮内停胸胁，故心下痞硬满，引胁下痛；水饮在胸，肺气不利，致呼吸不畅，故短气；饮溢于胃，胃气上逆，则见呕逆；饮邪趋于肠则见下利；饮邪上逆则头痛；水饮泛滥之时，导致三焦不利，营卫不和，则漐漐汗出，发作有时；邪不在表，故汗出不恶寒。本证是水饮之邪走上窜下，充斥内外，泛滥为患的里气不和之证，所以治当以十枣汤攻逐水饮，水饮去则诸症自除。

——十枣汤方

芫花（熬）　甘遂　大戟

上三味，等分，各别捣为散；以水一升半，先煮大枣肥者十枚，取八合去滓，内药末。强人服一钱匕，羸人服半钱。温服之，平旦服。若下后病不除者，明日更服加半钱，得快下利后，糜粥自养。

【辨证】 水饮内停，水饮之邪走上窜下，充斥内外，泛滥为患的里气不和。

【主治】 悬饮，咳唾胸胁引痛，心下痞硬，干呕短气，头痛目眩，胸背掣痛不得息，舌苔白滑，脉沉弦；水肿，一身悉肿，尤以身半以下肿甚，腹胀喘满，二便不利。本方临床常用于治疗渗出性脑膜炎、结核性胸膜炎、肝硬化、慢性肾炎所致的胸水、腹水或全身水肿，以及晚期血吸虫病所致的腹水等属水饮内停里实证者。

【功效】 攻逐水饮。

【方解】 方中甘遂善行经隧水湿，大戟善泄脏腑水湿，芫花善消胸胁伏饮，三药合用，逐水之力甚强。然三药皆有毒性，故又用大枣益气护胃，缓和诸药之毒，减少药后反应。

【方歌】 大戟芫花甘遂平，妙将十枣煮汤行，

　　　　　中风表证全除尽，里气未和此法程。

【名医方论】

柯琴曰："凡水气为患，或喘或咳或悸或噎或吐或利，病在一处而止，此则水邪留结于中，心腹胁下痞满硬痛，三焦升

降之气阻隔难通，此时表邪已罢，非汗散之法所宜，里饮实盛，又非淡渗之品所能胜，非选逐水至峻之品以折之，则中气不支，束手待毙矣，甘遂芫花大戟三味，皆辛苦气寒而禀性最毒，并举而用之，气味相济相须，故可夹攻水邪之巢穴，决其渎而大下之，一举而患可平也。"

【医案选录】

袁茹坚医案：彭某某，男，29岁，患者1周来咳嗽、气急，咳时牵引右侧胸胁疼，不能平卧，口干不思饮水，舌苔薄白，脉象弦滑。证属悬饮。治宜泻水逐饮。处方：大戟、芫花、甘遂各4克，共研细末，晨服4克，枣汤送下。此法共用4次，患者咳嗽、气急明显转轻，再服香附旋覆花汤加减，续进10余剂，诸症悉平。[5]

按语：十枣汤仲景制方之意，在于峻下水饮痰浊，原用于悬饮等病证。它的适应范围颇广，后世医家运用本方治疗痰浊所致的一系列病证，如癥瘕积聚、大腹水肿等。只要辨证准确，掌握剂量，遵守服法，确有卓效。服时一定要晨起空腹顿服。在服十枣汤时，要严禁同用甘草。

——瓜蒂散证

痰饮或宿食壅塞于胸的证治

成无己曰："病如桂枝证，为发热、汗出、恶风，言邪在表也。头痛、项强，为桂枝汤证具。若头不痛，项不强，则邪不在表而传里也。浮为在表，沉为在里。今寸脉微浮，则邪不在表，亦不在里，而在胸中也。《千金》曰：气浮上部，填塞心胸，胸中满者，吐之则愈。与瓜蒂散，以吐胸中之邪。"

【引语】 病如桂枝证，头不痛，项不强，寸脉微浮，胸中痞硬，气上冲喉咽不得息者，此为胸有寒也，当吐之，宜瓜蒂散。（166）

【语译】 所谓病如桂枝证，是指病人发热、恶风、自汗等证，与桂枝证相似。仅寸脉微浮，而非寸关迟三部俱浮，则知邪在上焦，而不在表。胸为阳气汇聚之处，与表相应，痰饮或宿食壅塞于胸，胸阳不利，导致营卫之气不利，所以出现发热、恶风、自汗等桂枝类似之证；邪在胸而有上越之机，所以寸脉微浮；痰饮或宿食壅塞于胸中，故胸中痞硬；痰气上逆，故气上冲咽喉，而不得息。由于胸中有邪，气上冲喉咽，寸脉微浮，邪已有上越之机转，治当因势利导"病在上者，因而越之"，故以瓜蒂散吐之。

——瓜蒂散方

瓜蒂一分（熬黄）　赤小豆一分

上二味，各别捣筛，为散已，合治之，取一钱匕；以香豉一合，用热汤七合，煮作稀糜，去滓；取汁合散，温，顿服之。不吐者，少少加；得快吐，乃止。诸亡血、虚家，不可与瓜蒂散。

【辨证】 痰饮或宿食壅塞于胸，有上越之机。

【主治】 痰涎宿食填塞上脘，胸中痞硬，烦懊不安，气上冲咽喉不得息，舌苔厚腻，寸脉微浮者。

【功效】 涌吐痰食。

【方解】 方中瓜蒂味极苦，赤小豆味微酸，二药相配，而有酸苦涌泻之用；豆豉轻宣辛散，载药上浮，助瓜蒂以催吐，令上焦痰食从上越出。共为涌吐之峻剂，适于胸膈痰实阻遏之实证。服本方后，吐出茶叶样绿水或黄水，或稠涎黏痰则病愈。本方力猛，吐后易伤胃气，体虚及亡血之人应慎用。如药后吐不止者，可用葱白煎汤以解之。

【方歌】 病在胸中气分乖，咽喉息碍痞难排，

　　　　　　平行瓜蒂还调豉，寸脉微浮涌吐佳。

【名医方论】

《医宗金鉴》曰:"胸中者清阳之府,诸邪入胸,皆阻阳气不得宣达以致胸满痞硬,热气上冲,燥渴心烦,嗢嗢欲吐,脉数促者,热郁结也,胸满痞硬,气上冲咽喉不得息,手足寒冷,欲吐不能吐,脉迟紧者,寒郁结也,凡胸中寒热与气与饮郁结为病,谅非汗下之法所能治,必得酸苦涌泻之品,因而越之,上焦得通,阳气得复,痞硬可消,胸中可和也。"

【医案选录】

王长江医案:陈某某,女,19岁,学生。就诊,其父代曰:平素健康,3个月前因和同学发生口角,从此,夜间失眠,头痛多梦,郁郁寡欢、沉默少言。曾服镇静药无效。近日来病情逐渐加重,饮食减少,啼哭不休,甚则狂笑失约,语无伦次等。处方:瓜蒂散3克,空心服。服药1.5小时后,呕吐加剧,吐出顽痰约一大碗,同时腹泻多次排出黏液若干。自诉胸中爽快,纳谷较香,能正确回答问题,脉以平缓。据此,应以解郁散结、涤痰清热着眼,选温胆汤加黄连郁金同用,共服6帖,速告痊愈。[6]

按语:此案以瓜蒂散空服,即吐出顽痰约一大碗,可见瓜蒂散催吐作用非常显著,实为吐剂中第一品。

(五十)风湿病的主要脉证及治法

成无己《注解伤寒论》曰:"伤寒与中风家,至七八日再经之时,则邪气多在里,身必不苦疼痛,今日数多,复身体疼烦,不能自转侧者,风湿相搏也。烦者风也;身疼不能自转侧者湿也。《脉经》曰:脉来涩者,为病寒湿也。不呕不渴,里无邪也;脉得浮虚而涩,身有疼烦,知风湿但在经也,与桂枝附子汤,以散表中风湿。"

【引语】 伤寒八九日,风湿相搏,身体疼烦,不能自转

侧，不呕不渴，脉浮虚而涩者，桂枝附子汤主之，若其人大便硬，小便自利者，去桂加白术汤主之。（174）

【语译】 "伤寒八九日"，实指外感风湿八九日，因风湿病不会传变，虽八九日仍在肌表，风湿相搏，痹着于肌表、经脉不利，故身体疼烦，不能自转侧；表病而里不病，所以不呕不渴；风邪在表，故脉浮虚，湿邪郁阻于经络，故脉涩。脉证合参，则可以看出本证病机，是风湿留着肌表、经气不利所致。故以桂枝附子汤祛风除湿，温经散寒。风湿偏重于肌肉，而脾外合肌肉，脾为湿困，脾失健运，津液不能还入胃中，所以"大便硬，小便自利"。故以前方去桂枝加白术汤健脾气、行津液，与附子并走皮内，逐水气。

——桂枝附子汤方

桂枝四两（去皮） 附子三枚（炮，去皮，破） 生姜三两（切） 大枣十二枚（擘） 甘草二两（炙）

上五味，以水六升，煮取二升，去滓，分温三服。

【辨证】 风湿相搏，痹着于肌表，经脉不利。

【主治】 治伤寒八九日，风湿相搏，身体疼烦，不能自转侧，不呕不渴，脉浮虚而涩者。现用于风湿性关节炎、坐骨神经痛等属于风寒湿邪而成者。

【功效】 祛风除湿，温经散寒。

【方解】 方中桂枝散风寒、通经络，附子祛风除湿、温经散寒，二药相配，散风寒湿邪而止痹痛；生姜、大枣调和营卫，甘草补脾和中。五味合用，共奏祛风除湿、温经散寒之功。

【方歌】 三姜二草附枚三，四桂同投是指南，

　　　　大枣方中十二枚，痛难转侧此方探。

【名医方论】

程知曰："湿与风相入搏流关节，身疼极重，而无头痛呕渴

等证，脉浮虚者风也，涩者寒湿也，风在表者，散以桂甘之辛甘，湿在经者，遂以附子之辛热，姜枣辛甘，行荣卫通津液以和表，盖阳虚则湿不行，温经助阳散湿，多藉附子之大力也。"

【医案选录】

何庆勇医案：患者商某，女，82岁，农民，初诊主诉：反复腰痛10余年，近3月来腰痛加重，伴胸闷、憋气，刻下诊见：腰膝酸痛，以肌肉疼痛为主，遇风寒加重，阴雨天加重，不能转侧、站立、行走，卧则缓解，前后背发紧，头颈部汗多，白天尤甚。诊断：痹证。治疗：祛风散寒除湿，温通经络。方药：桂枝附子汤。桂枝20克，肉桂10克，炮附子25克（先煎40分钟），生姜25克，大枣20克（掰），炙甘草20克。水煎服，日1剂，分2次早晚服用。患者服1剂后，腰痛好转约一半，4剂而腰痛止，随访1月，腰痛未再复发。[7]

按语：患者老年女性，既往勤于劳作，不避风雨，乃致风寒湿夹感，痹阻经络，而见腰膝酸痛，以肌肉疼痛为主，遇风寒、阴雨天加重，甚则不能转侧、站立、行走、弯腰等，四诊合参，诊为痹证。符合桂枝附子汤的方证，故选用该方以祛风散寒、祛湿除痹，辨证精当，方证相符，效如桴鼓。

——去桂加白术汤方

附子三枚（炮，去皮，破）　白术四两　生姜三两（切）甘草二两（炙）　大枣十二枚（掰）

上五味，以水六升，煮取两升，去滓，分温三服。初一服，其人身如痹，半日许复服之，三服都尽，其人如冒状，勿怪。此以附子、术并走皮内，逐水气未得除，故使之耳，法当加桂四两。此本一方二法：以大便硬、小便自利，去桂也；以大便不硬、小便不利，当加桂。附子三枚，恐多也。虚弱家及产妇，宜减服之。

【辨证】 风湿相搏，痹着于肌表，经脉不利，脾为湿困，运化失司，不能为胃行其津液。

【主治】 伤寒八九日，风湿相搏，身体疼烦，不能自转侧，不呕不渴，大便硬，小便自利者。

【功效】 助里阳以逐表湿。

【方解】 《古方选注》曰："湿胜于风者，用术附汤。以湿之中人也，太阴受之，白术健脾去湿，熟附温经去湿，佐以姜、枣和表里，不必治风，但使湿去，则风无所恋而自解矣。"

【方歌】 大便若硬小便通，脉涩虚浮湿胜风，
　　　　即用前方去桂枝，术加四两有神功。

【名医方论】

《伤寒来苏集》曰："病本在脾，法当君以白术，代桂枝以治脾，培土以胜湿，土旺则风自平矣，桂枝理上焦，大便硬、小便利，是中焦不治，故去桂。"

【医案选录】

刘渡舟医案：韩某某，男，37岁。自诉患关节炎有数年之久，右手腕关节囊肿起如蚕豆大，周身酸楚疼痛，尤以两膝关节为甚，已不能蹲立，走路很困难，每届天气变化，则身痛转剧。视其舌淡嫩而胖，苔白滑，脉弦而迟，问其大便则称干燥难解。辨为寒湿着外而脾虚不运之证。为疏：附子15克，白术15克，生姜10克，炙甘草6克，大枣12枚。服药后，周身如虫行皮中状，两腿膝关节出黏凉之汗甚多，而大便由难变易。转方用：干姜10克，白术15克，茯苓12克，炙甘草6克。服至3剂而下肢不痛，行路便利。又用上方3剂而身痛亦止。后以丸药调理，逐渐平安。

按语：风去湿存，内困脾气，脾不健运，津液不能还于胃中而大便反硬，用去桂加白术汤以健脾气、行津液、逐水气。

仲景用药精妙之处，于本案中可窥一斑。服药后周身如虫行皮中状而痒，即大论所谓"其人身如痹"，此正气得药力资助，与邪奋争，湿气欲出之象。邪退正复，其病向愈。

（五十一）风湿流注关节的证治

　　成无己曰："风则伤卫，湿流关节，风湿相搏，两邪乱经，故骨节疼烦，掣痛不得屈伸，近之则痛剧也，风胜则卫气不固，汗出短气，恶风不欲去衣，为风在表也。湿胜则水气不行，小便不利，或身微肿，为湿气内搏也。故用附子为君，除湿祛风，温经散寒；桂枝为臣，祛风固卫；白术去湿为使；甘草为佐，而辅诸药。疏风去寒湿之方也。"

【引语】风湿相搏，骨节疼烦，掣痛不得屈伸，近之则痛剧，汗出短气，小便不利，恶风不欲去衣，或身微肿者，甘草附子汤主之。（175）

【语译】风湿由肌表侵入关节，故骨节疼烦，牵掣不能伸缩屈伸，甚至近之则更痛甚；不呕不渴，是表病而里不病，去桂加术汤证，亦仅是大便硬而已。本条既有汗出恶风不欲去衣的卫气不固现象，又有短气、小便不利湿邪内阻现象。风为阳邪，风邪袭表，则卫外不固，所以汗出恶风；湿邪内阻，气不宣化，所以上则呼吸短促，下则小便不利，或身微肿。故以甘草附子汤温经散寒，祛风除湿。

　　——甘草附子汤方

　　甘草二两（炙）　附子二枚（炮，去皮，破）　白术二两桂枝四两（去皮）

　　上四味，以水六升，煮取三升，去滓，温服一升，日三服。初服得微汗则解。能食汗止复烦者，将服五合，恐一升多者，宜服六七合为始。

【辨证】 风淫于表，湿流关节，湿邪内阻，气不宣化。

【主治】 风湿相搏，骨节疼烦，掣痛不得屈伸，近之则痛剧，汗出短气，小便不利，恶风不欲去衣，或身微肿者；风虚头重眩，苦极不知食味。

【功效】 温经散寒，祛风除湿。

【方解】《古方选注》："甘草附子汤，两表两里之偶方，风淫于表，湿流关节，阳衰阴盛，治宜两顾。白术、附子顾里胜湿，桂枝、甘草顾表化风，独以甘草冠其名者，病深关节，义在缓而行之，徐徐解救也。"

【方歌】 术附甘今二两平，桂枝四两亦须明，

　　　　　方中主药推甘草，风湿同驱要缓行。

【名医方论】

周扬俊《金匮玉函经二注》曰："风湿半入里，入里者妙在缓攻，仲景正恐附子多则性猛且急，骨节之窍未必骤开，风湿之邪岂能托出？徒使汗大出而邪不尽尔。君甘草者，欲其缓也，和中之力短，恋药之用长也。仲景用附子二枚，初服五合，恐一升为多，宜服六七合，全是不欲尽剂之意。"

【医案选录】

陈有明医案：王某，女，23岁，未婚，农民。患病初期，形寒发热，时起时伏，已有 50 余天，初诊，患者面容消瘦苍白，畏寒，全身絷絷汗出，皮肤不甚灼热，有少数散在小红疹，压之褪色。关节疼痛处畏寒，需要温覆。颈部淋巴结如蚕豆大小 4~5 枚，能活动，有轻度压痛。舌淡，苔白腻。脉细数。诊断为风寒湿痹。法当助阳祛风化湿。予加减甘草附子汤：甘草（炙）9 克，附子 2 枚（炮，去皮，破），白术 12 克，桂枝 12 克，生黄芪 12 克，赤白芍各 9 克。2 剂，水煎服。二诊：患者服药后全身汗出较多，关节疼痛好转，红疹依然。效不更方，原方

再服 2 剂。3 天后再诊：患者体温降至正常，关节疼痛明显好转，已能行走，但红疹仍未消失，淋巴结依然肿大，脉仍细数，舌色转红，苔薄黄腻。治当祛风除湿，清热凉血，解毒散结。处方：生黄芪 12 克，桂枝 9 克，生苡米 30 克，赤白芍各 9 克，象贝母 10 克，夏枯草 12 克，连翘 12 克，生地黄 18 克，玄参 9 克，炙甘草 9 克。此方加减共服半月。患病红疹消失，淋巴结肿大消退，病情基本控制。[8]

按语：患者素体阳虚，而劳动之时，汗出当风，风寒湿邪乘虚内侵，痹阻经络。故患者形寒发热，关节酸痛；风寒湿痹，日久化热，热邪窜入血分，故引发红疹；痰火郁结经络，故淋巴结肿大。以"间者并行"之法，予祛风除湿、清热凉血，解毒散结之法治疗。因辨证施治得当，患者病情基本得以控制而出院。

二、阳明病证治

（一）阳明病误用火疗导致发黄的机理

程郊倩曰："被火则土遭火逼，气蒸而炎上益甚，汗仅见于额上，津液被束，无复外布与下渗矣，湿热交蒸，必发黄。"

【引语】 阳明病，被火，额上微汗出而小便不利者，必发黄。（200）

【语译】 阳明病是里热实证，治疗不外清下两法，经证当用白虎汤清热，腑证当用承气汤攻下。若加以火疗，使邪热更炽，已犯实实之戒。阳明病，被火，火助阳明燥热，如果燥热向外蒸腾而漐漐汗出，则燥热成实；而现在仅额上微汗出而小便不利，是阳明内热因火而内郁，不能外越而上蒸，故仅额上微汗出；又因湿邪内结，水湿不能下行，而小便不利。热既不能随汗外越，湿又不能随小便下泄，热郁和湿结，湿热相蒸，所以周身发黄[1]。

（二）辨呕吐有中焦虚寒与上焦有热之别

《医宗金鉴》："胃中寒，不能纳谷，故欲呕也，以吴茱萸汤温中降逆，而止其呕可也。若得汤反剧者，此必非中焦阳明之里寒，乃上焦太阳之表热也。吴茱萸气味俱热，药病不合，故反剧也。法当从太阳、阳明合病，不下利但呕之例治之，宜葛根加半夏汤。"

【引语】 食谷欲呕，属阳明也，吴茱萸汤主之。得汤反剧

者，属上焦也。（243）

【语译】 食谷欲呕，病位有中焦、上焦之分，证有寒热之别。食谷欲呕是胃家虚寒的特征，虚则不能纳谷，寒则胃气上逆，所以诊断为属阳明。既是阳明虚寒，则以吴茱萸汤温胃散寒，降逆止呕自然是方与证符，会收到预期效果。食谷欲呕固然大多属中焦，但是也有属上焦的，如果属上焦有热，胃失和降所致的，服吴茱萸汤辛温之剂，以热治热，必拒而不纳，反使病情加重，所以说得汤反剧者，属上焦。

——吴茱萸汤方

吴茱萸一升（洗）　人参三两　生姜六两（切）　大枣十二枚（掰）

上四味，以水七升，煮取二升，去滓，温服七合，日三服。

【辨证】 中焦虚寒，虚则不能纳谷，寒则浊阴上逆。

【主治】 虚寒呕吐。食谷欲呕，畏寒喜热，或胃脘痛，吞酸嘈杂；或厥阴头痛，干呕吐涎沫；或少阴吐利，手足逆冷，烦躁欲死。

【功效】 温降肝胃，泄浊通阳。

【方解】 方用吴茱萸辛苦温为君，以温降肝胃以止呕；人参甘温，益阳固本而补中为臣；佐大枣助胃益脾，生姜辛温散寒止呕。

【方歌】 吴茱萸汤人参枣，重用生姜温胃好，

　　　　　阳明寒呕少阴利，厥阴头痛皆能保。

【名医方论】

《金镜内台方议》："干呕，吐涎沫，头痛，厥阴之寒气上攻也。吐利，手足逆冷者，寒气内盛也；烦躁欲死者，阳气内争也。食谷欲呕者，胃寒不受也。此以三者之症，共用此

方者，以吴茱萸能下三阴之逆气为君，生姜能散气为臣，人参、大枣之甘缓，能和调诸气者也，故用之为佐使，以安其中也。"

【医案选录】

李克绍医案：某男，壮年。每日只能勉强进食一二两，不食亦不饥。适值余暑假回家，因求我诊视。患者不嗳气，不呕吐，形体不消瘦。自诉稍觉胸闷。按其脉象，稍觉弦迟，舌质正常，舌苔薄白黏腻。因考虑：弦主饮，迟主寒，舌苔黏腻，当是胃寒挟浊。因与吴茱萸汤加神曲试治。吴茱萸用15克。次日，患者来述，服后食欲大振。令其再服1剂，以巩固疗效。

按语：不食一证，起因最杂，寒热虚实，均可致此。本案不食，无证可辨，仅见舌苔黏腻，脉来弦迟，李老以此为凭，而断本案为寒饮痰浊作祟，足见其辨证过人之处。

（三）阳明病危候凭脉以决生死

《医宗金鉴》曰："循衣摸床，危恶之候也。一以阴气未竭为可治，如太阳中风，火劫变逆，捻衣摸床，小便利者生，不利者死是也。一以阳热之极为可攻，如阳明里热成实，循衣摸床，脉滑者生，涩者死是也。大抵此证，多生于汗、吐、下后，阳气大虚，精神失守。"

【引语】 伤寒若吐、若下后不解，不大便五六日，上至十余日，日晡所发潮热，不恶寒，独语如见鬼状；若剧者，发则不识人，循衣摸床，惕而不安，微喘直视，脉弦者生，涩者死。微者，但发热谵语者，大承气汤主之。若一服利，则止后服。（212）

【语译】 伤寒，或用吐或下法后，病不解，而津液被劫，表热乘虚入里，归入阳明，邪从燥化，热结成实，当用大承气汤攻下实热。若因循失治，病势增剧，而致热极津竭，出现神志昏糊、目不识人、循衣摸床、惊惕不安、微喘直视等危重证候。此时若脉弦，为津竭未至全竭，正气犹存尚能与邪抗争，故脉弦者生；若脉见短涩，则是正虚邪实，热极津枯，气血津液消耗殆尽，行将阴阳离决之象，预后不良，故脉涩者死。微者，是在病候比较轻微的时候，只有潮热谵语不大便，而没有微喘直视的时候，就应以大承气汤急下存阴。应用大承气汤的原则是，若一服得快利，则止后服。[4]

【医案选录】

黎庇留医案：黄某某，15岁。发热，口渴，咳嗽，大便三四日一行，十余日不愈，始延余诊。以大柴胡汤退热止咳，5月4日热退尽，可食饭，惟青菜而已。6日晚，因食过饱，夜半突然腹痛甚，诊时手足躁扰，惕而不安，双目紧闭，开而视之，但见白睛，黑睛全无。遂拟竹叶石膏汤去半夏加竹茹，或黄连阿胶汤，或芍药甘草汤加竹茹、丝瓜络，交替煎服，15日黑睛仅露一线，16、17日再露一半。18日晨，黑睛全露，并能盼顾自如，再调理数日而愈。[9]

按语：本案属阳明热极危候。由于实热内结、气机痹阻则腹痛甚；热极神迷则手足躁扰，惕而不安；邪热牵引目系则黑睛上吊。医者诊为阳明悍热，曾三投大承气汤，并且在燥屎欲下未下之时，灵活地将药渣半敷脐上，半熏谷道，因势利导而收全功。此案医者匠心独运，临危取胜，可为后学效法。

——茵陈蒿汤证

阳明病湿热郁蒸发黄的证治

《医宗金鉴》："阳明病发热汗出者，此为热越，小便若利，大便因硬，不能发黄也。但头汗出身无汗，是阳明之热不得外越，而上蒸也。小便不利，湿蓄膀胱也；渴饮水浆，热灼胃府也。此为湿热瘀蓄在里，外薄肌肤，故身必发黄也。茵陈蒿汤主之者，通利大、小二便，使湿热从下窍而出也。"

【引语】 阳明病，发热汗出者，此为热越，不能发黄也；但头汗出，身无汗，剂颈而还，小便不利，渴引水浆者，此为瘀热在里，身必发黄，茵陈蒿汤主之。（236）

【语译】 阳明病属里热实证，其主证有发热汗出，即此为热越，因热势能够随汗出而向外宣达，不郁滞于里，故不能发黄。若热与湿合，湿郁而热不能腾越而上蒸，所以头汗出，身无汗，剂颈而还。湿热内阻，水湿不能下行，所以小便不利。瘀热在里，故渴引水浆（水浆：广指饮料之类）。热既不能随汗外越，湿又不能随小便下泄，湿热胶结，湿热两邪郁蒸于内，影响肝胆疏泄功能，使胆汁外溢，所以身必发黄。治当以茵陈蒿汤清热利湿退黄。

（四）补充阳明病湿热郁蒸发黄证治

程知曰："此驱湿除热法也。伤寒七八日，可下之时；小便不利，腹微满，可下之证。兼以黄色鲜明，则为三阳入里之邪无疑，故以茵陈除湿，栀子清热，用大黄以助其驱除，此证之可下者，犹必以除湿为主，而不专取乎攻下有如此者。"

【引语】 伤寒七八日，身黄如橘子色，小便不利，腹微满者，茵陈蒿汤主之。（260）

【语译】 伤寒七八日，身黄如橘子色，色泽鲜明，为阳黄，属阳明病湿热郁蒸发黄，并当有身黄、目黄、小便黄等特征。湿与热合，郁滞于里，腑气壅塞不通，故腹微满。湿热郁滞，津液不得下行，故小便不利，当以茵陈蒿汤清热利湿退黄。

——茵陈蒿汤方

茵陈蒿六两　栀子十四枚（掰）　大黄二两（去皮）

上三味，以水一斗，先煮茵陈，减六升；内二味，煮取三升，去滓，分温三服。小便当利，尿如皂角汁状，色正赤，一宿病减，黄从小便去也。

【辨证】　湿热郁蒸于内，影响肝胆疏泄功能，使胆汁外溢而发黄。

【主治】　湿热黄疸。一身面目俱黄，黄色鲜明，发热，无汗或但头汗出，口渴欲饮，恶心呕吐，腹微满，小便短赤，大便不爽或秘结，舌红苔黄腻，脉沉数或滑数有力。

【功效】　清热利湿退黄。

【方解】　方中茵陈蒿、栀子、大黄皆为苦寒，寒能清热，苦能燥湿。其中茵陈蒿并有疏利肝胆作用，为清热除湿退黄之主药；栀子能除烦热，清泄三焦而通调水道；大黄除瘀热，推陈致新，使壅滞之湿热，尽从大小便而出。

【方歌】　二两大黄十四栀，茵陈六两早煎宜，
　　　　　　身黄尿短腹微满，解自前阴法最奇。

【名医方论】

柯琴曰："太阳、阳明俱有发黄症，但头汗而身无汗，则热不外越；小便不利，则热不下泄，故瘀热在里而渴饮水浆。证在太阳阳明之间，当以寒胜之，用栀子柏皮汤，乃清火法。在阳明之里，当泻之于内，故立本方，是逐秽法。茵陈能除热邪留结，佐栀子以通水源，大黄以除胃热，令瘀热从小便而泄，腹满自减，肠胃无伤，乃合引而竭之之义，亦阳明利水之奇法也。"

【医案选录】

刘渡舟医案：孙某某，男，55岁，3年前洗浴之后汗出为多，吃了2个橘子，突感胸腹之中灼热不堪，从此不能吃面食

及鸡鸭鱼肉等荤菜，甚则也不能饮热水。据脉证特点，辨为疸热之病。此乃脾胃湿热蕴郁，影响肝胆疏通代谢之能为病。疏方：佩兰 12 克，黄芩 10 克，黄连 10 克，黄柏 10 克，栀子 10 克。连服 7 剂，口渴饮冷已解，舌脉恢复正常，胃开能食，食后不作胸腹灼热和烦闷，疸病从此而愈。

按语：黄连解毒汤加佩兰，颇有巧妙之处，以黄连解毒汤清热泻火，火去则湿孤；以芳香醒脾化湿而除陈腐，《黄帝内经》即对湿热困脾的"脾疸病"而有"治之以兰，除陈气也"之说。

（五）内无可下之里证，外无可汗之表证之阳黄证治

汪苓友曰："武林陈氏曰，身热兼发黄者，乃黄证中之发热，而非麻黄、桂枝证之发热也，热既郁而为黄，虽表而非纯乎表证，但清其郁以退其黄，则发热自愈。"

【引语】 伤寒身黄，发热，栀子柏皮汤主之。（261）

【语译】 本条亦湿热郁蒸于里而不能宣发于外之发黄。但只言身黄发热，既无腹满可下之里，又无恶寒体疼之表证，故以栀子柏皮汤清泄湿热而退黄。根据湿热发黄之因及依方测证，除黄疸外，当有无汗、小便不利、心烦懊侬、口渴、苔黄等证。

——栀子柏皮汤方

肥栀子十五个（掰）　甘草一两（炙）　黄柏二两

上三味，以水四升，煮取一升半，去滓，分温再服。

【辨证】 湿热郁蒸于里而不能宣发于外。

【主治】 湿热郁蒸发黄证。

【功效】 清泄湿热以退黄。

【方解】 栀子苦寒，泻三焦之火，通利水道，治心烦懊侬，郁热结气；黄柏苦寒，善于清热燥湿而坚阴。炙甘草甘缓

和中，缓苦寒之性。三药相配，清热利湿，轻剂去实。

【方歌】　里郁业经向外驱，身黄发热四言规，

　　　　　　草须一两二黄柏，十五枚栀不去皮。

【名医方论】

《医宗金鉴》曰："伤寒身黄发热者，设有无汗之表，宜用麻黄连轺赤小豆汗之可也。若有成实之里，宜用茵陈蒿汤下之亦可也。今外无可汗之表证，内无可下之里证，故惟宜以栀子柏皮汤。"

【医案选录】

王琦医案：盛某某，男，28岁。初起发热恶寒，浑身骨节酸痛，汗出不畅，诊为感冒而投发散之剂，发热缠绵周余不退，继则出现胸脘痞满，不思饮食，食入加胀，身面渐黄，尿色如浓茶样，舌苔黄腻，脉滑数。中医辨证为湿热黄疸，属阳黄之证。方用栀子柏皮汤合茵陈五苓散加减：茵陈18克，栀子12克，黄柏9克，泽泻9克，猪苓、茯苓各12克，生麦芽15克，甘草4.5克。上方随证出入服10余剂后，黄疸消退，肝功能恢复正常。后以原法更小其制，并配入运脾和胃之品，调理月余，身体康复。

按语：本方功在清热利湿，适用于湿热内郁，热重于湿而里无结滞的阳黄证。然本方药少力逊，临床常合茵陈五苓散类，以增强其清利湿热之效。

——麻黄连轺赤小豆汤证

阳黄兼表证治

周扬俊曰："此亦两解表里法也，故用外汗之药，必兼渗湿之味。伤寒发黄者，必其人太阴素有湿热，更兼寒邪未散，两邪相合，因而蒸郁为黄也。"

【引语】　伤寒瘀热在里，身必黄，麻黄连轺赤小豆汤主

之。（262）

【语译】 本条是外有寒邪，内有湿热，郁蕴不解而发黄的证治。根据以方测证，当有发热恶寒、头痛无汗、身痒脉浮等一系列表证。伤寒，是说表邪郁遏不宣，伤寒表有邪，风寒之邪客于表，郁遏不解，因而使体内湿热郁积在里，外有表寒而内有湿热，故以麻黄连轺赤小豆汤，一则解表散邪，二则清热除湿以退黄。

——麻黄连轺赤小豆汤方

麻黄二两（去节） 连轺二两（连翘根） 杏仁四十个（去皮尖） 赤小豆一升 大枣十二枚（掰） 生梓白皮一升（切）生姜二两（切） 甘草二两（炙）

上八味，以潦水一斗，先煮麻黄，再沸，去上沫；内诸药，煮取三升，去滓，分温三服，半日服尽。

【辨证】 外有寒邪，内有湿热，郁蕴不解而发黄。

【主治】 湿热发黄而兼有表证。发热恶寒，无汗身痒，周身黄染如橘色，脉浮滑。

【功效】 解表散邪，清热除湿以退黄。

【方解】 方用麻黄、杏仁、生姜以辛温宣发，解肌散邪。连轺、梓皮、赤小豆苦寒清热除湿以退黄。炙甘草、大枣甘平和中。

【方歌】 黄病姜翘二两麻，一升赤豆梓皮夸，
　　　　枣须十二能通窍，四十杏仁二草嘉。

【名医方论】

《医宗金鉴》曰："湿热发黄无表里证，热盛者清之，小便不利者利之，里实者下之，表实者汗之，皆无非为病求去路也。用麻黄汤以开其表，使黄从外而散。去桂枝者，避其热也；佐姜、枣者，和其荣卫也；加连轺、梓皮以泻其热，赤小豆以利其湿，共成治表实发黄之效也。"

【医案选录】

刘渡舟医案：高某某，男，20岁。周身泛起皮疹，色红成片，奇痒难忍，用手搔之而画缕成痕而高出皮面。举凡疏风清热利湿之药尝之殆遍而不效。微恶风寒，小便短赤不利，舌苔白而略腻，切其脉浮弦。辨为风湿客表，阳气拂郁而有郁热成疸之机。疏方：麻黄9克，连翘9克，杏仁9克，桑白皮9克，赤小豆30克，生姜12克，炙甘草3克，大枣7枚。仅服2剂，微见汗出而瘥。

按语：本方为《伤寒论》之麻黄连轺赤小豆汤，仲景为"伤寒，瘀热在里，身必黄"而设。方中麻黄、杏仁、生姜发汗宣散表邪以"开鬼门"；连轺、赤小豆、生梓白皮（临床以桑白皮代替）清热利湿以"洁净腑"，并有解毒之功；炙甘草、大枣调和脾胃。共为解表散邪，清热除湿之剂。

（六）三阳合病以阳明经热为主的治法及禁例

《医宗金鉴》曰："三阳合病者，太阳、阳明、少阳合而为病也。必太阳之头痛、发热，阳明之恶热、不眠，少阳之耳聋、寒热等证皆具也。证虽属于三阳，而热皆聚胃中，故当从阳明热证主治也。若从太阳之表发汗，则津液愈竭，而胃热愈深，必更增谵语；若从阳明之里下之，则阴益伤而阳无根据则散，故额汗肢冷也。要当审其未经汗下，而身热自汗出者，始为阳明的证，宜主以白虎汤，大清胃热，急救津液，以存其阴可也。"

【引语】 三阳合病，腹满、身重，难以转侧，口不仁、面垢、谵语、遗尿。发汗，则谵语；下之，则额上生汗、手足逆冷；若自汗出者，白虎汤主之。（219）

【语译】 本条虽为三阳同病，但以阳明经邪热为独重。腹满是阳明有热，身重是太阳有热，难以转侧是少阳有热。三阳热甚，三阳经气不利，所以患者"腹满、身重，难以转侧"。阳明热炽，津液受灼，经脉失养，则口不仁；阳明邪热上蒸则面垢；阳明邪热上扰心神，则谵语；热甚神昏，膀胱不约，则遗尿；若自汗出，是胃热炽盛，津液为热所迫而自汗。说明本条虽为三阳同病，但以阳明之热最为突出，所以独清阳明，以白虎汤清热生津。如果认为患者有太阳表证而发汗，则津液更伤，邪热更炽，患者则谵语；如果从阳明之里下之，则阴液竭于下，阳无所附而上越，则额上生汗、手足逆冷。临床运用白虎汤当以大热、大渴、大汗、脉洪大为辨证要点。

——白虎汤方

知母六两　石膏一斤（碎）　甘草二两（炙）　粳米六合

上四味，以水一斗，煮米熟，汤成，去滓。温服一升，日三服。

【主治】　阳明气分热盛。壮热面赤，烦渴引饮，汗出恶热，脉洪大有力，或滑数。

【功效】　辛寒清热。

【方解】　石膏辛甘大寒清热，知母辛苦寒滑而润，二药同用，可清阳明独盛之热。炙草、粳米益气和中，并可免寒凉药剂伤胃之弊。

【方歌】　阳明白虎辨非难，难在阳邪背恶寒，

　　　　　知六膏斤甘二两，米加六合服之安。

【名医方论】

柯琴曰："阳明邪从热化，故不恶寒而恶热，热蒸外越，故热汗出，热烁胃中，故渴欲饮水，邪盛而实，故脉滑，然犹在经，故兼浮也。盖阳明属胃，外主肌肉，虽内外大热而未实，终非苦寒之味所宜也。白虎为西方金神，取以名汤，秋金得令，而炎暑自解。方中有更加人参者，亦补中益气而生津也。用以协

和甘草粳米之补，承制石膏知母之寒，泻火而土不伤，乃操万全之术者也。"

【医案选录】

许叔微医案：有市人李九妻，患腹痛，身体重，不能转侧，小便遗失。或作中湿治。予曰：非是也，三阳合病证。仲景云：见阳明篇第十证。三阳合病，腹满身重难转侧，口不仁、面垢、谵语、遗尿。不可汗，汗则谵语，下则额上汗出，手足逆冷，乃三投白虎汤而愈。

按语：三阳合病，治从阳明，惟宜清散，以顺接内外。汗、下之均非本证所宜，临证谨记。

（七）阳明热盛气津两伤的证治

成无己曰："若下后，邪热客于上焦者为虚烦；此下后，邪热不客于上焦而客于中焦者，是为干燥烦渴，与白虎加人参汤，散热润燥。"

【引语】 若渴欲饮水，口干舌燥者，白虎加人参汤主之。（222）

【语译】 阳明热证误治后，阳明邪热炽盛，胃中燥热益甚，伤津耗气，所以渴欲饮水，口干舌燥，故以白虎汤清阳明里热加人参益气生津。本条与168条"伤寒若吐若下后，七八日不解，热结在里，表里俱热，时时恶风、大渴、舌上干燥而烦、欲饮水数升者，白虎加人参汤主之"和169条"伤寒，无大热，口燥渴，心烦，背微恶寒者，白虎加人参汤主之"互参。

——白虎加人参汤方

知母六两　石膏一斤（碎）　甘草二两（炙）　人参三两
粳米六合

上五味，以水一斗，煮米熟，汤成去滓，温服一升，日三服。此方立夏后、立秋前，乃可服；立秋后不可服；正月、二月、三月尚凛冷，亦不可与服之，与之则呕利而腹痛。诸亡血虚家，亦不可与，得之则腹痛利者，但可温之，当愈。

【辨证】 阳明热盛气津两伤。

【主治】 伤寒或温病，里热盛而气阴不足，发热，烦渴，口舌干燥，汗多，脉大无力；暑病津气两伤，汗出恶寒，身热而渴。

【功效】 清热、益气、生津。

【方解】 用白虎汤以清阳明之热，加人参益气生津。

【方歌】 服桂烦渴大汗倾，液亡腠理涸阳明，

　　　　　膏斤知六参三两，二草六粳米熟成。

【名医方论】

清·徐大椿《伤寒论类方·卷三》："白虎加参汤，大段治汗、吐、下之后，邪已去而有留热在于阳明，又因胃液干枯，故用之以生津解热，若更虚羸，则为竹叶石膏汤症矣。壮火食气，此方泻火，即所以生气者。"

【医案选录】

许叔微医案：城南妇人，腹满身重，遗尿，言语失常。仲景云：腹满身重，难于转侧，口不仁，谵语、遗尿。发汗则谵语，下之则额上生汗，手足厥冷，白虎证也。今病人谵语者，以不当汗而汗之，非狂言反目直视，须是肾绝脉，方可言此证。乃投以白虎加人参汤，数服而病悉除。

按语：三阳热甚，三阳经气不利，所以患者腹满、身重；阳明邪热上扰心神，则谵语；热甚神昏，膀胱不约，则遗尿。本案虽为三阳同病，但以阳明之热最为突出，所以独清阳明，同时遗尿也有津伤气耗、气虚不固之可能，故以白虎加人参汤清热生津益气。本案叙理甚明，堪为后世之垂范。

（八）阳明早下热留胸膈证治

章虚谷曰："阳明余邪未尽，而无燥屎者，下后有形实邪已去，则无胀满之证矣；尚有无形热邪散漫，故外有热，手足温，并非误下邪陷，故不结胸，而但心中懊恼，邪热肆扰，故饥不能食，其热由胃上蒸而头汗出，故以栀子豉汤清泄涌吐，使邪从上散也。"

【引语】 阳明病下之，其外有热，手足温，不结胸，心中懊恼，饥不能食，但头汗出者，栀子豉汤主之。（228）

【语译】 阳明腑实证，由于燥屎内结，非攻下不可，下后燥屎去，邪热泄则病愈。如果腑证未实，而早用攻下，则不但实热不能清除，相反会引起其他变证。而热留胸膈的栀子豉汤证就是其变证之一。其外有热，手足温，是余热未净；心中懊恼，饥不能食是热留胸膈的特征；但头汗出，是热邪上熏；不结胸，是邪化热入里，但心下无水气，邪热不能与水结之故。因邪热郁于胸膈之间，故治以栀子豉汤清宣胸膈郁热。

【医案选录】

袁某，男，24岁。患伤寒恶寒，发热，头痛，无汗，予麻黄汤一剂，不增减药味，服后汗出即瘥。历大半日许，患者即感心烦，渐渐增剧，自言心中似有万虑纠缠，意难摒弃，有时闷乱不堪，神若无主，辗转床褥，不得安眠，其妻仓皇，恐生恶变，乃复迎余，同往诊视。见其神情急躁，面容怫郁。脉微浮带数，两寸尤显，舌尖红，苔白，身无寒热，以手按其胸腹，柔软而无所苦，询其病情，曰，心乱如麻，言难表述。余曰无妨，此余热扰乱心神之候。乃书栀子豉汤一剂：栀子9克，淡豆豉9克。先煎栀子，后纳豆豉。一服烦稍安，再服病若失。[10]

按语：伤寒发汗后出现心烦，可有两种情况，一种是表邪仍不解，表证仍在，可改用桂枝汤调和营卫之法，另一种是汗后邪去，表证已解但有余热留扰胸膈，则用栀子豉汤以清热除烦。本案汗后心烦，而身无寒热，舌尖发红，邪气入里化热之象，则属于后一种，故用栀子豉汤取效。

——猪苓汤证

阳明津伤水热互结证治

　　《医宗金鉴》曰："阳明病，法当多汗，因汗出多，致小便少而渴者，不可与猪苓汤。盖以汗多胃燥，无水不能下行，乃水涸之小便少，非水蓄之小便不利也，恐猪苓汤更利其小便，则益竭津液而助燥矣。"

【引语】　若脉浮，发热，渴欲饮水，小便不利者，猪苓汤主之。（223）

【语译】　若脉浮发热，渴欲饮水，小便不利者，猪苓汤主之。此下后，客热客于下焦者也。"邪气自表入里，客于下焦，三焦俱带热也。"二证均有发热，渴欲饮水，所不同的是前者烦渴大汗，小便通利，纯属是阳明热证误治后，邪热炽盛，伤津耗气，所以用白虎加人参汤清热益气生津；后者脉浮发热，渴欲饮水，小便不利，是阳明热证误治下后，津液受伤，阳明余热犹存，水热客于下焦，津液不能下通，故用猪苓汤育阴润燥，清热利水。

——猪苓汤方

猪苓（去皮）　茯苓　泽泻　阿胶　滑石（碎）各一两

上五味，以水四升，先煮四味取二升，去滓，内阿胶烊消，温服七合，日三服。

【辨证】　水热互结，邪热伤阴所致的发热。

【主治】　水热互结，邪热伤阴所致的发热，渴欲引水，或下利，咳而呕渴，心烦不得眠者。

【功效】　育阴润燥，清热利水。

【方解】　方中以猪苓、茯苓渗湿利水为君；滑石、泽泻通利小便、泄热于下为臣，君臣相配，既能分消水气，又可疏泄热邪，使水热不致互结；更以阿胶滋阴为佐，滋养内亏之阴液。诸药合用，利水而不伤阴，滋阴而不恋邪，使水气去，邪热清，阴液复而诸症自除。

【方歌】　泽胶猪苓滑相连，咳呕心烦渴不眠，

　　　　　　煮好去渣胶后入，育阴利水法兼全。

【名医方论】

赵羽皇曰："方中阿胶养阴，生新祛瘀，于肾中利水，即于肾中养阴。滑石甘滑而寒，于胃中去热，亦于胃家养阴。顾太阳利水用五苓者，以太阳职司寒水，故急加桂以温之，是暖肾以行水也。阳明、少阴之用猪苓，以二经两关津液，特用阿胶、滑石以润之，是滋养无形以行有形也。利水虽同，寒温迥别，惟明者知之。"

【医案选录】

岳美中医案：高某某，女，患慢性肾盂肾炎，因体质较弱，抗病能力减退，长期反复发作，经久治不愈。此为湿热侵及下焦。法宜清利下焦湿热，选张仲景《伤寒论》猪苓汤：猪苓12克，茯苓12克，滑石12克，泽泻18克，阿胶9克（烊化兑服）。水煎服6剂后，诸症即消失。另嘱患者多进水分，使尿量每日保持在1500毫升以上。此病多属正气已伤、邪仍实的虚实兼证类型，故嘱其于不发作时，服肾气丸类药物，以扶正而巩固疗效。[11]

按语：猪苓汤能疏泄湿浊之气而不留其瘀滞，亦能滋润其真阴而不虑其枯燥，虽与五苓散同为利水之剂，一则用术、桂暖肾以行水，一则用滑石、阿胶以滋阴利水。治"淋病脓血"，加车前子、大黄，更治尿血之重症。从脏器分之，五苓散证，病在肾脏，虽小便不利，而小腹不满，决不见脓血；猪苓汤证，

病在膀胱尿道，其小腹必满，又多带脓血。

（九）太阳病汗后转属阳明腑实证治

程郊倩曰："何以发汗不解，便属胃。盖以胃燥素盛，故他表证虽罢，而汗与热不解也。第征其热，如炊笼蒸蒸而盛，则知其汗连绵漐漐而来。此为大便已硬之征，故属胃也。"

【引语】 太阳病三日，发汗不解，蒸蒸发热者，属胃也。调胃承气汤主之。（248）

【语译】 太阳病三日，发汗后蒸蒸发热不解，是病邪由表入里转属阳明。蒸蒸发热是里热亢盛，如热气蒸腾，从内达外，当伴有脉洪大，汗出漐漐然，此为阳明燥热内实之征，故云："蒸蒸发热者，属胃也。"本证以燥热为主，内结尚浅，故以调胃承气汤治疗。

——调胃承气汤证

阳明燥实腹满证治

喻嘉言曰："吐后腹胀满，则邪不在胸，为里实可知。然胀满而不痛，自不宜用急下之法，少与调胃可耳。"

【引语】 伤寒吐后，腹胀满者，与调胃承气汤。（249）

【语译】 伤寒吐后，在上之邪虽因吐而解，但吐后伤津，邪热容易内聚化燥成实，故腹胀满。腹仅胀满而无疼痛，是燥热虽盛，但内结尚浅，故以调胃承气汤治疗。

——调胃承气汤方

甘草二两（炙） 芒硝半升 大黄四两（清酒洗）

上三味，切，以水三升，煮二物至一升，去滓，内芒硝，更上微火一二沸，温顿服之，以调胃气。

【辨证】 阳明燥热虽盛，但内结尚浅。

【主治】 阳明病胃肠燥热证。大便不通，肠梗阻，口渴心烦，蒸蒸发热，或腹中胀满，或为谵语，舌苔正黄，脉滑数；以及胃肠热盛而致发斑吐衄，口齿咽喉肿痛等。

【功效】 缓下热结。

【方解】 大黄苦寒以泄热去实，荡涤肠胃；芒硝咸寒，软坚润燥，通利大便；炙甘草和中，三物合用，为泻下阳明燥热结实而不损胃气之剂。

【方歌】 调胃和气炙甘功，硝用半升地道通，
草二大黄四两足，法中之法妙无穷。

【名医方论】

柯韵伯曰："亢则寒，承乃制，承气所由名也。不用枳朴，而任用甘草，是调胃之义，调胃则诸气皆顺，故亦以承气名之。此方专为燥屎而设，故芒硝分量多于大承气，前辈见条文中无燥矢二字，便云未燥坚者用之，是未审之耳。"

【医案选录】

罗谦甫医案：李某长子，19岁。四月病伤寒九日，医作阴证治之，与附子理中丸数服，其证增剧。今诊其脉沉数，得六七至，夜叫呼不绝，全不睡，又喜饮冷冰水，阳证悉具。三日不见大便，宜急下。乃以：酒煨大黄18克，炙甘草6克，芒硝15克，煎服。至夕，下数行，燥屎20余块，是夜大汗出。明日又往视之，身凉脉静矣。

按语：本案辨证甚详，审因甚精，用药得法，堪为后世之楷范也。

（十）太阳病误治伤津致热结成实的证治

成无己《注解伤寒论》曰："吐下发汗，皆损津液，表邪乘虚传里。大烦者，邪在表也；微烦者，邪入里也。小便数，大便因硬者，其脾为约也。小承气汤和之愈。"

【引语】 太阳病，若吐，若下，若发汗后，微烦，小便数，大便因硬者，与小承气汤和之愈。（250）

【语译】 太阳病，或用催吐，或攻下，或发汗，使津液受伤，表邪入里，邪从燥化，而转属阳明。邪热内扰则心烦，胃有燥热，津液不能还于胃而渗于下，小便则数，所以大便因硬。大便硬尚未至燥坚程度，非大实之证，故以小承气汤下其邪热燥结，调和胃肠则愈。

——小承气汤方

大黄四两（酒洗） 厚朴二两（炙，去皮） 枳实三枚（大者，炙）

上三味，以水四升，煮取一升二合，去滓，分温二服。初服当更衣，不尔者尽饮之，若更衣者勿服之。

【辨证】 阳明热实燥坚不甚而气滞痞满。

【主治】 谵语潮热，大便秘结，胸腹痞满，舌苔黄，脉滑数，痢疾初起，腹中疠痛，或脘腹胀满，里急后重者。

【功效】 泻热通便，消滞除满。

【方解】 大黄苦寒以泻热去实，荡涤肠胃；厚朴苦辛温行气除满。枳实苦微寒，理气消痞。合为泻热去实消积滞除痞满之剂。本方即大承气汤去芒硝而成，减枳朴药量，其通下之力，较大承气汤为缓和，故云"初服当更衣"而不言当下。

【方歌】 朴二枳三四两黄，小承微结好商量，

长沙下法分轻重，妙在同前请勿忘。

【名医方论】

柯琴曰："诸病皆因于气，秽物之不去，由于气之不顺也，故攻积之剂，必用气分之药，因以承气名汤。方分大、小，有二义焉。厚朴倍大黄，是气药为君，名大承气；大黄倍厚朴，是气药为臣，名小承气。味多性猛，制大其服，欲令大泻下也，

因名曰大；味寡性缓，制小其服，欲微和胃气也，因名曰小。仲景欲使芒硝先化燥屎，大黄继通地道，而后枳、朴除其痞满。"

【医案选录】

李士才医案：一人伤寒至五日，下利不止，懊憹目张，诸药不效，有以山药、茯苓与之，虑其泻脱也。李诊云：六脉沉数，按其脐痛，此为协热自利，中有燥屎，小承气汤倍大黄服之。果下结粪数枚，利止懊憹亦瘥。

按语：患者下利不止，最易迷惑医者眼目，要知热结旁流，燥屎不去，则下利不止，非通因通用不足以止利，故服小承气汤，燥屎下，利即止，热去烦除，懊憹亦愈，治病求本，即此之谓也。李氏诊得六脉沉数，沉为在里，数则为热，按其脐则痛，中有结粪，此热结里实阳明症，与中焦虚寒下利，大相径庭，脉证合参，辨证精确，故投剂立效。

（十一）发汗不解腹满痛者，治当急下存阴

程郊倩曰："发汗不解，津液已经外夺，腹满痛者，胃热遂尔迅攻，邪阳盛实而弥漫，不急下之，热毒熏蒸糜烂，速及胃肠矣。阴虚不任阳填也。"其腹满痛的特征，是255条所言的"腹满不减，减不足言"。

【引语】 发汗不解，腹满痛者，急下之，宜大承气汤。（254）

【语译】 病在太阳，发汗后当脉静身凉而病解，今发汗后迅速随之而来的是腹满痛，出现了胃家燥热成实之象。这种传变的速度是不可等待的，阳明燥热之势是所向披靡的，邪的势力是非常猖獗的。如果不及时而夺之，用急下之法以杀其燥热的势力，阴液就会即时而亡，不是一个腹满痛的问题，阴液即亡就要出现循衣摸床、惕而不安、微喘直视等一些险恶的伤阴症状，到那个时候再泻下，就会未免晚矣。所以采取急下存阴

之法，以大承气汤治之。

　　——大承气汤方

　　大黄四两（酒洗）　厚朴半斤（炙，去皮）　枳实五枚
（炙）　芒硝三合

　　上四味，以水一斗，先煮二物，取五升，去滓；内大黄，
更煮取二升，去滓；内芒硝，更上微火一两沸，分温再服。得下，
余勿服。

　　【辨证】　伤寒阳邪入里，化燥成实，燥屎内结，痞、满、燥、
实、坚全俱。

　　【功效】　峻下热结。

　　【主治】　阳明腑实证，大便不通，频转矢气，脘腹痞满，
腹痛拒按，按之则硬，甚或潮热谵语，手足濈然汗出，舌苔黄
燥起刺，或焦黑燥裂，脉沉实；热结旁流证，下利清谷，色纯
青，其气臭秽，脐腹疼痛，按之坚硬有块，口舌干燥，脉滑实；
里热实证之热厥、痉病或发狂等。

　　【方解】　方中大黄泻热通便，荡涤肠胃，为君药；芒硝助
大黄泻热通便，并能软坚润燥，为臣药，二药相须为用，峻下
热结之力甚强；积滞内阻，则腑气不通，故以厚朴、枳实行气
散结，消痞除满，并助硝、黄推荡积滞以加速热结之排泄，共
为佐使。

　　【方歌】　大黄四两朴半斤，枳五硝三急下云，
　　　　　　　枳朴先熬黄后入，去渣硝入火微熏。

　　【名医方论】

　　吴昆《医方考》："调味承气汤不用枳、朴者，以其不作
痞满，用之恐伤上焦虚无氤氲之元气也；小承气汤不用芒硝
者，以其实而未坚，用之恐伤下焦血分之真阴，谓不伐其根也。
此则上中下三焦皆病，痞、满、燥、实、坚皆全，故主此方以治之。"

【医案选录】

许叔微医案：一武弁李姓，在宣化。伤寒五六日矣。镇无医，抵郡召予。予诊视之：脉洪大而长，大便不通，身热无汗，此阳明证也，须下。予以大承气汤。次日予自镇归，病人索补剂，予曰：服大承气汤得瘥，不宜服补剂，补则热仍复，自此但食粥，旬日可也。故予治此疾，终身止大承气，一服而愈，未有若此之捷。

按语：老壮者，形气也；寒热者，病邪也。脏有热毒，虽衰年亦可下；脏有寒邪，虽壮年亦可温，要之与病相当耳。失此，是致速毙也。

——麻子仁丸证

脾约证的病机及证治

成无己曰："趺阳者，脾胃之脉，浮脉为阳，知胃气强；涩脉为阴，知脾为约。约者，俭约之约，又约束之约，《内经》曰：饮入于胃，游溢精气，上输于脾，脾气散精，上归于肺，通调水道，下输膀胱，水精四布，五经并行。是脾为胃行其津液者也。今胃强脾弱，约束津液，不得四布。但输膀胱，致小便数，大便难。与脾约丸通肠润燥。"

【引语】 趺阳脉浮而涩，浮则胃气强，涩则小便数。浮涩相搏，大便则硬，其脾为约。麻子仁丸主之。（247）

【语译】 趺阳脉属足阳明经，候胃气之盛衰。浮为阳脉，胃为阳土，胃阳有余，即胃中有热，则趺阳脉浮；涩为阴脉，脾为阴土，脾阴不足，则趺阳脉涩。胃强脾弱，阳亢阴虚，有余之阳与不足之阴相搏，脾为胃转输津液功能为胃热所约束，不能为胃行其津液，胃中阳热无津液调制，而燥热愈甚，则大便则硬，脾失转输，津液不能四布而偏渗于膀胱，而小便数。所以用麻子仁丸润肠滋燥通便。

——麻子仁丸方

麻子仁二升　芍药半斤　枳实半斤（炙）　大黄一斤（去皮）　厚朴一尺（炙，去皮）　杏仁一升（去皮尖，熬，别作脂）

上六味，蜜和丸，如梧桐子大，饮服十丸，日三服，渐加，以知为度。

【辨证】　胃强脾弱，脾的功能被胃约束，津液输布失调。

【主治】　肠胃燥热，津液不足，大便秘结，小便频数。现用于习惯性便秘见有上述症状者。

【功效】　润肠滋燥，缓通大便。

【方解】　本方为小承气汤加麻仁、杏仁、芍药而成。以麻仁润肠通便为君；杏仁降气润肠，芍药养阴和营为臣；枳实、厚朴消痞除满，大黄泄热攻下通便，共为佐使。诸药同用，共奏润肠通便之功。以蜜和丸，渐加，以知为度，取其缓缓润下之义。

【方歌】　一升杏子二升麻，枳芍半斤效可夸。

　　　　黄朴一斤丸饮下，缓通脾约是专家。

【名医方论】

王子接《绛雪园古方选注·卷上》云："下法不曰承气，而曰麻仁者，明指脾约为脾土过燥，胃液日亡，故以麻、杏润脾燥，白芍安脾阴，而后以枳朴大黄承气法胜之，则下不亡阴。法中用丸渐加者，脾燥宜用缓法，以遂脾欲，非比胃实当急下也。"

【医案选录】

许叔微医案：一豪子郭氏，得伤寒数日，身热、头疼、恶风、大便不通、脐腹膨胀。仲景云：太阳阳明者，脾约也。跌阳脉浮而涩，浮则胃气强，涩则小便数，浮涩相搏，大便则硬。其脾为约者，大承气、大柴胡恐不当，仲景法中麻仁丸不可易也。

余以麻仁丸百粒，分三服，食顷间尽。是夕，大便通，中汗而解。

按语："凡为医者，要识病浅深，探赜方书，博览古今，是事明辨。不尔，大误人事，识者宜知以为医戒。"

（十二）津伤便秘欲解不得证治

《医宗金鉴》曰："此承上条详其义、以明其治也。阳明病，自汗出，或发汗、小便自利者，此为津液内竭，虽大便硬而无满痛之苦，不可攻之，当待津液还胃，自欲大便，燥屎已至直肠，难出肛门之时，则用蜜煎润窍滋燥，导而利之。或土瓜根宣气通燥；或猪胆汁清热润燥，皆可为引导法，择而用之可也。"

【引语】 阳明病，自汗出，若发汗，小便自利者，此为津液内竭，虽硬不可攻之，当须自欲大便，宜蜜煎导而通之。若土瓜根及大猪胆汁，皆可为导。（233）

【语译】 阳明病，本自汗出，不可再发其汗，若再发其汗，兼见小便自利者，此为津液内竭。津液既竭，则大便硬不待言矣。然大便虽硬不可攻之，当须自欲大便，宜蜜煎导而通之；若土瓜根与大猪胆汁皆可为导。津液内竭者，外无潮热，内无谵语，与可攻之证不同，不宜内攻而宜外取。

——猪胆汁方

大猪胆一枚，泻汁，和少许法醋，以灌谷道内。如一食顷，当大便出宿食恶物，甚效。

【辨证】 胃无实邪，津液枯涸，气道结塞，燥屎不下。

【主治】 津亏便秘。

【功效】 清热润燥，导下通便。

【方解】 王三晋曰："猪胆导者，热结于下，肠满胃虚，承气等汤恐重伤胃气，乃用猪胆之苦寒，苦酒之酸收，引上入肠，非但导去有形之垢，并能涤无形之热。"

【医案选录】

曹颖甫引周氏医案：陈姓始病咯血，其色紫黑，经西医用止血针，血遂中止。翌日，病者腹满困顿日甚，延至半月，大便不行，乃令病家觅得猪胆，倾于盂，调以醋，借西医灌肠器以灌之。甫灌入，转矢气不绝。不逾时，而大便出。越七日，又不大便，复用前法，下燥屎数枚，皆三寸许，病乃告痊。

按语：病位局限于肠，单纯大便秘结，无余证者，可用猪胆汁灌肠疗法。

三、少阳病证治

（一）阳微结的脉证

成无己曰："伤寒五六日，邪当传里之时，头汗出，微恶寒者，表仍未解也。手足冷，心下满，口不欲食，大便硬，脉细者，邪结于里也。大便硬为阳结，此邪热虽传于里，然以外带表邪，则热结犹浅，故曰阳微结。脉沉虽为在里，若纯阴结，则更无头汗恶寒之表证。诸阴脉皆至颈、胸中而还，不上循头，今头汗出，知非少阴也。与小柴胡汤，以除半表半里之邪。"

【引语】　伤寒五六日，头汗出，微恶寒，手足冷，心下满，口不欲食，大便硬，脉细者，此为阳微结，必有表，复有里也。脉沉亦在里也。汗出为阳微。假令纯阴结，不得复有外证，悉入在里，此为半在里半在外也。脉虽沉紧，不得为少阴病。所以然者，阴不得有汗，今头汗出，故知非少阴也。可与小柴胡汤，设不了了者，得屎而解。（148）

【语译】　伤寒五六日，微恶寒，是太阳表证尚在，不言发热者当是省文。邪犯少阳，经气不利，胆火内郁影响脾胃，则口不欲食，郁热上蒸则头汗出。心下满、大便硬，是邪结胸胁、津液不下、邪有渐入阳明而燥化之兆。较阳明里实燥结之证，热结尚浅。由于阳微结有脉细、手足冷、微恶寒等症，有似少阴纯阴结，故须加以鉴别。因为今头汗出，知不是少阴病。因本证半在里半在外，其病机主要是枢机不利所致，故可与小柴胡汤，使上焦气机得以宣通，津液得下，胃气和降，周身濈然汗出，则表里诸症悉除。假如里气未和，病人尚不了了，自当微通其便，"得屎而解"。

——小柴胡汤方

柴胡半斤　黄芩三两　人参三两　半夏半升（洗）　甘草（炙）　生姜各三两（切）　大枣十二枚（掰）

上七味，以水一斗二升，煮取六升，去滓；再煎，取三升，温服一升，日三服。

【辨证】　邪入少阳，枢机不利。

【功效】　和解少阳，扶正祛邪。

【主治】　少阳病证。邪在半表半里，症见往来寒热，胸胁苦满，默默不欲饮食，心烦喜呕，口苦，咽干，目眩，舌苔薄白，脉弦者。

【方解】　本方中柴胡透解邪热，疏达经气；黄芩清泄邪热；法夏和胃降逆；人参、炙甘草扶助正气，抵抗病邪；生姜、大枣和胃气，生津。使用以上方剂后，可使邪气得解，少阳得和，上焦得通，津液得下，胃气得和，有汗出热解之功效。

【方歌】　柴胡八两少阳凭，枣十二枚夏半升，
　　　　　三两姜参芩与草，去渣重煎有奇能。
　　　　　胸烦不呕除夏参，蒌实一枚应加煮；
　　　　　若渴除夏加人参，合前四两五钱与，
　　　　　蒌根清热且生津，再加四两功更巨。
　　　　　腹中痛者除黄芩，芍加三两对君语；
　　　　　胁下痞硬大枣除，牡蛎四两应生杵；
　　　　　心下若悸尿不长，除芩加茯四两侣；
　　　　　外有数热除人参，加桂三两汗休阻；
　　　　　咳除参枣并生姜，加入干姜二两许，
　　　　　五味半升法宜加，温肺散寒力莫御。

【名医方论】

《伤寒寻源》："此当半里半表之界，邪正分争，因而往来寒热、胸胁苦满、默默不欲饮食、心烦喜呕，此皆少阳必有之证。邪不在表，不宜汗吐，又不在里，不宜妄下，独主小柴胡为和解之剂。

【医案选录】

齐秉慧医案：张女，寒热间作，口苦咽干，两侧头痛，默不欲食，眼中时有红影动。其家以为雷号，来寓备述，予曰：非也。少阳热溢于肝经，目为肝窍，热乘肝胆，两目昏红。予用小柴胡汤和解少阳，加当归、香附宣通血分，羚羊角泻肝热而廓清目中，不数剂而愈。

按语：本案脉证所现，显系邪入少阳之证，故以小柴胡汤和解少阳。因挟肝胆郁热，故加当归、香附、羚羊角以理肝郁、清肝热。

（二）少阳兼里虚寒证，用先补后和之法

《医宗金鉴》曰："伤寒脉得浮涩，荣卫不足也；脉得沉弦，木入土中也。荣卫不足则表虚，木入土中则里急。惟表虚里急，腹中急痛，所以先用小建中汤，以其能补荣卫兼缓中急，则痛可瘥也。或不瘥，必邪尚滞于表。知涩为荣卫不通，弦为少阳本脉，故与小柴胡汤，按法施治也。成无己去黄芩加芍药，疏外调中，其说亦是。"

【引语】 伤寒，阳脉涩，阴脉弦，法当腹中急痛，先与小建中汤，不瘥者，与小柴胡汤主之。（100）

【语译】 脉浮取见涩，是气血虚，沉取见弦，是阴寒甚，且弦又为少阳之脉。腹部为太阴所主，土衰木横，故腹中拘急而痛。此证是少阳兼里虚寒证，先与小建中汤者，调和气血，补中止痛，以治里虚之本并兼扶正祛邪之义。若服汤后里气复，

腹痛止，而少阳证仍在者，与小柴胡汤以解少阳未尽之邪。

——小建中汤方

桂桂三两　芍药六两　生姜三两　甘草二两　大枣十二枚
胶饴一升

上六味，以水七升，煮取三升，去滓，温服一升，日三服，呕家不可用小建中汤，以甜故也。

【辨证】　血虚而不养肝，肝急而刑脾。

【功效】　温中祛寒。

【主治】　伤寒阳脉涩，阴脉弦，腹中急痛，二三日心中悸而烦，自汗者。

【方解】　本方为桂枝汤倍芍药加胶饴组成。方中重用饴糖温中补虚，和里缓急；桂枝温阳散寒；芍药和营益阴；炙甘草调中益气。诸药合用，共奏温养中气、平补阴阳、调和营卫之功。

【方歌】　建中即是桂枝汤，倍芍加饴绝妙方，

　　　　饴取一升六两芍，悸烦腹痛有奇长。

【名医方论】

《医宗金鉴》曰："是方也，即桂枝汤倍芍药加胶饴，名曰小建中，谓小小建立中气，以中虽已虚，表尚未和，不敢大补也，故以桂枝汤仍和荣卫，荣卫不足则表虚，木入土中则里急，表虚里急，故亦以此汤主治也。"

【医案选录】

刘渡舟医案：李妇，38岁。产后失血过多，又加天气严寒，而腹中疼痛，痛时自觉肚皮向里抽动。此时，必须用热物温暖，方能缓解。切其脉弦细，视其舌淡嫩，苔薄。辨为血虚而不养肝，肝急而刑脾，脾主腹，是以拘急疼痛，而遇寒更甚。为疏：桂枝10克，白芍30克，炙甘草6克，生姜9克，大枣7枚，当归10克，饴糖40克（烊化）。此方服3剂，而腹痛不

发。转方用双和饮气血两补收功。

按语：本案为典型的虚寒腹痛，由血虚不能养肝，肝急刑脾所致，以腹中急痛，喜温喜按，脉弦而细为特征。小建中汤在补益脾胃之中兼能平肝胆之气，又能缓解筋脉之拘急，用于本案正中其机。据刘老经验，治疗脾气虚弱，肝胆气急腹痛，可先服小建中汤，然后再用小柴胡汤去黄芩加芍药，效果更佳。

（三）服小柴胡未解的证治

成无己《注解伤寒论》曰："日数过多，累经攻下，而柴胡证不罢者，亦须先与小柴胡汤，以解其表。经曰：凡柴胡汤证而下之，若柴胡证不罢者，复与柴胡者，是也。柴胡、黄芩之苦，入心而折热；枳实、芍药之酸苦，涌泄而扶阴。辛者散也，半夏之辛，以散逆气；辛甘和也，姜枣之辛甘，以和荣卫。"

【引语】 太阳病，过经十余日，反二三下之，后四五日，柴胡证仍在者，先与小柴胡；呕不止，心下急，郁郁微烦者，为未解也，与大柴胡汤下之则愈。（103）

【语译】 从"过经十余日，反二三下之，而柴胡证仍在"，说明是邪传入少阳而非阳明。病入少阳，当以和解为主，而不得妄用攻下，反接二连三攻下，当是误治，下后四五日，所幸正气尚旺未因误下造成变证，而柴胡证仍在，故先予小柴胡汤和解少阳。少阳病不解，固当禁下，但兼阳明里实，又不得不下，故与大柴胡汤和解与通下并行。

（四）大柴胡另一类型适应证

成无己《注解伤寒论》："伤寒发热，寒已成热也。汗出不解，表和而里病也。吐利，心腹濡软为里虚也；呕吐而下利，心下痞硬者，是里实也，与大柴胡汤以下里热。"

【引语】 伤寒发热，汗出不解，心中痞硬，呕吐而下利者，大柴胡汤主之。（165）

【语译】 汗出而热不解，心中痞硬，呕吐而下利是邪入少阳且入阳明化燥成实之证。邪入阳明，阳明燥热内盛，里热内蒸，逼津外泄，故发热汗出不解；邪入少阳，枢机不利，胆火气逆犯胃则呕；少阳枢机不利，阳明化燥成实，故心中痞硬，热结旁流则下利。故与大柴胡汤在和解少阳宣展枢机之中兼以通下里实。

——大柴胡汤方

柴胡半斤　黄芩三两　芍药三两　半夏半升（洗）　生姜五两（切）　枳实四枚（炙）　大枣十二枚（擘）

上七味，以水一斗二升，煮取六升，去滓；再煎，温服一升，日三服。一方，加大黄二两，若不加，恐不为大柴胡汤。

【辨证】 邪入少阳枢机不利且入阳明化燥成实。

【功效】 和解少阳，通下里实。

【主治】 主治少阳阳明合病。往来寒热，胸胁苦满，呕不止，郁郁微烦，心下痞硬，或心下满痛，大便不解，或协热下利，舌苔黄，脉弦数有力。临床常用于治疗急性胰腺炎、急性胆囊炎、胆石症、胃及十二指肠溃疡等属少阳阳明合病者。

【方解】 本方系小柴胡汤去人参、甘草，加大黄、枳实、芍药而成，亦是小柴胡汤与小承气汤两方加减合成，是和解为主与泻下并用的方剂。小柴胡汤为治伤寒少阳病的主方，因兼阳明腑实，故去补益胃气之人参、甘草，加大黄、枳实、芍药以治疗阳明热结之证。

【方歌】 八柴四枳五生姜，芩芍三两二大黄，
　　　　　半夏半升十二枣，少阳实证下之良。

【名医方论】

《医宗金鉴·删补名医方论》曰："斯方也，柴胡得生姜之倍，解半表之功捷；枳芍得大黄之少，攻半里之效徐，虽云下之，亦下中之和剂也。然较小柴胡汤专于和解少阳一经者力量为大，名曰'大柴胡汤'。"

【医案选录】

岳美中医案：李某某，女，患胆囊炎。右季肋部有自发痛与压痛感，常有微热，并出现恶心，食欲不振，腹部膨满，鼓肠嗳气，脉象弦大。投以大柴胡汤加味：柴胡12克，白芍9克，枳实6克，大黄6克，黄芩9克，半夏9克，生姜15克，大枣4枚（瓣），金钱草24克，滑石12克，鸡内金12克。连服7剂，食欲见佳，鼓肠嗳气均大减。再进原方4剂，胁痛亦轻，惟微热未退。改用小柴胡汤加鳖甲、青蒿、秦艽、郁金治之。

按语：胁痛一证，其痛位主要在肝胆。本案胁痛而见恶心纳呆，腹满嗳气，由肝胆累及脾胃，乃少阳阳明并病之候，切合大柴胡证之证机。据报道，本方治疗胆囊炎属肝胆湿热、气血不利者，效果较佳。

——柴胡加芒硝汤证

大柴胡证误下后的证治

成无己《注解伤寒论》曰："伤寒十三日，再传经尽，当解之时也。若不解，胸胁满而呕者，邪气犹在表里之间，此为柴胡汤证。若以柴胡汤下之，则更无潮热自利。医反以丸药下之，虚其肠胃，邪气乘虚入腑，日晡所发潮热，热已而利也。潮热虽为热实，然胸胁之邪未已，故先与小柴胡汤以解外，后以柴胡加芒硝以下胃热。"

【引语】 伤寒十三日不解，胸胁满而呕，日晡所发潮热，已而微利。此本柴胡证，下之以不得利，今反利者，知医以丸药下之，此非其治也。潮热者，实也。先宜服小柴胡汤以解外，

后以柴胡加芒硝汤主之。（104）

【语译】 伤寒十三日不解，非太阳表证不解，是说病未解除有向里传变之势。胸胁满而呕，是邪入少阳，枢机不利；日晡所发潮热，为阳明里实燥结特征，大便当秘结或微利，此为少阳兼里实之证，即大柴胡证。若用大柴胡汤和解兼通下并治，则诸症可愈，更无下利。而今反利，是医生误用丸药攻下所致，因丸药药性缓和，不能涤荡胃肠燥实，药力反留中不去而伤脾胃之气，故反下利，此非其治，用不如法，造成变端。不用大柴胡汤，是因医误用丸药攻下已伤正气，正气较虚，而里实未甚，故不取含大黄、枳实之荡涤破滞的大柴胡汤，而用含人参、炙草益气和中的小柴胡汤加芒硝泻热去实、软坚通便。

——柴胡加芒硝汤方

柴胡二两十六铢　黄芩一两　人参一两　甘草一两（炙）生姜一两（切）半夏二十铢（本云五枚，洗）大枣四枚（擘）芒硝二两

上八味，以水四升，煮取二升，去滓；内芒硝，更煮微沸，分温再服。

【辨证】 少阳枢机不利，阳明燥实微结。

【功效】 和解少阳，兼泻热去实。

【主治】 伤寒病少阳未解，阳明燥结，误治后，潮热，下利者。证见胸胁满而呕，日晡潮热，下利者。临床上用本方可治疗急性胰腺炎。

【方解】 本证为少阳枢机不利，阳明燥实微结。故以小柴胡汤和解少阳，芒硝泻热去实，软坚润燥。因正气较虚，里实不甚，故不用大黄、枳实之荡涤破滞，而留人参、甘草以扶正。本方量小，为和解兼清里之轻剂。

【方歌】　小柴分两照原方，二两芒硝后入良，

误下热来日晡所，补兼荡涤有奇长。

【名医方论】

《医宗金鉴》曰："下之而不通利，今反利者，询知为医以丸药迅下之，非其治也。迅下则水虽去，而燥者仍存，恐医以下后之利为虚，故复指曰：潮热者实也，是可再下者也。但胸胁之邪未已，故先宜小柴胡汤以解少阳以外，复以小柴胡汤加芒硝，以下少阳之里。不用大黄而加芒硝者，因里不急且经迅下，惟欲其软坚润燥耳！是又下中兼和之意也。"

【医案选录】

除全忠医案：郑某某，女，29岁。患者因月经来潮忽然中止，初起发热恶寒，继即寒热往来，傍晚发热更甚，并自言乱语，天亮时出汗，汗后热退，又复恶寒。口苦、咽干、目眩、目赤、胸胁苦满，心烦喜呕，不欲饮食，神倦，9天不大便。处方：黄芩、柴胡、半夏、党参、生姜各9克，炙甘草6克，大枣6枚，芒硝9克（另冲），加清水2杯，煎取半杯，一次服。当日上午10时服药，下午4时许通下燥屎，所有症状解除。[10]

按语：经水适来，感受外邪，而见少阳诸症，本用小柴胡汤治疗。又见大便秘结，为少阳阳明并病。但虽大便秘结而无腹胀满等其他阳明腑实证，则知仅为燥实微结，不宜用大柴胡汤重剂治疗，宜用小柴胡加芒硝汤，和解少阳，轻去阳明燥结。治法得当，是获佳效。

（五）太阳伤寒误治而邪传少阳，气津两虚

成无己《注解伤寒论》曰："伤寒五六日，已经汗下之后，则邪当解。今胸胁满，微结，小便不利，渴而不呕，但头汗出，往来寒热心烦者，即邪气犹在半表半里之间，为未解也。伤寒汗出则和，

今但头汗出而余处无汗者，津液不足而阳虚于上也。与柴胡桂枝干姜汤，以解表里之邪，复津液而助阳也。"

【引语】 伤寒五六日，已发汗而复下之，胸胁满微结，小便不利，渴而不呕，但头汗出，往来寒热，心烦者，此为未解也，柴胡桂枝干姜汤主之。（147）

【语译】 邪在表，若发汗得当，病当解除。现伤寒五六日，已发汗而复下之，因汗下不当，表证虽罢，但已伤气耗津，表邪乘虚内入少阳。胸胁满，呕而不渴，小便自可，往来寒热，心烦，是少阳一般证候。邪入少阳，少阳枢机不利，所以胸胁满微结，加之少阳微结，影响三焦决渎功能，则小便不利；因是津液亏虚而非水液内停，故渴而不呕；少阳津伤气耗，正气不能越热以外出，而邪热反蒸腾于上，所以浑身无汗，仅头汗出。故以柴胡桂枝干姜汤和解少阳兼温阳化气。

——柴胡桂枝干姜汤方

柴胡半斤　桂枝三两（去皮）　干姜二两　栝蒌根四两　黄芩三两　牡蛎二两（熬）　甘草二两（炙）

上七味，以水一斗二升，煮取六升，去滓，再煎取三升，温服一升，日三服。初服微烦，复服，汗出便愈。

【辨证】 太阳伤寒误治而邪传少阳，气津两虚，气化失常，津液不布。

【功效】 和解少阳，助阳化气。

【主治】 伤寒少阳证，往来寒热，寒重热轻，胸胁满微结，小便不利，渴而不呕，但头汗出，心烦；寒多热少，或但寒不热。

【方解】 本方是小柴胡去半夏加减变化而成。方中柴胡、黄芩同用能和解少阳之邪；栝蒌生津止渴、牡蛎软坚散结；桂枝、干姜、炙草合用振奋中阳，温阳化气。此是和解少阳、疏利枢机、宣化寒饮之剂，故初服则正邪相争，而见微烦。复服则阳气通，表里和，故汗出便愈。

【方歌】 八柴二草蛎干姜，芩桂宜三栝四尝，

不呕渴烦头汗出，少阳枢病要精详。

【名医论方】

成无己曰："《内经》曰：'热淫于内，以苦发之。'柴胡、黄芩之苦，以解传里之邪；辛甘发散为阳，桂枝、甘草之辛甘，以散在表之邪；咸以软之，牡蛎之咸，以消胸胁之满；辛以润之，干姜之辛，以固阳虚之汗；津液不足而为渴，苦以坚之，栝蒌之苦，以生津液。"

【医案选录】

刘渡舟医案：刘某某，男，54 岁。患乙型肝炎，最近突发腹胀，午后与夜晚必定发作。发时坐卧不安，痛苦万分。余会诊经其处，刘老审证严密，瞻前顾后，肝脾并治，选用《伤寒论》的"柴胡桂枝干姜汤"：柴胡 16 克，桂枝 10 克，干姜 12 克，牡蛎 30 克（先煎），花粉 10 克，黄芩 4 克，炙甘草 10 克。此方仅服 1 剂，则夜晚腹胀减半，3 剂后腹胀全消，而下利亦止。

按语：在乙肝等慢性肝胆病疾患中，由于长期服用苦寒清利肝胆之药，往往造成脾气虚寒的情况。此时用本方疏利肝胆，兼温太阴虚寒正为相宜。本方的黄芩用量要少，干姜的剂量稍大。尿少加茯苓，体虚加党参，此方为刘老治疗肝炎疾患的常用之方。

（六）三焦表里俱病虚实互见之证治

成无己《注解伤寒论》曰："胸满而烦者，阳热客于胸中也；惊者，心恶热而神不守也；小便不利者，里虚津液不行也；谵语者，

胃热也；一身尽重不可转侧者，阳气内行于里，不营于表也。与柴胡汤以除胸满而烦，加龙骨、牡蛎、铅丹，收敛神气而镇惊；加茯苓以行津液、利小便；加大黄以逐胃热、止谵语；加桂枝以行阳气而解身重。错杂之邪，斯悉愈矣。"

【引语】 伤寒八九日，下之，胸满烦惊，小便不利，谵语，一身尽重，不可转侧者，柴胡加龙骨牡蛎汤主之。（107）

【语译】 伤寒八九日，邪未解，表不尽，而误用下法，使病邪内陷，弥漫三焦，形成表里俱病虚实互见之变证。下后正气受伤，胸阳不振邪气内陷，则胸满而闷；心胆虚怯，则惊惕不安；肝胆气郁，胆火上扰心神，则烦扰不宁；阳明燥热，则谵语；少阳枢机不利，三焦决渎失司，则小便不利；三阳郁陷，经气不利，则一身尽重，不可转侧。病属表里俱病虚实互见之证，故予以和解中通阳解表、泻热清下、重镇安神之剂柴胡加龙骨牡蛎汤治疗。

——柴胡加龙骨牡蛎汤方

柴胡四两　龙骨　黄芩　生姜（切）　铅丹　人参　桂枝（去皮）　茯苓各一两半　半夏二合半（洗）　大黄二两　牡蛎一两半（熬）　大枣六枚（掰）

上十二味，以水八升，煮取四升；内大黄，切如棋子，更煮一两沸，去滓，温服一升。本云：柴胡汤，今加龙骨等。（铅丹为毒药，煎熬时要用布包扎紧。）

【辨证】 肝胆气郁，兼有阳明腑热，痰火内发而上扰心神。

【功效】 通阳解表，泻热清下，重镇安神。

【主治】 主治伤寒往来寒热，胸胁苦满，烦躁惊狂不安，时有谵语，身重难以转侧，现用于癫痫、神经官能症、梅尼埃病以及高血压病等见有胸满烦惊为主证者。

【方解】 方中柴胡、桂枝、黄芩和里解外，以治寒热往来、身重；龙骨、牡蛎、铅丹重镇安神，以治烦躁惊狂；半夏、生姜和胃降逆；大黄泻里热，和胃气；茯苓安心神，利小便；人参、大枣益气养营，扶正祛邪。共成和解清热，镇惊安神之功。

【方歌】 参苓龙牡桂丹铅，苓夏柴黄姜枣全，
　　　　枣六余皆一两半，大黄二两后同煎。

【名医论方】

《医宗金鉴》："是证也，为刚阳错杂之邪。是方也，亦攻补错杂之药。柴、桂解来尽之表邪；大黄攻已陷之里热；人参、姜、枣补虚而和胃；茯苓、半夏利水而降逆；龙骨、牡蛎、铅丹之涩重，镇惊收心而安神明，斯为以错杂之药，而治错杂之病也。"

【医案选录】

刘渡舟医案：尹某某，男，34岁。因惊恐而患癫痫病。发作时惊叫，四肢抽搐，口吐白沫，汗出。脉象沉弦。辨为肝胆气郁，兼有阳明腑热，痰火内发而上扰心神，心肝神魂不得潜敛之故。治宜疏肝泻胃，涤痰清火，镇惊安神。处方：柴胡12克，黄芩9克，半夏9克，党参10克，生姜9克，龙骨15克，牡蛎15克，大黄6克（后下），铅丹3克（布包），茯神9克，桂枝5克，大枣6枚。服1剂则大便通畅，胸胁之满与呓语皆除，精神安定，惟见欲吐不吐，胃中嘈杂为甚，上方加竹茹16克、陈皮10克服之而愈。

按语：病因惊恐等情志因素，发生癫痫。《临证指南医案》认为，癫痫"或由惊恐以致内脏不平，经久失调，一触积痰，厥气内风猝焉暴逆"而发。用柴胡加龙骨牡蛎汤治疗，有较好疗效。

四、太阴病证治

——太阴气血不和的证治

《子恒试注》:"太阴虚寒腹满常表现为下利、腹满而吐。所以此处腹满时痛既不属于阳明燥实,也非太阴虚寒证,只是误下之后,气血运行逆乱所致,属于初病阶段。若太阴脾脏气血失调,病情进一步发展,水液运化障碍,大便结硬,出现腹大实痛的实证,可加入大黄,通腑泄实。"

【引语】 本太阳病,医反下之,因尔腹满时痛者,属太阴也,桂枝加芍药汤主之;大实痛者,桂枝加大黄汤主之。(279)

【语译】 太阳病,误下伤脾,太阴气血为此不和,气不和则腹胀,血不和则时有疼痛。太阳病误下,邪陷太阴,由于病人内在因素不同,所以病理转归也随之不同。误下伤脾,土虚木乘,致肝脾不和,气血不调,而腹满时痛。故用桂枝加芍药汤通阳益脾,活血和络;若又有太阴之邪外搏于阳明,阳明为太阴之表,脾脏受邪,使阳明腑气不利,肝脾不和,气血不调,阳明腑气不利,而大便秘结,腹痛厉害,故用桂枝加大黄汤通阳益脾,活血和络,泻实导滞。

——桂枝加芍药汤方

桂枝三两(去皮) 芍药六两 甘草二两(炙) 大枣十二枚(擘) 生姜三两(切)

上五味，以水七升，煮取三升，去滓，温分三服。本云桂枝汤，今加芍药。

【辨证】 脾脏气血凝滞，木郁土中所致。

【功效】 通阳益脾，活血和络。

【主治】 太阳病误下所致的腹满时痛。

——桂枝加大黄汤方

桂枝三两（去皮） 大黄二两 芍药六两 生姜三两（切） 甘草二两（炙） 大枣十二枚（掰）

上六味，以水七升，煮取三升，去滓，温服一升，日三服。

【辨证】 脾胃气血不和兼阳明腑气不利。

【功效】 通阳益脾，活血和络，泻实导滞。

【主治】 腹满实痛、拒按、大便秘结。

【方解】 本方即"桂枝汤"芍药量加倍而成。同时也是小建中汤去饴糖而成。桂枝汤调和营卫，芍药量自倍且亦倍于桂枝，故强于和里缓急止痛。故本方之用为通阳益脾、和里缓急、活血止痛。若大实痛再加大黄，增加活血通络和泻实导滞之力。

【方歌】 桂枝倍芍转输脾，泄满升邪止痛宜，

大实痛因反下误，黄加二两下无疑。

【名医方论】

程郊倩曰："误下太阳而成腹满时痛，太阴之证见矣。然表邪内陷，留滞于太阴，非脏寒也。仍从桂枝例升举阳邪，但倍芍药以调和之。倘大实而痛，于证似可急下，然阴实非阳实，仍从桂枝例升举阳邪，但加大黄以破结滞之物。"

【医案选录】

刘渡舟医案：林某某，男，52岁。就诊，大便下利达一年

之久，先后用多种抗生素，收效不大。每日腹泻3～6次，呈水样便，并夹有少量脓血，伴有里急后重，腹部有压痛，以左下腹为甚，畏寒，发热（37.5℃左右），舌红，苔白，脉沉弦。辨证：脾脏气血凝滞，木郁土中所致。治法：调脾家阴阳，疏通气血，并于土中伐木。桂枝10克，白芍30克，炙甘草10克，生姜10克，大枣12枚。服汤2剂，下利次数显著减少，腹中颇觉轻松。3剂后则大便基本成形，少腹之里急消失，服至4剂则诸症霍然而瘳。

按语：本方用于太阴病之下利、腹痛，别具一格，正如李东垣所说："腹中痛者加甘草、白芍药，稼穑作甘，甘者己也；曲直作酸，酸者甲也。甲己化土，此仲景之妙法也。"临床运用本方时，如能抓住脾胃不和、气血不利和肝木乘土三个环节，则用之不殆，历验不爽。

五、少阴病证治

（一）少阴病两感证的脉证及治疗

《医宗金鉴》曰："少阴病，谓但欲寐也。脉沉者，谓脉不微细而沉也。今始得之，当不发热而反发热者，是为少阴之里寒，兼有太阳之表热也。故宜麻黄附子细辛汤，温中发汗，顾及其阳，则两感之寒邪，均得而解之矣。"

【引语】 少阴病，始得之，反发热，脉沉者，麻黄细辛附子汤主之。（301）

【语译】 少阴病，是里虚寒证，一般不发热，今始得少阴病而发热，所以谓之"反发热"，以别太阳表证发热或少阴之邪转出太阳之发热。太阳病，脉必浮，现在脉不浮而沉，沉脉主里，为少阴里虚寒证的依据，而今发热，脉证合参是少阴兼太阳表证，即少阴与太阳两感证。故以温少阴为主兼发汗解表之麻黄细辛附子汤治疗。可以断定此证原为太阳少阴两感之证，可用麻黄附子细辛汤或麻黄附子甘草汤温经散寒。

——麻黄细辛附子汤方

麻黄二两（去节） 细辛二两 附子一枚（炮，去皮，破八片）

上三味，以水一斗，先煮麻黄，减二升，去上沫；内诸药，煮取三升，去滓，温服一升，日三服。

【辨证】 少阴里虚寒兼太阳表证。

【主治】 素体阳虚，外感风寒证。发热、恶寒甚剧，虽厚衣重被，其寒不解，神疲欲寐，脉沉微；暴哑。

【功效】 温经解表。

【方解】 本方是为素体阳虚，复感风寒之证而设。细辛归肺、肾二经，芳香气浓，性善走窜，通彻表里，既能祛风散寒，助麻黄解表，又可鼓动肾中真阳之气，协附子温里，为佐药。三药并用，补散兼施，使外感风寒之邪得以表散，在里之阳气得以维护，则阳虚外感可愈。

【方歌】 麻黄二两细辛同，附子一枚力最雄，

　　　　　 始得少阴反发热，脉沉的证奏奇功。

【名医方论】

钱潢《伤寒溯源集》："以麻黄发太阳之汗，以解其在表之寒邪；以附子温少阴之里，以补其命门之真阳；又以细辛之气温味辛专走少阴者，以助其辛温发散。三者合用，补散兼施，虽微发汗，无损于阳气矣，故为温经散寒之神剂也。"

【医案选录】

陈某，女，40岁，患过敏性鼻炎12年，去冬以来逐渐加重。辨证：素体阳虚，卫外失司，风寒侵袭，鼻窍不通。治法：祛风散寒，宣通鼻窍。处药：麻黄附子细辛汤合玉屏风散加减。处方：麻黄10克，蝉蜕6克，辛夷10克，香白芷10克，防风20克，熟附子15克（先煎），细辛10克，炒白术30克，黄芪30克，生甘草6克。6剂，水煎服。上方随症加减，再服2月余，迄今未再复发。

按语： 该患者病程较久，体质虚弱，虽然兼有脾阳不足，但涉病脏腑及病症表现主要仍在肺肾二经，所用方药亦率多循经之品，加上患者积极配合，能够坚持治疗，故得全效。

（二）少阴病两感证较轻的证治

《医宗金鉴》曰："此详上条少阴病得之二三日，仍脉沉发热不解者，宜麻黄附子甘草汤微发其汗也。盖谓二三日不见吐利里寒之证，知邪已衰，然热仍在外，尚当汗之，但不可过耳，故不用细辛而用甘草，盖于温散之中有和意也。此二证，皆末曰无汗，非仲景略之也，以阴不得有汗，不须言也。"

【引语】 少阴病，得之二三日，麻黄附子甘草汤微发汗，以二三日无证，故微发汗也。（302）

【语译】 言"二三日"，病势较缓；"无证"，是指无下利清谷等里虚寒证，说明里虚寒证尚不太甚，故可微发汗。张路玉曰："少阴无发汗之法，汗之必至亡阳，惟此一证明，其外有太阳发热无汗，其内不吐利、躁烦、呕、渴，乃可温经散寒，取其微似躁汗也。"

——麻黄附子甘草汤方

麻黄二两（去节） 甘草二两（炙） 附子一枚（炮，去皮，破八片）

上三味，以水七升，先煮麻黄一两沸，去上沫；内诸药，煮取三升，去滓，温服一升，日三服。

【辨证】 外有太阳发热无汗，内无吐利、躁烦、呕、渴，少阴里虚寒证不甚兼太阳表证。

【主治】 少阴病，恶寒身疼，无汗，微发热，脉沉微者。

【功效】 温经解表。

【方解】 本方即麻黄附子细辛汤去细辛加炙甘草而成。因病情较轻，故去辛窜之细辛，加甘缓之甘草，以温经微汗。

【方歌】 甘草麻黄二两佳，一枚附子固根荄，

　　　　少阴得病二三日，里证全无汗岂乖。

【名医方论】

《医宗金鉴》曰："此少阴脉而表反热，便于表剂中加附子以预固其阳，是表热阳衰也。夫发热无汗太阳之表，脉沉但欲寐少阴之里，设用麻黄开腠理，细辛散浮热，而无附子以固元阳，则太阳之微阳外亡。惟附子与麻黄并用，则寒邪散而阳不亡，此里病及表，脉沉而当发汗者，与病在表脉浮而发汗者径庭也。"

【医案选录】

曹颖甫医案：余尝治高君之公子，年五龄。身无热，亦不恶寒，二便如常，但欲寐，强呼之醒与之食，食已，又呼呼睡去。按其脉微细无力。余曰：此仲景先圣所谓"少阴之为病，脉微细、但欲寐也"。以麻黄附子甘草汤轻剂与之，四月而瘥。

按语：邪入少阴多为心肾虚衰、气血不足的病变，心肾虚衰，阴寒内盛，正不胜邪，反被邪困而见但欲寐；阳气衰微，鼓动无力，故脉微；阴血不足，脉道不充，则脉细。与麻黄附子甘草汤轻剂，缓温少阴阳气则愈。

（三）附子汤的主要适应证

《医宗金鉴》曰："身体痛，表里俱有之证也，如太阳病脉浮发热，恶寒身痛，手足热，骨节痛，是为表寒，当主麻黄汤，发表以散其寒。今少阴病，脉沉无热，恶寒身痛，手足寒，骨节痛，乃是里寒，故主附子汤，温里以散寒也。"

【引语】 少阴病，身体痛，手足寒，骨节痛，脉沉者，附子汤主之。（305）

【语译】 从手足寒，脉沉的脉证上，本证的病理症结主要是阳气虚弱，由于里阳不足，生阳之气陷而不举，所以脉沉；阳气虚衰，不能充达四肢，所以手足寒；阳气虚衰，阴凝之气滞而不行，留着经脉骨节之间，所以产生了身体痛、骨节痛等证。故用附子汤以温经散寒补阳益气。其辨证关键是：太阳病身体疼痛，必伴有发热脉浮，且手足不寒；而少阴阳虚寒盛的身体疼痛，必无热而恶寒而脉沉，且手足寒。

——附子汤方

附子二枚（去皮，破八片）　茯苓三两　人参二两　白术四两　芍药三两

上五味，以水八升，煮取三升，去滓，温服一升，日三服。

【辨证】　阳气虚衰，阴寒之气滞而不行，留着经脉骨节之间。

【主治】　少阴病，身痛手足寒，骨节痛，口中和，背恶寒脉沉者。

【功效】　温经散寒，补阳益气。

【方解】　本方重用炮附子，温经驱寒镇痛，与人参相伍，温补以壮元阳，佐白术以培土，芍药以平木，茯苓以伐水，水伐火自旺，旺则阴翳消。

【方歌】　生附二枚附子汤，术宜四两主斯方，

芍苓三两人参二，背冷脉沉身痛详。

【名医方论】

《医宗金鉴》："少阴为寒水之藏，故伤寒之重者多入少阴，所以少阴一经最多死证，方中君附子二枚者，取其力之锐且以重其任也。生用者，一以壮少火之阳，一以散中外之寒，则恶寒自止，身痛自除，手足自温矣，所以固生气之源，令五藏六腑有本，十二经脉有根，脉自不沉，骨节可和矣。"

【医案选录】

俞长荣医案：陈某，男，30岁。初受外感，咳嗽，愈后但

觉精神萎靡，食欲不振，微怕冷，偶感四肢腰背疫痛。脉象沉细，面色苍白，舌滑无苔。此乃脾肾虚寒、中阳衰馁，治当温补中宫、振奋阳气，附子汤主之。处方：炮附子9克，白术12克，横纹潞9克，杭芍（酒炒）6克，茯苓9克。服1剂后，诸症略有瘥，次日复诊，嘱按原方续服2剂。前后服药3剂，诸症悉愈。

按语：脉证所现，里虚寒证无疑，与少阴攸关，断以附子汤取效。

——桃花汤证

虚寒下利便脓血的治疗

成无己《注解伤寒论》曰："阳病下利便脓血者，协热也；少阴病下利便脓血者，下焦不约而里寒也。与桃花汤，固下散寒。"

【引语】 少阴病，下利便脓血者，桃花汤主之。（306）

【语译】 下利便脓血，一般属于热性。本条下利便脓血，乃脾肾阳衰，下焦不能固摄所致。其证候特点：虽然脓血杂下，必无里急后重，亦无臭秽之气，而是滑脱不禁，腹痛喜温喜按，口淡不渴，脉沉细。

（四）补充桃花汤适应证

成无己《注解伤寒论》曰："二三日以至四五日，寒邪入里深也。腹痛者，里寒也；小便不利者，水谷不别也；下利不止便脓血者，肠胃虚弱下焦不固也。与桃花汤，固肠止利也。"

【引语】 少阴病，二三日至四五日，腹痛，小便不利，下利不止，便脓血者，桃花汤主之。（307）

【语译】 二三日至四五日，寒邪内入，阳虚寒滞，故腹痛；脾肾阳虚，统摄无权，下利不止，便脓血；而下利过多，则津液损伤，故小便不利，此与太阳蓄水证膀胱气化不行之小便不利不同，故用桃花汤温涩固脱。

——桃花汤方

赤石脂一斤（一半全用，一半筛末）　干姜一两　粳米一升

上三味，以水七升，煮米令熟，去滓，温服七合，内赤石脂末方寸匕，日三服，若一服愈，余勿服。

【辨证】　脾肾阳虚，统摄无权，下痢不止证。

【主治】　虚寒痢。下痢不止，便脓血，色黯不鲜，日久不愈，腹痛喜温喜按，舌淡苔白，脉迟弱或沉细。

【功效】　温涩固脱。

【方解】　方中赤石脂涩肠固脱为君；干姜温中祛寒为臣；粳米养胃和中为佐使，助赤石脂、干姜以厚肠胃。诸药合用，共奏温中涩肠之效。赤石脂入煎，一半全用取其温涩之气；一半筛末冲服，取其直接留着肠中，更有收敛作用。

【方歌】　一斤粳米一斤脂，脂半磨研法亦奇，

　　　　　　一两干姜同煮服，少阴脓血是良规。

【名医方论】

李时珍："取赤石脂之重涩，入下焦血分而固脱；干姜之辛温，暖下焦气分而补虚；粳米之甘温，养胃佐石脂、干姜而润肠胃也。"

【医案选录】

刘渡舟医案：程某某，男，56岁。患肠伤寒住院治疗40余日，基本已愈。惟大便泻下脓血，血多而脓少，日行三四次，腹中时痛，屡治不效。治当温涩固脱保元。赤石脂30克（一半煎汤、一半研末冲服），炮姜9克，粳米9克，人参9克，黄芪9克。服3剂而血止，又3剂大便不泻而体力转佳。转方用归脾汤加减，巩固疗效而收功。

按语：本案特征：①大便稀溏，脓血杂下；②腹痛阵发，手

足发凉；③舌胖脉弦。符合桃花汤证特点，投之果效。

（五）胃虚肝逆，吐利四逆的证治

　　《医宗金鉴》："名曰少阴病，主厥阴药者，以少阴、厥阴多合病，证同情异，而治别也。少阴有吐利，厥阴亦有吐利；少阴有厥逆，厥阴亦有厥逆，少阴有烦躁，厥阴亦有烦躁，此合病而证同者也。

【引语】　少阴病，吐利，手足逆冷，烦躁欲死者，吴茱萸汤主之。（309）

【语译】　本条以少阴病冠首，吐利、四逆，酷似四逆汤证，不用四逆汤而用吴茱萸汤治疗，其理何在？吴茱萸汤，在阳明病篇中，以食谷欲呕而用之；厥阴篇中，以干呕吐涎沫而用之；本条则以吐利而用之。盖因吴茱萸汤证以呕吐为主证，下利厥证非必具之证也。同时，其关键是"烦躁欲死"标志着阴邪虽然很盛，但阳气尚能与阴邪剧争，而不是阴盛阳亡，故用吴茱萸汤温降肝胃，泄浊通阳治疗。

　　——吴茱萸汤方

　　吴茱萸一升（洗）　人参三两　生姜六两（切）　大枣十二枚（掰）

　　上四味，以水七升，煮取二升，去滓，温服七合，日三服。

【辨证】　阳虚阴盛，阳气尚能与阴邪剧争之虚寒呕吐下利证。

【主治】　虚寒呕吐。食谷欲呕，畏寒喜热，或胃脘痛，吞酸嘈杂；或厥阴头痛，干呕吐涎沫；或少阴吐利，手足逆冷，烦躁欲死。

【功效】　温降肝胃，泄浊通阳。

【方解】 方用吴茱萸辛苦温为君，以温降肝胃以止呕，人参甘温，益阳固本而补中为臣；佐大枣助胃益脾，生姜辛温散寒止呕。

【方歌】 吴茱萸汤人参枣，重用生姜温胃好，

阳明寒呕少阴利，厥阴头痛皆能保。

【名医方论】

方有执曰："吐则伤阳，利则损阴。厥冷者阴损而逆也，烦躁者阳伤而乱也。茱萸辛温，散寒暖胃而止呕；人参甘温，益阳固本而补中；大枣助胃益脾；生姜呕家圣药。故四物者，为温中降逆之所须也。"

【医案选录】

患者女，37岁，已婚。初诊：胃脘疼痛而见呕吐清涎，舌淡嫩，苔水滑，脉弦无力，证属胃虚寒凝停饮。法当散寒降逆，温中补虚，兼行气化痰。遵《伤寒论》"食谷欲呕，属阳明，茱萸汤主之"予吴茱萸汤加减：吴茱萸9克，党参20克，生姜9克，半夏9克，茯苓12克，法半夏6克，苍术9克，厚朴9克，砂仁3克。3剂，每日1剂，水煎服。后随访，本人告知除偶食生冷出现脘闷外，未再病也未复发。[12]

按语：呕吐清水，胃脘疼痛，吞酸嘈杂者为病在阳明；干呕，吐涎沫，巅顶痛，为病在厥阴；呕吐，下利，手足逆冷，烦躁欲死者，为病在少阴。而皆用吴茱萸汤者，实乃诸症病同属虚寒。其病机关键是：脾胃虚寒，寒湿内生，浊阴上逆。而其致吐之源，却由肝木凌土而成，故仲景主以吴茱萸汤，温肝降逆以安中。

（六）少阴阳虚水泛证治

成无己《注解伤寒论》曰："少阴病二三日，则邪气犹浅，至四五日邪气已深。肾主水，肾病不能制水，水饮停为水气。腹痛者，寒湿内甚也；四肢沉重疼痛，寒湿外甚也；小便不利，自下利者，湿胜而水谷不别也。"

【引语】 少阴病，二三日不已，至四五日，腹痛，小便不利，四肢沉重疼痛，自下利者，此为有水气，其人或咳，或小便利，或下利，或呕者，真武汤主之。（316）

【语译】 少阴病，二三日不已，至四五日，邪气递深，肾阳日衰，阳虚寒甚，水气不化，泛滥为患。浸淫肢体则四肢沉重疼痛；浸渍胃肠则腹痛下利；水气停于内，膀胱气化不行，则小便不利。水饮内停，随气机升降，无处不到，或上逆犯肺为咳，或冲逆于胃为呕，或下趋大肠则下利更甚。这都是阳虚水泛为患，故宜以真武汤温肾阳利水气治之。

——**真武汤方**

茯苓三两　芍药三两　白术二两　生姜三两（切）　附子一枚（炮，去皮，破八片）

上五味，以水八升，煮取三升，去滓，温服七合，日三服。

【辨证】 肾阳日衰，阳虚寒甚，水气不化，泛滥为患证。

【主治】 阳虚水泛证。畏寒肢厥，小便不利，心下悸动不宁，头目眩晕，身体筋肉眴动，站立不稳，四肢沉重疼痛，浮肿，腰以下为甚；或腹痛，泄泻；或咳喘呕逆。舌质淡胖，边有齿痕，舌苔白滑，脉沉细。

【功效】 温肾阳，利水气。

【方解】 本方用附子辛热以壮肾阳，使水有所主；白术燥湿健脾，使水有所制；生姜宣散佐附子助阳，是于主水中有散水之意，温散水气，茯苓利水渗湿，佐白术健脾，是于制水中有利水之用，芍药既可敛阴和营止腹痛，又可制附子刚燥之性。

【方歌】 生姜芍茯数皆三，二两白术一附探，

　　　　便短咳频兼腹痛，驱寒镇水与君谈。

　　　　咳加五味要半升，干姜细辛一两具；

　　　　小便若利恐耗津，须去茯苓肾始固；

　　　　下利去芍加干姜，二两温中能守住；

　　　　若呕去附加生姜，足前须到半斤数。

【名医方论】

程知曰："白通、通脉、真武皆为少阴下利而设。白通四证，附子皆生用，惟真武一证熟用者，盖附子生用则温经散寒，炮熟则温中去饮。白通诸汤以通阳为重，真武汤以益阳为先，故用药有轻重之殊。干姜能佐生附以温经，生姜能资熟附以散饮也。"

【医案选录】

滑伯仁医案：一人，七月内病发热。或令其服小柴胡汤，必二十六剂乃安。如其言服之，未尽二剂，则升散太过？多汗亡阳，恶寒甚，肉瞤筋惕，乃请滑诊视。脉细欲无，即以真武汤进七八服，稍有绪，更服附子七八枚乃愈。[13]

按语：升散大过，汗出而热不解，反伤其阳，而见恶寒、筋惕肉颤、脉细欲无，正与"太阳病发汗，汗出不解，其人仍发热，心下悸，头眩、身颤动，振振欲擗地"之论相印证，果服真武而瘳。

（七）阴盛于内，格阳于外证治

成无己《注解伤寒论》曰："下利清谷，手足厥逆，脉微欲绝，为里寒；身热，不恶寒，面色赤为外热。经曰：脉微而利，亡血也。四逆加人参汤主之，脉病皆与方相应者，乃可服之。"

【引语】　少阴病，下利清谷，里寒外热，手足厥逆，脉微欲绝，身反不恶寒。其人面色赤，或腹痛，或干呕，或咽痛，或利止脉不出者，通脉四逆汤主之。（317）

【语译】　少阴病，下利清谷，手足厥逆，脉微欲绝，是阳气大衰、阴寒内盛所致；阴寒内盛，虚阳被格于外，故出现身反不恶寒、面赤等"里寒外热"的假热证状。由于阴阳格拒，所以又有或然诸证。阴寒盛于里，寒气上逆则腹痛干呕；虚阳上浮，郁于咽嗌则咽痛；阳气大虚而阴液内竭，故利止而脉不出。证属阴盛格阳，故以通脉四逆汤破阴回阳，通达内外之治之。

　　——通脉四逆汤方

甘草二两（炙）　　附子大者一枚（生用，去皮，破八片）干姜三两（强人可四两）

上三味，以水三升，煮取一升二合，去滓，分温再服，其脉即出者愈。

【辨证】　少阴阳气大衰，阴盛于内，格阳于外。

【主治】　少阴病，阴盛格阳证。下利清谷，里寒外热，手足厥逆，脉微欲绝，身反不恶寒，其人面色赤，或腹痛，或干呕，或咽痛，或利止，脉不出者。

【功效】　破阴回阳，通达内外。

【方解】　通脉四逆汤与四逆汤药味全同，只是干姜、附子用量增大，因而温阳驱寒力量更强，正如《医宗金鉴》曰："以其能大壮元阳,主持中外,共招外热返之于内。"所以方名通脉四逆汤,以别于四逆汤。

【方歌】 一枚生附草姜三,招纳亡阳此指南,

外热里寒面赤厥,脉微通脉法中探。

面赤加葱茎用九,腹痛去葱真好手,

葱去换芍二两加,呕者生姜二两偶;

咽痛去芍桔须加,桔梗一两循经走;

脉若不出二两参,桔梗丢开莫掣肘。

【名医方论】

《医宗金鉴》曰:"论中,扶阳抑阴之剂,中寒阳微不能外达,主以四逆,中外俱寒阳气虚甚,主以附子,阴盛于下格阳于上,主以白通,阴盛于内格阳于外,主以通脉,是则可知四逆运行阳气者也,附子温补阳气者也,白通宣通上下之阳气者也,通脉通达内外之阳气者也,今脉微欲绝,里寒外热,是肾中阴盛,格阳于外,故主之也。"

【医案选录】

李东垣医案:李东垣治冯氏子,年十六。病伤寒,目赤而烦渴,脉七八至。王注云:言病热而脉数,按之不动,乃寒盛格阳而致之,非热也。此传而为阴证矣。今持姜附来,吾当以热因寒用之法治之。药未就,而病者爪甲已青,顿服八两,汗渐出而愈。[13]

按语:病热见脉数,按之不动,乃虚数也,属无胃气之脉类。虚阳飞越于外,假斥脉道所致,预后多不良。本案幸遇大家调治,否则,杀人无血耳!于此可见李氏学验至精,堪为后学之典范。

（八）阳郁不伸，气机不宣证治

《医宗金鉴》曰："凡少阴四逆，虽属阴盛不能外温，然亦有阳为阴郁，不得宣达而令四肢逆冷者，故有或咳，或悸，或小便不利，或腹中痛、泄利下重诸证也。今但四逆而无诸寒热证，是既无可温之寒，又无可下之热，惟宜疏畅其阳，故用四逆散主之。"

【引语】 少阴病，四逆，其人或咳，或悸，或小便不利，或腹中痛，或泄利下重者，四逆散主之。（318）

【语译】 本条虽冠以少阴病，却不同于阳虚阴盛，其四逆是由于肝气郁结、阳郁于里、不能通达四肢所致。而导致阳气郁结、不能通达四肢的原因，有以下几个因素。第一个因素就是吃寒凉药物，把阳气一下子给冰伏了（它和寒药伤阳不同）；第二个因素在杂病中常见，由于发怒引起的。既然是肝气郁滞证，治疗当然应疏肝理气为主，所以用四逆散主之。

——四逆散方

甘草（炙）　枳实（破，水渍，炙干）　柴胡　芍药

上四味，各十分，捣筛，白饮和服方寸匕，日三服。

【辨证】 阳郁不伸，气机不宣，不能通达四肢。

【主治】 治少阴病，阳郁于里，致患热厥；以及肝失条达，气郁致厥，手足厥冷，或咳，或悸，或小便不利，或腹中痛，或泻痢下重，脉弦细。

【功效】 疏肝和胃，透达郁阳。

【方解】 本方名亦以治四肢厥冷而得名，与四逆汤名同而药不同。方中柴胡主升，疏肝解郁而透达阳气。枳实主降，行气散结而宣通胃络，芍药、甘草制肝和脾而益阴缓急。

【方歌】 枳甘柴芍数相均，热厥能回察所因，
　　　　　自饮和匀方寸匕，阴阳顺接用斯神。

咳加五味与干姜，五分平行为正路，

下利之病照此加，辛温酸收两相顾；

悸者桂枝五分加，补养心虚为独步；

小便不利加茯苓，五分此方为法度；

腹中痛者里气寒，炮附一枚加勿误；

泄利下重阳郁求，薤白三升水煮具；

水用五升取三升，去薤纳散寸匕数；

再煮一升有半成，分温两服法可悟。

【名医方论】

《医宗金鉴》："君柴胡以疏肝之阳，臣芍药以泻肝之阴，佐甘草以缓肝之气，使枳实以破肝之逆，三物得柴胡，能外走少阳之阳，内走厥阴之阴，则肝胆疏泄之性遂，而厥可通也。"

【医案选录】

汪其浩医案：陈某某，男，35岁。开始发冷发热，头疼身痛，自以为感冒风寒，自服青草药后，症状稍减，继则腹痛肢厥，嗜卧懒言，症状逐渐增剧，邀余诊治。诊为热邪内陷，热厥腹痛。拟四逆散倍芍加葱：柴胡9克，白芍18克，枳壳9克，甘草4.5克，鲜葱头3枚。水煎服。复诊：上方服后痛减，脉起肢温，面赤消，便溏止，小便通。病人自诉脐部仍胀痛，似有一物堵塞，诊脉细、重按有力，为热结在里，处以大柴胡汤。服后大便通，胀痛如失。

按语：《伤寒论》云："病人身大寒，反不欲近衣者，寒在皮肤，热则骨髓也。"本案所现，乃阳气郁遏于里，不达于外所致，正所谓"热深厥亦深，热微厥亦微"也。四逆散通利少阴之枢，畅达阳郁。俾气机畅利，阳气布护周身，则腹痛肢厥等寒症自愈。[14]

——四逆汤证

《医宗金鉴》曰："少阴病，但欲寐，脉沉者，若无发热、口燥之证，则寒邪已入其藏，不须迟疑，急温之以四逆汤，消阴助阳可也。"

【引语】 少阴病，脉沉者，急温之，宜四逆汤。（323）

【语译】 脉微细，但欲寐是少阴病的主要脉证。因此，此脉沉当是沉而微细。标志着阳气大衰，阴寒极盛，故治当以宜回阳救逆之四逆汤急温之。迟则有亡阳之变。急温之是仲景明示对少阴虚寒证，要抓住时机，早起治疗，以免延误病机。这一条也是对前面少阴虚寒证治疗的总结，凡是少阴虚寒证治疗要急温之。

（九）少阴病膈上有寒饮与胸中实邪的辨证

黄坤载曰："温温者，痰阻清道，君火郁遏，浊气翻腾之象也。手足寒者，阳郁不能四达也。阳衰湿旺，是以脉迟。土湿木郁，是以脉弦。此胸中邪实，不可下也。腐败壅塞，法当吐之。若膈上有寒饮、干呕，则土败胃逆，不可吐也，当急温之，宜四逆汤。"

【引语】 少阴病，饮食入口则吐，心中温温欲吐，复不能吐，始得之，手足寒，脉弦迟者，此胸中实，不可下也，当吐之。若膈上有寒饮，干呕者，不可吐也，当温之，宜四逆汤。（324）

【语译】 由于痰涎实邪阻滞胸中，正气向上驱邪，故饮食入口则吐，不进食时，心中亦蕴结不适而上泛欲吐，然实邪阻滞不行，故复不能吐；胸阳为痰浊所阻，不能达于四肢，故手足寒；痰阻阳郁，故脉弦迟。实邪在上，不可攻下，当因势利导。由于脾肾阳虚，不能化气布津，以致水饮停聚，寒饮上逆则呕，少阴阳虚在下，不能温养脾土，则下利。肾水无阳气以蒸化津液，津液不能上承，则口渴，阳虚不能温煦四肢则手足寒，故当以四逆汤急回阳救逆而温之。

　　——四逆汤方

　　甘草二两（炙）　干姜一两半　附子一枚（生用，去皮，破八片）

　　上三味，以水三升，煮取一升二合，去滓，分温再服。强人可大附子一枚、干姜三两。

　　【辨证】　少阴阳气大衰，阴寒极盛，里虚寒证。

　　【主治】　心肾阳衰寒厥证。四肢厥逆，恶寒蜷卧，神衰欲寐，面色苍白，腹痛下利，呕吐不渴，舌苔白滑，脉微细。

　　【功效】　回阳救逆。

　　【方解】　方名四逆者，主治少阴中外皆寒，四肢厥逆也。君以甘草之甘温，温养阳气；臣以姜附之辛温，助阳胜寒；甘草得姜附，鼓肾阳温中寒，有水中暖土之功；姜、附得甘草，通关节走四肢，有逐阴回阳之力，肾阳鼓，寒阴消，则阳气外达而脉自升，手足自温矣。

　　【方歌】　生附一枚两半姜，草须二两少阴方，

　　　　　　　建功姜附加良将，将将从容藉草匡。

　　【名医方论】

　　成无己曰："四逆者，四肢逆冷不温也，四肢者，诸阳之本，阳气不足，阴寒加之，阳气不相顺接，是致手足不温而成四逆。此汤申发阳气，却散阴寒，是以四逆名之。甘草味甘平，《内经》曰：平以润之，开发腠理，致津液通气。暖肌温经，必凭大热，是以附子为使。"

　　【医案选录】

　　俞长荣医案：苏某妻，三十余岁。月经期中不慎冲水，夜间忽发寒战，继即沉沉而睡，人事不省，脉微细欲绝，手足厥

逆。当即针人中及十宣穴出血，血色紫黯难以挤出。针时能呼痛，并一度苏醒，但不久仍呼呼入睡。此因阴寒太盛，阳气大衰，气血凝滞之故。急当温经散寒挽扶阳气。拟大剂四逆汤一方：炮附子24克，北干姜12克。炙甘草12克。水煎，嘱分4次温服，每半小时灌服1次。服全剂未完，果然四肢转温，脉回，清醒如初。

按语：经期冲水，寒中少阴，阴寒大盛于内，非四逆汤之温不足以驱阴霾。然服药之法，尤当考虑，本案分4次温服，缓缓给予，则使药力绵绵，阳气续生。此法值得临床效法。

（十）少阴病阴阳两虚证治

《医宗金鉴》曰："脉微，阳虚也。涩，血少也。必数更衣者，下利勤也。反少者，欲下而反少也。即今之阳虚血少，里急后重，下利病也。呕而汗出者，阴盛于内，上逆而作呕也。阳虚失护，故汗出也，当温其上，宜灸之。"

【引语】 少阴病，下利，脉微涩，呕而汗出，必数更衣，反少者，当温其上，灸之。（325）

【语译】 少阴病，脉微涩，微是阳气虚，涩是阴血少，阴邪上逆则呕，阳虚卫外不固则汗出，阳主升，虚则气下坠故数更衣，阴血虚则肠泛津液则更衣反少。因证不仅阳气阴血两虚，而且阳气虚而下陷，阴寒盛而上逆，用温寒降逆则有碍于下利，用温寒升阳则有碍于呕吐，汤剂难施，故以灸法（灸百会穴或灸关元，以祛寒邪）。

【医案选录】

舒驰远曰：曾有一妇人，腹中急痛，恶寒厥逆，呕而下利，脉见微涩，予即商之仲远，仲远踌躇：是证不可温其下，以逼迫其阴，当用灸法温其上，以升其阳，而病可愈。予然其言，而依其法，用生姜一片，贴头顶百会穴上，灸艾三壮，其柽即收，仍服四逆汤加芪术，一剂而愈。[13]

按语：患者虽以阳虚为急，但仍是阴阳两虚。用灸法温其上，升其阳，以补汤药之不及而病愈。然此证亦非无药可及，四逆加人参汤即可阴阳兼顾。灸百会穴确有升阳作用，一切下陷疾患皆可使用。

——黄连阿胶汤证

阴虚阳亢，心烦不寐证治

成无己《注解伤寒论》曰："少阴受病，则得之于寒，二三日以上，寒极变热之时，热烦于内，心中烦，不得卧也。与黄连阿胶汤，扶阴散热。阳有余，以苦除之，黄芩、黄连之苦，以除热；阴不足，以甘补之，鸡黄、阿胶之甘，以补血；酸，收也，泄也，芍药之酸，收阴气而泄邪热。"

【引语】 少阴病，得之二三日以上，心中烦，不得卧，黄连阿胶汤主之。（303）

【语译】 少阴病，脉微细，但欲寐，是少阴病病邪从阴化寒的典型脉证；少阴病，得之二三日以上，心中烦，不得卧是少阴病病邪从阳化热，阴虚阳亢所致。肾水亏于下，心火亢于上，心肾不得相交，故心中烦，不得卧。此与栀子豉汤的虚烦不同，栀子豉汤证为余热，扰于胸膈，而肾水不虚。少阴病病从阳化热，有从阳经传入者，有少阴寒邪化热者。治宜以黄连阿胶汤泻火滋阴，即"壮水之主，以制阳光。"

——黄连阿胶汤方

黄连四两　黄芩二两　芍药二两　鸡子黄二枚　阿胶三两（一云三挺）

上五味，以水六升，先煮三物，取二升，去滓；内胶烊尽，小冷；内鸡子黄，搅令相得，温服七合，日三服。

【辨证】 阴虚阳亢，肾水亏于下，心火亢于上，心肾不交。

【主治】 少阴病，得之二三日以上，心中烦，不得卧。用于心肾不交、阴虚火旺较重的心烦失眠、舌红苔燥、脉细数者。

【功效】 滋阴清火。

【方解】 本方主要作用清心火、滋肾阴，正如成无己所说："阳有余，以苦除之，黄连、黄芩之苦以除热；阴不足，以甘补之，鸡子黄、阿胶之甘以补血；酸，收也，泄也，芍药之酸，收阴气而泄邪热也。"

【方歌】 四两黄连三两胶，二枚鸡子取黄敲，

　　　　 一芩二芍心烦治，更治难眠睫不交。

【名医方论】

《伤寒附翼》："病在三阳，胃中不和而心下痞者，虚则加参、甘补之，实则加大黄下之；病在少阴而心中烦，不得卧者，既不得用参、甘以助阳，亦不得用大黄以伤胃矣。用芩、连以直折心火，佐芍药以收敛神明，所以扶阴而益阳也。"

【医案选录】

卢成孝医案：张某，女，44岁，就诊时患者主诉失眠已3个月之久，有贫血及神衰病史。现症：失眠多梦，心悸心烦，精神不振，动则气短，纳食乏味，口苦咽干，腰膝酸软，舌红绛、苔薄黄，脉细数。辨证：肾水亏于下，心火亢于上，心肾不交之失眠。治法：滋阴清热，养血安神。方药：黄连阿胶汤加减。黄连9克，白芍12克，阿胶9克，黄芩9克，远志15克，夜交藤24克，麦冬15克，柏子仁12克，炙甘草9克，当归9克，鸡子黄（冲服）1枚。5剂。药后眠深神安，余症已解。继服归脾丸2瓶，以调理心脾，巩固疗效。

按语：本例属于心肾不交、水火失调之病理反应，肾水不足，不滋心阴，心阳独亢，扰乱心神，故见心悸、心烦、失

眠、多梦等症。以黄连阿胶汤交通心肾，加当归、白芍以养血；柏子仁、麦冬、夜交藤以安神。心主血藏神，肾主志藏精。诸药合用，使血旺精充、神志正常，诸症即可告愈。

——猪苓汤证

阴虚火热相搏证治

《医宗金鉴》曰："凡少阴下利清谷，咳呕不渴，属寒饮也。今少阴病六七日，下利黏秽，咳而呕，渴烦不得眠，是少阴热饮为病也。饮热相抟，上攻则咳，中攻则呕，下攻则利；热耗津液，故渴；热扰于心，故烦不得眠。宜猪苓汤利水滋燥，饮热之证，皆可愈矣。"

【引语】 少阴病，下利，六七日，咳而呕渴，心烦不得眠者，猪苓汤主之。（319）

【语译】 少阴病下利有寒热之分。本条下利是少阴之邪从阳热化，阴虚有热，水热搏结，而导致水气不利之证。水热之邪气偏于下焦则下利；在中焦则呕；在上焦咳而心烦。水气内停不能化津上布则渴。但彼属阳虚寒盛，而此属水热搏结，故彼虽心烦但欲寐，同时小便清长；本证心烦不得眠与黄连阿胶汤相似，但黄连阿胶汤是单纯阴虚阳亢，而不兼水气，且邪热与阴虚均较严重，故治宜滋阴清火。本证是水气不利为主，热势较轻，阴虚不甚，故治宜猪苓汤育阴利水。

——猪苓汤方

猪苓（去皮） 茯苓 阿胶 滑石（碎） 泽泻各一两

上五味，以水四升，先煮四味，取二升，去滓；内下阿胶烊消，温服七合，日三服。

【辨证】 少阴之邪从阳热化，阴虚有热，水热搏结，而导致水气不利之证。

【主治】 水热互结证。小便不利，发热，口渴欲饮，或心烦不寐，或兼有咳嗽、呕恶、下利，舌红苔白或微黄，脉细数。又治血淋，小便涩痛，点滴难出，小腹满痛者。

【功效】 清热，养阴，利水。

【方解】 方中以猪苓为君，取其归肾、膀胱经，专以淡渗利水。臣以泽泻、茯苓之甘淡，益猪苓利水渗湿之力，且泽泻性寒兼可泄热，茯苓尚可健脾以助运湿。佐入滑石之甘寒，利水、清热两彰其功；阿胶滋阴润燥，既益已伤之阴，又防诸药渗利重伤阴血。

【方歌】 泽胶猪茯滑相连，咳呕心烦渴不眠，

　　　　　　煮好去滓胶后入，育阴利水法兼全。

【名医方论】

赵羽皇曰："仲景制猪苓一汤，以行阳明少阴二经水热，然其旨全在益阴，不专利水，盖伤寒表虚最忌亡阳，而里热又在亡阴，亡阴者亡肾中之阴与胃家之津液也，故阴虚之人，不但大便不可轻动，即小水亦忌下通，盖阴虚过于渗利，则津液反致耗竭。"

【医案选录】

岳美中医案：高某某，女。患慢性肾盂肾炎，因体质较弱，抗病机能减退，长期反复发作，经久治不愈。发作时有高热、头痛、腰酸、腰痛、食欲不振、尿意窘迫、排尿少，有不快与疼痛感。治宜清利下焦湿热，选张仲景《伤寒论》猪苓汤：猪苓12克，茯苓12克，滑石12克，泽泻18克，阿胶9克（烊化兑服）。水煎服6剂后，诸症即消失。

按语：本案"体质较弱"，恐肾虚于先，"久治不愈"，乃邪恋于内。综观诸症，而为肾阴虚膀胱湿热也，阴虚加湿热，胶柱琴瑟，故"长期反复发作"，惟与猪苓汤滋阴清热利湿，两不相误，果6剂获愈。

——猪肤汤证

少阴阴虚咽痛证治

成无己《注解伤寒论》曰："少阴之脉，从肾上贯肝膈，入肺中，则循喉咙；其支别者，从肺出，络心注胸中。邪自阳经传于少阴，阴虚客热，下利，咽痛、胸满、心烦也，与猪肤汤，调阴散热。"

【引语】 少阴病，下利，咽痛，胸满，心烦，猪肤汤主之。（310）

【语译】 少阴邪从热化，邪热下注则下利，利则阴气更伤，虚火上炎，则胸满、心烦、咽痛。少阴经脉入肺，循喉咙，其支别者，从肺出络心，注胸中，下利后，阴气虚损，肾火不藏，循经脉而上走于阳分。阳并于上，阴并于下，火不下交于肾，水不上承于心，故出现上述症状。治宜猪肤汤滋肾润肺补脾。

——猪肤汤方

猪肤一斤

上一味，以水一斗，煮取五升，去滓，加白蜜一升、白粉五合，熬香，和令相得，温分六服。

【辨证】 少阴邪从热化，少阴气更伤，虚火上炎咽痛。

【主治】 少阴病，下利，咽痛，胸满，心烦。

【功效】 滋肾润肺补脾。

【方解】 本方为甘润平补之剂。《中国医学大辞典》：猪为水畜，属肾，而肤主肺，取其遍达周身，从内而外；蜜乃稼穑之味，粉为五谷之精，合之猪肤之润，皆足以交媾阴阳，调和荣卫；熬香者，取香气助中土之义也。

【方歌】 斤许猪肤斗水煎，水煎减半滓须捐，
　　　　再投粉蜜熬香服，烦利咽痛胸满痊。

【名医方论】

《注解伤寒论》曰："猪，水畜也，其气先入肾。少阴客热，是以猪肤解之；加白蜜润燥除烦，白粉以益气断利。"《伤寒来苏集》曰："猪为水畜，而津液在肤，君其肤以除上浮之虚火；佐白蜜、白粉之甘，泻心润肺而和脾，滋化源，培母气。水升火降，上热自除而下利止矣。"

【医案选录】

马某某，女，10岁，学生，患儿素体较弱，屡发扁桃腺炎。20天前患麻疹病，曾高热、昏谵，病后精神不振，纳食不佳，干咳少痰，咽部灼热痛痒，似有物阻隔，常作"吭"声，入夜尤甚，时索水饮，饮而不多。扁桃腺Ⅰ度肿大，其色淡红，舌质嫩红少苔，脉细数。辨证：此系病后余邪未清，真阴不足，热邪直犯少阴之证。治法：滋肾泄热。仿猪肤汤凉润法：猪肤30克，粳米15克，雪梨1个（去皮核）。水煎汤饮，每日3～10次。连进7剂，诸恙悉平。[13]

——甘草汤证、桔梗汤证

少阴阴火上炎咽痛证治

《医宗金鉴》曰："少阴病二三日，咽痛无他证者，乃少阴经客热之微邪，可与甘草汤缓泻其少阴之热也。若不愈者，与桔梗汤，即甘草汤加桔梗以开郁热，不用苦寒者，恐其热郁于阴经也。"

【引语】 少阴病，二三日，咽痛者，可与甘草汤；不瘥，与桔梗汤。（311）

【语译】 少阴经脉入肺，循喉咙，少阴阴火上炎，则咽痛。此非胃火和肺火，而是属于少阴之火。故无恶寒、发烧、大便秘结、咳嗽等症状。对阴火上熏发生之咽痛，不能用苦寒之药，要用甘寒之药。生甘草甘寒而平，能清虚热，治少阴阴中之伏火。若不瘥者，是药力轻，热毒甚，加桔梗。桔梗微苦，有开喉痹、解毒之作用。甘草和桔梗合用，能开喉痹，解毒，消肿。

——甘草汤方

甘草二两

上一味，以水三升，煮取一升半，去滓，温服七合，日二服。

【辨证】 少阴阴火上炎咽痛。

【主治】 少阴咽痛，兼治舌肿。

【功效】 清虚热利咽喉。

【方歌】 甘草名汤咽痛求，方教二两子多收，

后人只认中焦药，谁识少阴主治优。

——桔梗汤方

桔梗一两　甘草二两

上二味，以水三升，煮取一升，去滓，温分再服。

【主治】 风邪热毒客于少阴，上攻咽喉，咽痛喉痹，风热郁肺，致成肺痈，咳嗽，胸满振寒，咽干不渴，时出浊沫，气息腥臭，久则吐脓者。

【功效】 清热利咽散结。

【方解】 甘草生用清热解毒，故能治客热咽痛，佐以桔梗，苦辛开散之品，更可提高疗效。桔梗汤，后世名为甘桔汤，为治疗咽喉痛的基本方，治疗咽喉痛诸方大多由此方加味而成。

【方歌】 甘草汤投痛未瘥，桔加一两莫轻过，

奇而不效须知偶，好把经文仔细哦。

【名医方论】

徐灵胎曰："夫甘为土之正味，能制肾水越上之火，佐以桔梗苦辛开散之品，别录云：'桔梗疗咽喉痛'，此方制少阴在上之火。"

【医案选录】

张某某，男，29岁，工人。咽喉疼痛不适，灼热干燥，每至下午多讲话之后咽痛加重，已一年余。曾多次用抗生素治疗无效，近咽痛更剧，夜间时有盗汗，检查见整个咽部黏膜皆明显充血，咽后壁滤泡增生。舌红苔薄，脉细无力。证属少阴阴液亏虚、虚火循经上炎、蒸灼咽喉，治宜滋阴清火、利咽止痛，方以桔梗9克、生甘草3克、生地12克、玄参12克、麦冬9克、石斛9克、茜草9克。服7帖后，咽喉疼痛灼热已有减轻，喉间略觉较舒，咽部检查依然，再以原方加黄柏、知母5克，连服30余帖，诸症渐渐趋愈。[15]

按语：咽喉之证为"火毒上升所致，须以降气泻火为要。甘草补中而不泻火，既受其补，则火愈炽，病愈重矣。桔梗引诸药上行，药既上行，则痰与火亦引之而上行，势必喉间壅塞，于病更加重矣。"从古人对桔梗汤运用和个人临床的一些实践来看，以上的说法是值得商榷的。只要辨证准确，加减得宜，方能收到预期之效。

——苦酒汤证

咽中疮伤，失音证治

《医宗金鉴》曰："少阴病，咽痛不愈，若剧者，咽中为痛所伤，渐乃生疮，不能言语，声音不出，所必然也。以苦酒汤主之，用半夏涤涎，蛋清敛疮，苦酒消肿。则咽清而声出也。"

【引语】 少阴病，咽中伤，生疮，不能语言，声不出者，苦酒汤主之。（312）

【语译】 咽部发生溃疡，波及会厌，故不能语言，声不出。少阴之脉，从肾上贯肝膈，入肺中，则循喉咙，少阴水亏，阴火蒸腐，痰火郁结，咽喉被其所伤而生疮。所以用苦酒汤清热涤痰，敛疮消肿。

——苦酒汤方

半夏十四枚（洗，破如枣核）　鸡子一枚（去黄，内上苦酒，着鸡子壳中）

上二味，内半夏，着苦酒中，以鸡子壳置刀环中，安火上，令三沸，去滓，少少含咽之，不瘥，更作三剂。

【辨证】　少阴水亏，不能上济君火，阴火循经上炎，咽喉为阴火所蒸腐而生疮。

【主治】　咽喉伤，局部溃烂，声音嘶哑，不能言语，舌红，脉细数。

【功效】　清热涤痰，敛疮消肿，兼降阴火。

【方解】　方以半夏涤痰散结，蛋清润燥利咽，苦酒消肿敛疮。半夏得蛋清，有利窍通声之功，无燥津涸液之虑；半夏得苦酒，辛开苦泄，入阴分劫涩敛疮，阴火可因苦酒而降。药取少少含咽，以使药物直接持续作用于患部而提高疗效。

【方歌】　生夏一枚十四开，鸡清苦酒搅几回，

刀环棒壳煎三沸，咽痛频吞绝妙哉。

【名医方论】

程知曰："按卵白象天，卵黄象地。前黄连阿胶汤用鸡子黄，义取入肾滋阴；此苦酒汤用鸡子白，义取入肺润痰也。"方有执曰："咽伤而生疮，则比痛为瘥重可知也。不能语言者，少阴之脉，复入肺络心，心通窍于舌，心热则舌不掉也。声不出者，肺主声而属金，金清则鸣，热则昏而塞也。"徐灵胎曰："咽中伤生疮，疑即阴火喉癣之类，此必迁延病久，咽喉为火所蒸腐，此非汤剂之所能疗，用此药敛火降气，内治兼外治也。"

【医案选录】

黄某，女，40岁，初诊，诉反复声音嘶哑，行纤维喉镜检查，

提示：声带小结。转中医科就诊，舌红，苔薄白，脉细，初予玄麦甘桔汤加减3剂，嘱煎汤代茶饮，3日后复诊效不显，余思仲景苦酒汤证云："咽中伤，生疮，不能言语，声不出者，苦酒汤主之。"予生旱半夏（小者如黄豆大）14枚，水洗后研碎；以鸡蛋1枚去黄，将蛋清倒出与半夏搅匀，加入5度老陈醋（与蛋清比例1:1），用不锈钢中号勺在蜡烛上煮微开，滤去药渣，小口呷服，每日1次，2次即愈，到今随访未见复发[11]。

按语：中医认为失音少阴经病变，因少阴之脉上系舌本，少阴经脉为热邪所伤而致，少阴热气，随经上冲，咽伤生疮，不能言语，音声不出而失音，东垣先生谓少阴邪入于里，上接于心，与火俱化而克金也。故用半夏启一阴之气，辛以散结降痰，止咽痛，开发声音；鸡子清甘寒润燥入肺，清热气，通声音；苦酒苦酸，助少阳初生之气，且消疮肿散邪毒。三者结合，达到消肿止痛、散结祛痰之目的，痰去、结开则声音自出。

——半夏散及汤证

少阴阴盛阳郁咽痛证治

　　方有执曰："此以风邪热甚，痰上壅而痹痛者言也。故主之以桂枝祛风也，佐之以半夏消痰也，和之以甘草除热也，三物者，是又为咽痛之一治法也。"

【引语】　少阴病，咽中痛，半夏散及汤主之。（313）

【语译】　本证咽痛，与甘草汤、桔梗汤、苦酒汤所治咽痛，无论在成因上还是在病理转机上都不相同。甘草汤、桔梗汤所治咽痛，邪气轻微，疼痛不甚，无表里证，属于少阴客热所致；苦酒汤所治咽痛生疮，是少阴水亏、阴火蒸腐而致咽喉生疮溃烂；而本证咽痛，乃阴寒外束，阳邪郁聚不得申达，郁而化火，所以用半夏散及汤散寒通阳、涤痰开结。

——半夏散及汤方

半夏（洗）　桂枝　甘草（炙）

上三味，等分，各别捣筛已，合治之，白饮和服方寸匕，日三服。若不能散服者，以水一升，煎七沸，内散两方寸匕，更煮三沸，下火令小冷，少少咽之。半夏有毒，似不当散服。

【辨证】　寒邪外束，阳邪郁聚不得申达，少阴客寒郁于咽嗌之咽痛证。

【主治】　咽痛、喉痹。

【功效】　散寒通阳，涤痰开结。

【方解】　本方以半夏涤痰开结，桂枝散寒通阳，甘草缓急补中，客寒夹痰咽痛，非此莫效。

【方歌】　半夏桂甘等分施，散须寸匕饮调宜，

　　　　　若煎少与当微冷，咽痛求枢法亦奇。

【名医方论】

尤在泾曰："少阴咽痛，甘不能缓者，必以辛散之，寒不能除者，必以温发之，盖少阴客邪，郁聚咽嗌之间，既不得出，复不得入，设以寒治，则聚益甚，投以辛温，则郁反通，《内经》云'微者逆之，甚者从之'之意也。半夏散及汤，甘辛合用，而辛胜于甘，其气又温，不特能解客寒之气，亦能劫散咽喉怫郁之热也。"

【医案选录】

刘某，男，42岁，农民。就诊因不能言语，由妻子代诉：患者5天前因天气炎热，下午干完农活后冲冷水澡，晚上喝了2瓶冰啤酒后上床就寝，第二天凌晨开始头痛发热而住进当地医院，按感冒常规治疗4天，感冒缓解后出院。出院2天后，自觉咽喉疼痛难忍，声音嘶哑沉重，几乎不能言语。刻诊：患者咳嗽，咳吐痰白稀，量少，咽部痛，红肿不明显，有异物感，

微恶风，舌质淡，苔白润，两边薄中间偏厚，脉浮缓。辨证：寒邪外束，阳邪郁聚不得申达，少阴客寒夹痰咽痛。治法：散寒通阳，涤痰开结。方药：半夏汤。法半夏10克，桂枝10克，炙甘草10克。2剂，水煎服，日3次，并嘱待汤稍冷后，慢慢吞下，忌食辛辣等刺激性食物。二诊，咽痛减去大半，语音开，仍轻度嘶哑，异物感消失，咳嗽减轻，不吐痰，但胸闷堵气、微烦，苔白微厚。效不更方，但因患者平素嗜酒，内湿渐起，且有化热之趋势，故再原守加：厚朴10克，黄芩3克，桔梗12克，紫苏叶12克。3剂，水煎服。三诊，咽痛消失，说话如常。[16]

　　按语：本证患者因贪凉饮冷受寒而受风寒，虽经住院治疗，但风寒表证未除，寒邪外束，阳郁不得申达，郁而化火，上灼咽喉，故咽痛；痰湿闭阻肺系，肺气失宣，则声音嘶哑；故用半夏汤化痰散结，通阳利咽。二诊时，胸闷，微烦，是患者平素嗜酒，内湿渐起，且有化热之趋势，故加黄芩清热、桔梗宣肺利咽止咳、厚朴行气化痰除湿开结。因方与证符，故效如桴鼓。

六、厥阴病脉证并治

（一）阴寒内盛虚阳外浮难治证候

黄元御《伤寒悬解》曰："发热而厥，阴盛阳不归。七日来复时，复下利，里阳亡脱。厥阴阳绝死证。"

【引语】 发热而厥，七日下者，为难治。（348）

【语译】 本条亦是真寒假热证，虽然无上述情况严重，但是本证发热而厥，七日更增下利，是阴寒内盛，阳不能复，虚阳外浮，故曰难治。方有执曰："厥七日而下利，阴盛而阳不复也。"然难治非不治之证，可用白通四逆等汤治疗。

（二）正虚阳郁，上热下寒

尤在泾："伤寒六七日，寒已变热而未实也，乃大下之，阴气遂虚，阳气乃陷。阳气陷，故寸脉沉而迟。阴气虚故下部脉不至。阴阳并伤，不相顺接，则手足厥逆。而阳邪之内入者，方上淫而下溢，为咽喉不利，为吐脓血，为泄利不止，是阴阳上下并受其病，而虚实冷热亦复混淆不清矣。是以欲治其阴，必伤其阳，欲补其虚，必碍其实，故曰此为难治。麻黄升麻汤合补泻寒热为剂，使相助而不相悖，庶几各行其事，而并呈其效。"

【引语】 伤寒六七日，大下后，寸脉沉而迟，手足厥逆，下部脉不至，喉咽不利，唾脓血，泄利不止者，为难治，麻黄升麻汤主之。（357）

【语译】 伤寒六七日，风寒之邪化热，但未成实而误下，导致阳热之邪陷于里，郁而不伸，未下以前因为有热可能是脉数而急，下后阳热之邪内陷而抑郁不伸，因寸脉为阳在上，所以寸脉沉迟。大下之后，阴阳两伤，同时上焦阳邪内郁，所以下部脉不起，阴阳之气不相顺接，而手足厥逆。厥逆既有阳郁，也有下后伤正之因。阳郁之热在上，咽喉不利而唾脓血；下后阳气受损，阳伤而脾气下陷，故下利不止。正虚邪实，上热下寒，治寒则碍热，治热则妨寒，补虚则碍实，泻实则碍虚，所以张仲景说为难治。麻黄升麻汤为"合补泻寒热为剂，使相助而不相悖，庶几各行其事，而并呈其效"。故以麻黄升麻汤发越郁阳，清上温下。

——麻黄升麻汤方

麻黄二两半（去节） 升麻一两一分 当归一两一分 知母十八铢 黄芩十八铢 萎蕤十八铢（一作菖蒲） 芍药六铢 天门冬六铢（去心） 桂枝六铢（去皮） 茯苓六铢 甘草六铢（炙） 石膏六铢（碎，绵裹） 白术六铢 干姜六铢

上十四味，以水一斗，先煮麻黄一两沸，去上沫；内诸药，煮取三升，去滓，分温三服，相去如炊三斗米顷，令尽，汗出愈。

【辨证】 正虚阳郁，上热下寒。

【主治】 伤寒六七日，大下后，寸脉沉而迟，手足厥逆，下部脉不至，咽喉不利，吐脓血者。

【功效】 发越郁阳，清上温下。

【方解】 本方重用麻黄升麻为君，重在发越郁阳。此外麻黄尚能发散肺经郁火，升麻擅长解毒，用之使郁阳得伸，邪能外达，则肢厥等症自解。以当归为臣，取其温润养血以滋汗源，且防发越之弊。喉痹唾脓血，乃肺热阴伤，故佐石膏、黄芩、知母、萎蕤、天冬等清肺滋阴。泄利不止，为脾伤气陷，故佐白术、干姜、

甘草、茯苓、桂枝等温中健脾。

【方歌】 两半麻升一两归，六铢苓术芍冬依，

膏姜桂草同分两，十八铢兮芩母萎。

【名医方论】

曹颖甫曰："麻黄升麻汤，君麻黄、升麻以升提下陷之寒湿而外散之，所以止下利也；当归以补血；黄芩以清胆火；知母、石膏以清胃热，所以止吐脓血也；葳蕤、天冬以润肺，所以利咽喉不利也；白术、干姜、芍药、桂枝、茯苓、甘草，所以解水分之寒湿，增营分之热度，而通利血脉也。但令水寒去而营热增，手足之厥冷自解矣。"

【医案选录】

李梦如子，曾两次患喉痹，一次患溏泻，治之愈。今复患寒热病，历十余日不退，邀余诊，切脉未竟，已下利两次。头痛、腹痛、骨节痛，喉头尽白而腐，吐脓样痰夹血。六脉浮，中两按皆无，重按亦微缓，不能辨其至数。口渴需水，小便少。两足少阴脉似有似无。诊毕无法立方，且不明其病理，连拟排脓汤、黄连阿胶汤、苦酒汤，皆不惬意；复拟干姜黄芩黄连人参汤终觉未妥；又拟小柴胡汤加减，以求稳妥。继因雨阴，寓李宅附近，然沉思不得寐，复讯李父，病人曾出汗几次？曰：始终无汗。曾服下剂否？曰：曾服泻盐三次，而至水泻频，脉忽变阴。余曰：得之矣，此麻黄升麻汤证也。病人脉弱易动，素有喉痹，是下虚上热体质。新患太阳伤寒而误下之，表邪不退，外热内陷，触动喉痰旧疾，故喉间白腐，脓血交并，脾弱寒重之体，复因大下而成水泻，水走大肠，故小便不利。上焦热盛，故口渴。表邪未退，故寒热头痛，骨节痛各症仍在。热闭于内，故四肢厥冷，大下之后，气血奔集于里，故阳脉沉弱；水液趋于下部，故阴脉亦闭歇。本方组成，有桂枝汤加麻，所以解表

发汗，有苓、术、干姜化水，利小便，所以止利，用当归助其行血通脉，用黄芩、知母、石膏以消炎清热，兼生津液，用升麻解咽喉之毒，用玉竹以祛脓血，用天冬以清利炎膜。明日，即可照服此方。李终疑脉有败征，恐不胜麻、桂之温，欲加丽参。余曰：脉沉弱肢冷，是阳郁，非阳虚也。加参转虑掣消炎解毒之肘，不如勿用，经方以不加减为贵也，后果愈。

按语：从案中可以看出，确诊本证的关键，在于问诊，通过曾出汗几次之问，得悉始终无汗；通过曾服下剂否之问，得悉曾服泻药三次，从而测知该证病变由来。以未曾汗解而攻其里，表热内攻，故上热；下之里虚，故下寒。因之投麻黄升麻汤，效如立竿见影。

——乌梅丸证

蛔厥与脏厥的鉴别及蛔厥的治疗

柯韵伯曰："其显证在吐蛔，而细辨在烦躁，脏厥在躁而不烦，内热在烦而不躁，其人静而时烦，与躁无暂安时者迥殊矣。此与气上撞心，心中疼热，饥而不欲食，食则吐蛔者，互文以见意也，看厥阴诸证与本方相符，下之利不止，与又主久利句合，则乌梅丸为厥阴主方，非只为蛔厥之剂矣。"

【引语】 伤寒，脉微而厥，至七八日，肤冷，其人躁无暂安时者，此为脏厥，非蛔厥也。蛔厥者，其人当吐蛔，令病者静，而复时烦者，此为脏寒。蛔上入其膈，故烦，须臾复止，得食而呕，又烦者，蛔闻食臭出，其人常自吐蛔。蛔厥者，乌梅丸主之。又主久利。（338）

【语译】 阳气虚衰则脉微，阴寒盛则手足逆冷，脉微而厥，乃阳虚阴盛之象。病经七八日后，不仅手足厥冷，而且皮肤都冷，患者寒邪增加躁动不安，而无片刻安宁之时，是真阳大虚、脏气垂绝之兆，表明病情再继续恶化，预后不良。患者只躁而不烦，躁无暂安之时，已是纯阴无阳，这是厥阴之脏厥，而非蛔厥，如《伤寒明理论》曰"有不烦而躁者，为怫怫然便作躁闷，此为阴盛隔阳也"，如果是蛔厥，其人当吐蛔虫。蛔厥患者时静时烦，这是胃中有寒。蛔虫性喜温暖，为避寒就温而上窜扰于胸膈，故烦，须臾又止。进食时呕而又烦，是蛔虫闻食嗅而上攻动膈，蛔因呕吐而出，故得食而呕。又烦，蛔厥，用乌梅丸温脏安蛔。乌梅丸又治久利。

　　——乌梅丸方

　　乌梅三百枚　　细辛六两　　干姜十两　　黄连十六两　　附子六两（炮，去皮）　　当归四两　　黄柏六两　　桂枝六两（去皮）人参六两　　蜀椒四两（出汗）

　　上十味，异捣筛，合治之。以苦酒渍乌梅一宿，去核，蒸之五斗米下，饭熟捣成泥，和药令相得，内白中，与蜜，杵二千下，丸如梧桐子大，先食，饮服十九，日三服。稍加至二十九，禁生冷、滑物、臭食等。

　　【辨证】　上热下寒，寒热错杂，肝脾不调，土虚木克。

　　【主治】　蛔厥证。腹痛时作，心烦呕吐，时发时止，常自吐蛔，手足厥冷。亦治久痢久泻。

　　【功效】　温脏安蛔。

　　【方解】　尤在泾曰："古云蛔得甘则动，得苦则安。又曰蛔闻酸则静，得辛热则止。故以乌梅之酸，连、柏之苦，姜、辛、归、附、椒、桂之辛，以安蛔温脏而止其厥逆；加人参者，以蛔动中虚，故以之安中而止吐，且以御冷热诸药之悍耳。"

　　【方歌】　六两柏参桂附辛，黄连十六厥阴遵，

　　　　　　　　归椒四两梅三百，十两干姜记要真。

　　【名医方论】

　　柯琴曰："配黄连泻心而除疼，佐黄柏滋肾以除渴，先其

所因也。连柏，治厥阴阳邪则有余，不足以治阴邪也。椒、附、辛、姜大辛之品并举，不但治厥阴阴邪，且肝欲散，以辛散之也。又加桂枝、当归，是肝藏血，求其所属也。寒热杂用，则气味不和，佐以人参，调其中气。以苦酒浸乌梅，同气相求，蒸之米下，资其谷气。加蜜为丸，稍与而渐加之，缓则治其本也。"

【医案选录】

蒲辅周医案：王某某，男，47岁。慢性腹泻已3年，常有黏液便，大便日3~5次，常有不消化之物。大便化验有少量白细胞；于某医院乙状结肠镜检查为肠黏膜充血、肥厚；钡餐检查，有慢性胃炎。近年来腹泻加重，纳呆，腹胀，体重下降10余斤（1斤＝0.5千克）。半年来，心悸渐加重，伴有疲乏无力，查心电图为频发性室性早搏，有时呈二联、三联律，服西药及中药活血化瘀之剂未效。脉沉细而结，舌尖边略红，苔灰。证属久利，肠胃失调，厥气上逆，心包受扰。治宜酸以收之、辛以温之，苦以坚之，拟乌梅汤加味。处方：乌梅3枚，花椒4.5克，黄连6克，干姜4.5克，黄柏6克，细辛3克，党参9克，当归6克，桂枝6克，制附片6克，炙远志4.5克。服5剂药后，食欲大振，大便次数减少，黏液消失，心悸减轻，睡眠亦见好转。又服7剂，大便已成形，每日1次，复查心电图亦转正常。随访2年余，未再犯病。

按语：《伤寒论》之厥阴病提纲第326条云"……气上撞心，心中疼热"，似可理解为厥阴心包之为病。又第338条谓：乌梅丸"又主久痢"。本例用乌梅汤治愈慢性腹泻，心悸亦渐消失。可见《伤寒论》之六经辨证虽主要言外感热病，然其论脏腑病之理法方药规律，杂病亦可借鉴。

　　——当归四逆汤证

　　血虚寒凝厥逆脉证并治

　　　　成无己曰："手足厥寒者，阳气外虚不温四末，脉细欲绝者，阴血内弱，脉行不利，与当归四逆助阳生阴也。"

　　【引语】手足厥寒，脉细欲绝者，当归四逆汤主之。（351）

　　【语译】本证手足厥寒，既不同于阳微阴盛之寒厥（通脉四逆汤证），也不同于热邪郁遏之热厥（白虎汤证），而是血虚受寒，寒邪凝滞，阴阳之气不相顺接所致。阴血亏虚，外感寒邪，气血被寒邪所遏，气血不能达于四末，故手足厥寒；血虚寒凝，血脉运行不畅，故脉细欲绝。因血虚寒凝，故以养血散寒、温经通脉之当归四逆汤治之。

　　——当归四逆汤方

　　当归三两　桂枝三两（去皮）　芍药三两　细辛三两　甘草二两（炙）　通草二两　大枣二十五枚（掰）（一法十二枚）

　　上七味，以水八升，煮取三升，去滓，温服一升，日三服。

　　【辨证】血虚受寒，寒邪凝滞，阴阳之气不相顺接。

　　【主治】①手足厥寒，脉细欲绝；②寒入营络，腰股腿足痛甚良（王旭高）；③寒凝气滞的痛经及手足冻疮。

　　【功效】养血散寒，温经通脉。

　　【方解】此方即桂枝汤去生姜，倍大枣，加当归、细辛、通草而成。以当归、白芍养血和营为君；佐桂枝、细辛温经散寒；甘草、大枣补中益气，即建中加饴用甘之法；佐通草为使而通行血脉。全方有和厥阴以散寒邪，调营卫以通阳气之效。

　　【方歌】三两辛归桂芍行，枣须廿五脉重生，
　　　　　　甘通二两能回厥，寒入吴萸姜酒烹。

【名医方论】

《医宗金鉴》："凡厥阴病，则脉微而厥，以厥阴为三阴之尽，阴尽阳生，若受其邪，则阴阳之气不相顺接，故脉微而厥也，然厥阴之藏相火，游行其间，经虽受寒，而藏不即寒，故先厥者后必发热，所以伤寒初起，见其手足厥冷、脉细欲绝者，不得遽认为寒虚而用姜附也，此方取桂枝汤。"

【医案选录】

岳美中医案：赵某，男，30余岁，滦县人。于严冬之季，冻仆于地，邻近人发现后，抬回村中，其状亟危，结合病情，以其手足厥逆、卧难转侧，遂急投与仲景当归四逆汤：当归9克，桂枝9克，芍药9克，细辛3克，木通3克，炙草6克，大枣4枚。嘱连服数剂，以厥回体温为度，4剂药后，遍身起大紫泡如核桃，数日后即能转动，月余而大愈。

按语：当归四逆汤系仲景为"厥阴病手足厥寒，脉细欲绝"而设，冻僵与厥阴似无关系，但手足厥寒，脉细或无，究其机理，则同为寒邪所干，机能减低或消失，故可异病同治。本方以当归、细辛、木通入桂枝汤中，内能温通血脉，外可解肌散寒，投之于冻伤而寒邪尚未化热之前[11]，既可促进机体自我恢复，又能直驱寒邪从表而出，药证相合，如因迁延时日，或治不如法，转为冻疮，仍可用本方调治。

——当归四逆加吴茱萸生姜汤证

血虚寒凝兼素有内寒的证治

陈平伯曰："仲景治四逆，每用姜、附，今当归四逆汤中并无温中助阳之品，即遇内有久寒之人，但加吴茱萸、生姜，不用干姜、附子，何也？盖厥阴肝脏，藏营血而应肝木，胆火内寄，风火同源，苟非寒邪内犯，一阳生气欲寂者，不得用辛热之品以扰动风火；不比少阴为寒水之脏，其在经之邪，可与麻、辛、附子合用也。是以虽有久寒，不现阴寒内犯之候者，加生姜以宣泄，不取干姜之温中，加吴萸以苦降，不取附子之助火，分经投治，法律精严，学者所当则效也。"

【引语】 若其人内有久寒者，宜当归四逆加吴茱萸生姜汤。（352）

【语译】 上条讲血虚受寒，寒邪凝滞，阴阳之气不相顺接，手足厥寒，脉细欲绝用当归四逆治疗；本条承接上条论述了血虚寒凝兼素有内寒的证治。血虚受寒，寒邪凝滞，阴阳之气不相顺接而手足厥寒，如果又有内寒宿疾，就应该用当归四逆汤加温阳祛寒之药。之所以加吴茱萸、生姜，而不用附子、干姜，是因厥阴肝经体阴而用阳之脏怕燥药劫阴。

——当归四逆加吴茱萸生姜汤方

当归三两　芍药三两　甘草二两（炙）　通草二两　桂枝三两（去皮）　细辛三两　生姜半斤（切）　吴茱萸二升　大枣二十五枚（擘）

上九味，以水六升，清酒六升和，煮取五升，去滓，温分五服。

【辨证】 血虚受寒，寒邪凝滞，阴阳之气不相顺接而手足厥寒，而又有内寒宿疾。

【主治】 手足厥寒，脉细欲绝，血虚寒凝，内有久寒。

【功效】 养血通脉，温阳祛寒。

【方解】 血虚寒凝，内有久寒者，用当归四逆汤加吴茱萸、生姜温中祛寒，用清酒和水煎药，加强活血祛寒作用。

【方歌】 三两辛归桂芍行，枣须廿五脉重生，
　　　　甘通二两能回厥，寒入吴萸姜酒烹。

【名医方论】

章虚谷："手足厥寒，脉细欲绝者，厥阴气血两虚，故主以

当归四逆，养血以通经脉。若内有久寒，再加吴茱萸、生姜辛温散寒。盖肝以酸为体，以辛为用也，若少阴手足厥寒、脉细若绝，必兼下利，以肾为胃关，关闸不固也，必用姜附四逆等汤。若厥阴属木而挟相火，其下利由邪热下迫，或寒热错杂，致阳明不阖，故热利用白头翁汤，寒热错杂者乌梅丸，寒多者加吴茱萸、生姜足矣。若过用大热，反助相火以焚木也。"

【医案选录】

岳美中医案：朱某，女，已婚，吉林省人，于1月25日来我院诊治。自述于12月发现两手发紧，麻木，厥冷，抽搐，紫绀，3个月前两手指尖发白，继而青紫，麻木，放入水中则痛，诊断为雷诺氏现象，经中西医药及针刺疗法均未效，至12月份，右手食指末梢指锤发现瘀血青紫小点，逐渐扩大如豆粒，日久不消，最后破溃，溃后日久，稍见分泌物，创面青紫，现已2月，经外敷药物治疗不效。诊其两脉细弱，舌尖红，两侧有白腻苔，投以仲景当归四逆汤以通阳和营：当归9克，细辛3克，木通1.5克，白芍6克，炙甘草4.5克，桂枝6克，大枣5枚。服药3剂至1月28日手指遇冷青紫如前。惟左脉现紧象，前方加吴茱萸4.5克、生姜6克，同时针刺足趾相应部位出血，至2月9日，前方共服16剂，指锤发紫大为减退，右手食指创口愈合，舌两侧之苔渐退。脉稍见有力。至3月6日，前方又服17剂，手食指创口愈合未发，指锤入冷水试验疼痛减轻，脉已渐大，舌两侧有白腻苔已不甚明显。惟于晨起口干，右侧腰痛。原方当归、白芍各加3克，又服6剂停药观察，于12月13日追访，手指坏疽未复发。

按语：当归四逆汤方中当归为主，以和周身之血脉；以桂芍和荣卫之气；佐以细辛通表里上下之经络；使以木通开内外之孔窍；又以大枣补中宫而增血液；甘草和诸药而益中气。综合观之，可谓通阳和营之方。1月28日诊得脉紧则加吴茱萸、生姜取其温肝暖，泻其寒实之邪。如此周身经络皆可通和，无须参苓之补，姜附之峻，而脉细、肢厥、紫绀、坏疽等症，均可得以消失。[11]

——四逆汤证

阳亡于表，阴盛于里证治

《医宗金鉴》："通身大汗出，热当去矣。热仍不去，而无他证，则为邪未尽而不解也。今大汗出，热不去，而更见拘急肢疼，且下利厥逆而恶寒，是阳亡于表，寒盛于里也，故主四逆汤，温经以胜寒，回阳而敛汗也。"

【引语】 大汗出，热不去，内拘急，四肢疼，又下利，厥逆而恶寒者，四逆汤主之。（353）

【语译】 大汗出，而热不去，看似阳明里热，但阳明里热当烦渴引饮，不恶寒但恶热，今腹内拘急，下利，厥逆而恶寒，知非阳明里热。细究所现各证，当属真寒假热之证。大汗出，是阳亡于外，热不去是阳气不能潜藏于内，反亡失于外，凡阳之亡于外者，必阴之亡于内，阴液亏损，阴寒内盛，经脉失于温养，四肢是诸阳之本，所以内则腹内拘急，外则四肢疼痛。下利、厥逆而恶寒均为阳亡阴盛之象，故以四逆汤回阳救逆。

（三）误治伤阳而厥逆证治

《医宗金鉴》："大汗出汗不收者，桂枝加附子汤证也。大下利，利不止者，理中加附子汤证也。今大汗出，又大下利不止，而更见厥冷，乃阳亡于外，寒盛于中，非桂枝理中之所能治矣，当与四逆汤急回其阳，以胜其阴，使汗利止而厥冷还，则犹可生也。以上三条，皆厥阴少阴同病，因少阴寒甚，故俱从少阴主治也。"

【引语】 大汗，若大下利而厥冷者，四逆汤主之。（354）

【语译】 大汗出，阳亡于外，大下利阴亡于内，如太阳篇91条"伤寒，医下之，续得下利，清谷不止，身疼痛者，急当救里；后身疼痛，清便自调者，急当救表。救里宜四逆汤，救表宜桂枝汤"是误下而阳虚下陷。凡阳亡于外者，必阴亡于内，而四肢是诸阳之本，阴液亏损，阴寒内盛，经脉失于温养而厥冷，故以四逆汤回阳救逆。

【医案选录】

喻嘉言医案：徐国祯伤寒六七日，身热目赤，索水到前，复置不饮，异常大躁。将门牖洞启，身卧地上，辗转不快，更求入井。一医急以承气与服。余证其脉洪大无伦，重按无力，谓曰："此用人参附子干姜之证，奈何认为下证耶？"医曰："身热目赤，有余之邪，躁急若此，再以人参附子干姜服之，逾垣上屋矣。"余曰："阳欲暴脱，外显假热，内有真寒。以姜附投之，尚恐不胜回阳之任。况敢纯阴之药，重劫其阳乎？观其得水不欲咽，情已大露，岂水尚不欲咽，而反可咽大黄芒硝乎？天气燠蒸，必有大雨，此证顷刻一身大汗，不可救矣！且既认大热为阳证，则下之必成结胸，更可虑也。惟用姜附，可谓补中有发，并可以散邪退热，一举两得，至稳至当之法，何可致疑？吾在此久坐，如有差误，吾任其咎。"于是以附子干姜各五钱、人参三钱、甘草二钱，煎成冷服。服后寒战，戛齿有声，以重绵和头覆之，缩手不肯与诊，阳微之状始着。再与前药一剂，微汗热退而安。

按语：本案诊为真寒假热，其辨证的着眼点在于脉重按无力，索水不欲咽。此等复杂病症，全凭医者仔细诊察，透过现象看本质，抓住疾病的主要矛盾，不为假象所惑，然后对症下药，始能挽回危局。若以假为真，误投寒药以治真寒假热之证，不啻落井而又投石，祸不旋踵。

——瓜蒂散证

瘀食致厥证治

《医宗金鉴》曰："病人手足厥冷，若脉微而细，是寒虚也。寒虚者可温可补。今脉乍紧劲，是寒实也，寒实者宜温宜吐也。时烦吐蛔，饥不能食，乃病在胃中也；今心中烦满，饥不能食，是病在胸中也。寒饮实邪，壅塞胸中，则胸中阳气为邪所遏，不能外达四肢，是以手足厥冷，胸满而烦，饥不能食也，当吐之，宜瓜蒂散涌其在上之邪，则满可消，而厥可回矣。"

【引语】 病人手足厥冷，脉乍紧者，邪结在胸中，心下满而烦，饥不能食者，病在胸中，当须吐之，宜瓜蒂散。（355）

【语译】 由于痰涎壅塞，食积停滞，胸阳被遏，不能外达四肢，故四逆手足厥冷，心下满而烦，饥不能食；痰食之邪阻于里，有形实邪阻遏阳气，气血运行不畅，则脉乍紧，此为痰食结在胸中，并非寒象，如《金匮要略·腹满寒疝宿食篇》云："脉紧如转索无常者，有宿食也。"又云："脉紧，头痛风寒，腹中有宿食不化也。"邪结在胸中，病位偏高，病势向上，故以瓜蒂散引势利导，涌吐胸中痰食之邪。

——瓜蒂散

瓜蒂一分（熬黄） 赤小豆一分

上两味，各别捣筛，为散已，合治之，取一钱匕。以香豉一合，用热汤七合，煮作稀糜，去滓，取汁合散，温顿服之，不吐者，少少加，得快吐乃止。诸亡血虚家，不可与瓜蒂散。

【辨证】 痰涎壅塞，食积停滞，胸阳被遏。

【主治】 痰涎宿食，壅滞胸脘证。胸中痞硬，气上冲咽喉不得息，寸脉微浮者；或饮食入口则吐，心中温温欲吐，复不能吐，始得之，手足寒，脉弦迟者；或手足厥冷，心中烦满，饥不能食，脉乍紧者。

【功效】 涌吐实痰。

【方解】 方中瓜蒂味极苦，性升催吐；赤小豆味苦酸，香豉轻清宣泄，共助瓜蒂。方为催吐峻剂，体虚失血之人当忌。因过吐每伤胃，要中病即止。

【方歌】 病在胸中气分乖，咽喉息碍痞难排，

平行瓜蒂还调豉，寸脉微浮涌吐佳。

【名医方论】

《医宗金鉴》："瓜蒂极苦，赤豆味酸，相须相益，能疏胸中实邪，为吐剂中第一品也。而佐香豉汁合服者，借谷气以保胃气也。服之不吐，少少加服，得快吐即止者，恐伤胸中元气也。此方奏功之捷，胜于汗下，所谓汗、吐、下三大法也。今人不知仲景、子和之精义，置之不用，可胜惜哉！然诸亡血虚家，胸中气液已亏，不可轻与，特为申禁。"

【医案选录】

信州一女，三岁，因食盐虾过多，得胸喘之疾，乳食不进。医者过门，见病女喘不止，便叫取甜瓜蒂七枚，研为粗末，用冷水半茶盏许，调澄取清汁呷一小呷。如其言，才饮竟，即吐痰涎若黏胶状，胸次既宽，胸喘亦定。少日再作，又服之，随手愈。凡三进药，病根如扫。[13]

按语：喘以气息言，哮以声响鸣，本证属喘证范畴。因过多食鱼虾盐食，痰食结于胸内而发病。其证有喘息，胸闷气塞，坐不得卧等表现。痰涎壅盛者，用甜瓜蒂研末饮服，探吐效佳，但甜瓜蒂有毒，用宜审慎。

——茯苓甘草证

水停心下致厥证治

程应旄曰："寒因水停而作厥者，其证以心下悸为验。厥阴有此，多因消渴得之，水其本也，寒其标也，不先水而先厥，且防水

渍入胃，敢下之乎？"

【引语】 伤寒，厥而心下悸，宜先治水，当服茯苓甘草汤，却治其厥。不尔，水渍入胃，必作利也。（356）

【语译】 本条与上条同为胸阳不舒而四肢厥冷，但病因病机却各不相同。上条痰食壅塞胸中，胸阳被遏，不能外达四肢，所以除手足厥冷，因痰食壅塞胸中，还有下满而烦等症，属实邪，病邪有向上之势，故用瓜蒂散涌吐之法；本条是阳气不足，水饮内停，胸中阳被遏不能外达四逆，除手足逆冷，因水气凌心，还有心下悸之症，故用茯苓甘草温阳化饮之法。

——茯苓甘草汤方

茯苓三两　　桂枝二两（去皮）　　甘草一两（炙）　　生姜三两（切）

上四味，以水四升，煮取二升，去滓，分温三服。

【辨证】 阳气不足，水饮内停，阳气被遏不能外达。

【功效】 温中化饮，通阳利水。

【主治】 治伤寒水气乘心，厥而心下悸者。

【方解】 方中茯苓健脾利水，桂枝通阳化气，生姜温中散饮，甘草补虚和中，兼调诸药。方为温中化饮，通阳利水之剂。

【方歌】 汗多不渴此方求，久治伤寒厥悸优，

　　　　二桂一甘三姜茯，须知水汗共源流。

【名医方论】

《医宗金鉴》曰："伤寒厥而心下悸者，不渴引饮，乃阴盛之厥悸也，若以饮水多，乃停水之厥悸也。故宜先治水，却治其厥，当与茯苓甘草汤，即桂枝甘草汤加茯苓、生姜也。桂枝、甘草补阳虚也，佐生姜外散寒邪，则厥可回矣，君茯苓内输水道，则悸可安矣，此先水后厥之治也。盖停水者，必小便不利，若不如是治之，则所停之水渍入胃中，必作利也。"

【医案选录】

刘渡舟医案：某男，26岁。患心下筑筑然动悸不安，腹诊有振水音与上腹悸动。三五日必发作一次腹泻，泻下如水，清冷无臭味，泻后心下之悸动减轻。问其饮食、小便，尚可。舌苔白滑少津，脉象弦。辨为胃中停饮不化，与气相搏的水悸病证。若胃中水饮顺流而下趋于肠道，则作腹泻，泻后胃饮稍减，故心下悸动随之减轻。然去而旋生，转日又见悸动。当温中化饮为治，疏方：茯苓24克，生姜24克，桂枝10克，炙甘草6克。药服3剂，小便增多，而心下之悸明显减少。再进3剂，诸症得自此之后，未再复发。

按语：本案脉证，主胃中停饮无疑，根据仲景治水之法，处以茯苓甘草汤温胃化饮获效。本方为苓桂术甘汤去白术加生姜而成，因生姜有健胃化饮行水之功，用于水饮停胃，与气搏结，阻碍气机与阳气所致的"厥而心下悸"之证，甚为切中，故生姜为本方治疗主药，剂量宜要大，起码15克以上。病重者亦可改用生姜汁冲服。本证的特点是水饮停滞于中焦胃腑，而非下焦之水邪，故治疗以温中暖胃、通气化饮为法。

——通脉四逆汤证

阴盛格阳的证治

《医宗金鉴》："此承上条互详其义，以出其治也。下利清谷，里寒也；身有微热，外热也。上条有无汗怫郁面赤之表，尚可期其冒汗而解。此条汗出而厥，则已露亡阳之变矣。故主以通脉四逆汤，救阳以胜阴也。"

【引语】 下利清谷，里寒外热，汗出而厥者，通脉四逆汤主之。（370）

【语译】 下利清谷，里寒外热，是阳气大衰，阴寒内盛格阳于外所致，是里寒假外热。本条出现"汗出而厥"阴病见到汗出，是阳气外亡之象，所以急用破阴回阳、通达内外之剂通脉四逆汤以挽顷刻垂脱之阳气。陈修园曰："此言里不通于外，而阴寒内拒，外不通于里，而孤阳外越，非急用大温之剂，不能通阴阳之气于顷刻。"

【医案选录】

许小逊医案：周某，年届弱冠，大吐大泻之后，汗出如珠，厥冷转筋，干呕频频。面色如土，肌肉消削，眼眶凹陷，气息奄奄。脉象将绝，此败象毕露。处方：炮附子30克，干姜150克，炙甘草18克。一边煎药，一边灌猪胆汁，幸胆汁纳入不久，干呕渐止，药水频投，徐徐入胃矣。是晚再诊：手足略温，汗止，惟险证尚在。处方：炮附子60克，川干姜45克，炙甘草18克，高丽参9克。急煎继续投药。翌日，其家人来说："昨晚服药后呻吟辗转，渴饮，请先生为之清热。"观其意嫌昨日姜附太多也。吾见病人虽有烦躁，但能诉出所苦，神志渐佳，诊其脉亦渐显露，凡此皆阳气复振机转，其人口渴，心烦不耐，腓肌硬痛等证出现，原系大吐大泻之后，阴液耗伤过甚，无以濡养脏腑肌肉所致。阴病见阳证者生，且云今早有小便一次，俱佳兆也。照上方加茯苓15克，并以好酒用力擦其硬痛处。两剂烦躁去，诸证悉减；再两剂，神清气爽，能起床矣！后用健脾胃，阴阳两补诸法，佐以食物调养数日复原。[10]

按语：吐泻之后，阳虚至极，阴津不继，而见厥冷转筋，脉微欲绝诸症。治当回阳救逆，然又虑阴寒太盛，恐对辛热之品拒而不受，故加猪胆汁以反佐之，引阳入阴。服药后病人出现渴饮，乃阴退阳复之象，但又有烦躁一证，故加茯苓，即成茯苓四逆汤而除烦躁。法施有序，其效立竿见影。

——白头翁汤证

厥阴热利证治

程知曰："按少阴自利而渴，亦有虚而引水自救者，犹当以小便之赤白，脉之迟数辨之。此言热邪内结者也，热邪内结而致下重，故纯用苦寒以胜热而厚肠也。"

【引语】 下利欲饮水者，以有热故也，白头翁汤主之。（373）

【语译】 厥阴病是寒热错杂的证候，所以厥阴下利有寒证热证之分。由于阴寒盛者，必手足逆冷，下利清谷，如得阳复厥回，利亦必自止。如果由于阳复太过，热反不除，灼伤血分则下利脓血，里急后重而成热利。或者阳热亢盛灼伤血分则下利脓血，里急后重而成热利。补充渴欲饮水是热利的另一辨证要点。证属肝经湿热郁滞，下迫大肠，损伤络脉，故以白头翁汤清热解毒、凉血止痢。

——白头翁汤方

白头翁二两　黄柏三两　黄连三两　秦皮三两

上四味，以水七升，煮取二升，去滓，温服一升。不愈，更服一升。

【辨证】 肝经湿热郁滞，下迫大肠，损伤络脉。

【主治】 热毒痢疾。腹痛，里急后重，肛门灼热，下痢脓血，赤多白少，渴欲饮水，舌红苔黄，脉弦数。

【功效】 清热解毒，凉血止痢。

【方解】 白头翁、秦皮清热凉肝，为厥阴热利之主药，佐黄连、黄柏清热燥湿，坚阴厚肠，尤能增强治疗热利的作用。不管何种痢疾，只要属于湿热，使用本方均有效。但阴虚湿热痢疾，轻者用猪苓汤，重者用黄连阿胶汤。而阴虚下利，舌红，无苔，有裂纹，用一甲煎加石斛、山药，养胃肠阴，固下焦。（一甲煎：生牡蛎）

【方歌】 三两黄连柏与芩，白头二两妙通神，

病缘热利时思水，下重难通此药珍。

【名医方论】

《医宗金鉴》："热利下重，乃火郁湿蒸，秽气奔逼广肠，魄门重滞而难出。君白头翁，寒而苦辛；臣秦皮，寒而苦涩，寒能胜热，苦能燥湿，辛以散火之郁，涩以收下重之利也；佐黄连清上焦之火，则渴可止；使黄柏泻下焦之热，则利自除也。治厥阴热利有二，初利用此方之苦以泻火，以苦燥之，以辛散之，以涩固之，是谓以寒治热之法；久利则用乌梅丸之酸以收火，佐以苦寒，杂以温补，是谓逆之从之，随所利而行之，调其气使之平也。"

【医案选录】

李某，男，4岁，因发热头疼、烦躁不安、时有惊厥、腹痛剧烈、恶心、呕吐、腹泻3小时就诊。中医诊断：疫毒痢，证属疫邪热毒。疫毒壅盛肠道、燔灼气血，治宜清热解毒、凉血开窍。以白头翁汤加减：白头翁6克，黄连2克，黄柏1.5克，秦皮3克，石膏10克，芍药6克，当归6克，木香1.5克，槟榔3克，大黄2克，甘草6克，金银花6克，牡丹皮4克，玄参4克，生地黄4克，钩藤6克。煎取200毫升，分4次热服。次日复诊：患儿体温降至38.2℃，微烦躁，下痢次数减少，仍有脓血，舌红，苔黄，脉滑数。效不更方，原方再服1剂。三诊：患儿体温降至37.2℃，下痢次数明显减少，仍有少数脓血，不能安睡，不思饮食，舌红，苔黄腻，脉滑数。患儿热毒虽减但湿热仍盛。改予：白头翁4克，黄连2克，黄柏1克，秦皮3克，芍药6克，当归4克，木香1.5克，槟榔3克，大黄2克，甘草6克，牡丹皮4克，焦三仙各6克。煎取200毫升，分4次热服。四诊：患儿身热已退，已能安睡，仍不思饮食，舌淡，

苔薄微腻，脉细滑，证属余邪未清，胃肠失调，宜以调和胃肠、清肠化湿善后。以香连丸加减：木香 1.5 克，黄连 1.5 克，橘红 6 克，茯苓 6 克，党参 6 克，白术 6 克，砂仁 1 克，焦三仙各 6 克，甘草 6 克。服后诸症消失。[17]

按语：患者烦躁不安，时有惊厥，系感染疫邪热毒，热毒内犯心营故加玄参、生地、钩藤以清热解毒、开窍镇惊。患者主症消失，身和痢止后，均以香连丸调和胃肠，清除余邪，以善其后。

——小承气汤证

燥实内阻，热结旁流证治

黄坤载曰："下利谵语者，阳复热过，传于土位，胃热而有燥屎也宜小承气汤，下其燥屎，以泄胃热。"

【引语】 下利谵语者，有燥屎也，宜小承气汤。（374）

【语译】 厥阴病，由于阳复太过，厥阴之邪复转阳明，燥屎内结，邪热逼迫津液从旁而下，故下利而谵语。因燥屎内结，邪热逼迫津液从旁而下，其下粪便必是清水而非清谷，气味必臭秽难闻，谵语一证是本条诊断燥屎内结的要点，同时必伴见腹部胀满、潮热、舌苔黄燥、脉沉实等症。所以以小承气汤治之。燥屎里实一去而下利谵语自止。

【医案选录】

王月怀患伤寒至五日，下利不止，懊㤖腹胀，诸药不效，有以山药茯苓与之，虑其泻脱也。余诊之六脉沉数，按脐则痛，协热自利，中有结粪，小承气倍大黄，得结粪数枚，遂利止，懊㤖也瘥。[18]

按语：下利而懊㤖腹胀，虚证与实证，都可出现这一症状，而着眼点在脉象沉数，按脐则痛，则是实证所独有，从而确诊属实，而用小承气汤。

——栀子豉汤证

下利后虚烦证治

柯韵伯曰："虚烦对实热而言，是胃中空虚，不是虚弱之虚。"

【引语】 下利后，更烦，按之心下濡者，为虚烦也，宜栀子豉汤。(375)

【语译】 下利后更烦，而未言及四肢逆冷，脉微欲绝，汗出而喘等虚阳外脱等症状，知此烦是阳复太过，热邪郁于胸膈的烦。从按之心下濡，又知此烦，非里有实热之烦，所以断言"虚烦也"，与《伤寒论》76条"发汗吐下后，虚烦不得眠，若剧者，必反复颠倒，心中懊恼，栀子豉汤主之"和219条"阳明病，脉浮而紧，咽燥口苦，腹满而喘，发热汗出，不恶寒，反恶热，身重。……若下之，则胃中空虚，客气动膈，心中懊恼。舌上胎者。栀子豉汤主之"虚烦机转是一致的。所以也用栀子豉汤清宣郁热。

——干姜黄芩黄连人参汤证

寒热相格证治

秦皇士曰："言伤寒则为热病，若阴证自寒下利，吐下之即死矣，岂尚用芩、连乎？因其人表热里寒下利，医者误认挟热，复吐下之，则寒格而食入口即吐出，故用干姜温其寒，芩、连折其热。"

【引语】 伤寒本自寒下，医复吐下之，寒格，更逆吐下，若食入口即吐，干姜黄芩黄连人参汤主之。(359)

【语译】 伤寒本自寒下的"下"字，《医宗金鉴》解作格。病是从伤寒来的，由于胃热脾寒而上热与下寒发生了格拒。而医者又误用吐下之法，误下伤脾，误吐伤胃。误用吐下，脾胃更伤，使原来的寒热相格更甚，因此吐下亦更加厉害。假若食入口即吐，说明胃热更甚，王冰曰"食入即吐，是有火也"，故用苦寒倍于辛热的干姜黄芩黄连人参汤苦寒降泄、辛温通阳。

——干姜黄芩黄连人参汤方

干姜　黄芩　黄连　人参各三两

上四味，以水六升，煮取二升，去滓，分温再服。

【辨证】　胃热脾寒而上热与下寒格拒。

【主治】　上热下寒，寒热格拒，食入则吐。

【功效】　苦寒降泄，辛温通阳。

【方解】　本证寒热格拒，而上热剧吐尤甚故用芩连苦寒以清上热，热除则吐自止，配干姜辛温以祛下寒，寒去则利自止，佐人参补中益气，中气健则清热祛寒之药各得其所，更易发挥效果。

【方歌】　芩连苦降藉姜开，济以人参绝妙哉，

　　　　　四物平行各三两，诸凡拒格此方该。

【名医方论】

《注解伤寒论》："食入口即吐，谓之寒格；更复吐下，则重虚而死，是更逆吐下。与干姜黄芩黄连人参汤以通寒格。辛以散之，甘以缓之，干姜、人参之甘辛以补正气；苦以泄之，黄连、黄芩之苦以通寒格。"

【医案选录】

俞长荣医案：白叶乡林某，50岁，患胃病已久。近来时常呕吐，胸间痞闷，一见食物便产生恶心感，有时勉强进食少许，有时食下即呕，口微燥，大便溏泄，一日两三次，脉虚数。我与干姜黄芩黄连人参汤。处方：潞党参15克，北干姜9克，黄芩6克，黄连4.5克。水煎，煎后待稍凉时分四次服。服1剂后，呕恶泄泻均愈。病者中寒为本，上热为标，现标已愈，应扶其本。乃仿照《内经》"寒淫于内，治以甘热"之旨，嘱病者生姜、红枣各500克，切碎和捣，于每日三餐蒸饭时，量取一酒盏置米上蒸熟，饭后服食。取生姜辛热散寒和胃气，大枣

甘温健脾补中,置米上蒸熟,是取得谷气而养中土。服一疗程(即尽1千克姜枣)后,胃病几瘥大半,食欲大振。后病又照法服用一疗程,胃病因而获愈。

按语:本证属上热下寒,如单用苦寒,必致下泄更甚;单用辛热必致口燥、呕吐增剧。因此只宜寒热、苦辛并用,调和其上下阴阳。又因素来胃虚,且脉虚弱,故以潞党参甘温为君,扶其中气。药液不冷不热分作4次服,是含"少少以和之"意。因胸间痞闷热格,如果顿服,虑药被拒而不入。

——四逆汤证

阴盛格阳难治之证

成无己曰:"呕而脉弱,为邪气传里,呕则气上逆,小便当不利,小便复利者,里虚也,身有微热,见厥者,阴胜阳也,为难治。与四逆汤温里助阳。"

【引语】 呕而脉弱,小便复利,身有微热,见厥者难治,四逆汤主之。(377)

【语译】 呕是胃气上逆之征,脉弱为正气虚弱之象。由此可见本条呕,是胃中无阳,厥阴阴寒之气上逆所致。气上逆本该小便不利,今小便又清利,说明本证是阳虚阴盛之证。真阳虚衰,肾关不固,则小便复利;阴寒内盛,阴寒之气上逆,故呕;阴寒内盛,格阳于外,虚阳外越,则身有微热。倘若身有微热,手足不厥冷,是阳复阴退,病势趋于好转;身有微热,手足厥冷,是阴寒内盛,阳不胜阴,阳复不能,病势趋于恶化,故为难治。所以要急用四逆汤壮火之源以消阴翳。

——吴茱萸汤证

肝胃虚寒,浊阴之气上逆证治

《医宗金鉴》曰:"太阴有吐食而无呕也;少阴有欲吐不吐,咳而呕也;厥阴之厥而呕,呕而吐蛔也。今干呕者,有声无物之谓也;吐涎沫者，清涎冷沫随呕而出也，此由厥阴之寒，上干于胃也。三阳有头痛，必兼身热，至于太阴、少阴二经，皆无头痛，惟厥阴与督脉会于巅，故有头痛而无身热也。此少阳不解，传入厥阴，阴邪上逆，故呕而头痛也。以吴茱萸汤主之，从厥阴本治也。"

【引语】 干呕，吐涎沫，头痛者，吴茱萸汤主之。（378）

【语译】 在《伤寒论》关于吴茱萸汤主治证候共有三条，首先见于《阳明篇》中243条"食谷欲呕者，吴茱萸汤主之"。其次就是见于《少阴篇》309条"少阴吐利，手足厥冷，烦躁欲死者，吴茱萸汤主之"。这一条是见于《厥阴篇》。三条见证虽然不同，但均是阴寒内盛、浊阴上逆所致。本条是厥阴肝寒，厥阴寒邪犯胃，"见肝之病，知肝传脾"，胃阳不布，产生涎沫，随浊气上逆而吐出；厥阴肝脉与督脉会于巅顶，厥阴寒邪随经上冲则头痛。故以温降肝胃泄浊通阳之吴茱萸汤治之。

【医案选录】

患者男，48岁，已婚，工人。初诊主诉：间断性呕吐、伴头疼2年，加重3天。有间断性呕吐、头疼等病史。刻诊：呕吐伴头疼，头痛以巅顶为甚，心烦易怒，重则呕吐食物，轻则呕吐涎沫，常常因生气诱发，伴胁肋胀满，舌淡，苔白薄，脉沉而弦。中医诊断：呕吐，肝胃不和。头痛以巅顶为甚，吐涎沫，舌苔滑润，乃肝胃虚寒、浊阴上逆之明征。证属胃虚肝乘，致肝胃不和而呕，肝气挟阴寒之邪上冲而头疼。法当温中补虚，疏肝降逆。按《伤寒论》"干呕，吐涎沫，头痛者，茱萸汤主之"予吴茱萸汤加减：吴茱萸9克，别直参3克（另煎冲），生姜9克，半夏9克，茯苓12克，大枣4枚，香附9克，柴胡3克，白芍6克。3剂，每日1剂，水煎服。复诊：服3剂后恶心呕吐、胁肋胀满消失，头疼减轻，上方减柴胡、白芍，加川芎6克、白芷9克，3剂后诸证消失而痊愈。嘱戒烟酒，忌生冷饮食。

半年后电话随访，本人告知病未复发。[12]

按语：脾胃为上下之枢机，一运精液于上而交心，一运精液于下而交肾，吐利过盛，脾胃骤虚，不能运精液而交通上下，故烦躁欲死。《本草思辨录》曰："烦出于心，躁出于肾。"而其致吐之源，却由肝木凌土而成，故仲景主以吴茱萸汤，温肝降逆以安中。方中吴茱萸温肝暖胃，散寒降浊为君；重用生姜辛散寒邪，温胃止呕为臣；人参、大枣补虚益胃，甘缓和中，共为佐、使。诸药合用，共奏温补降逆之功。

——小柴胡汤证

厥阴转出少阳证治

　　钱天来曰："邪在厥阴惟恐其厥逆下利，若见呕而发热，是厥阴少阳脏腑相连，乃脏邪还腑，自阴出阳，无阴邪变逆之患矣，故当从少阳法治之，而以小柴胡汤和解其半表半里之邪也。"

【引语】　呕而发热者，小柴胡汤主之。（379）

【语译】　厥阴与少阳相为表里，少阳病进可转入厥阴，厥阴病阴衰阳复，可以转出少阳。本条就是厥阴病转出少阳的证候，虽然叙述简略，但少阳主证已具，如《伤寒论》149条"伤寒五六日，呕而发热者，小柴胡汤主之"，所以用小柴胡汤治疗。

（四）痈脓致呕，当治其痈

　　《医宗金鉴》："心烦而呕者，内热之呕也；渴而饮水呕者，停水之呕也。今呕而有脓者，此必内有痈脓，故曰不可治，但俟呕脓尽自愈也。盖痈脓腐秽欲去而呕，故不当治，若治其呕，反逆其机，热邪内壅，阻其出路，使无所泄，必致他变，故不可治呕，脓尽则热随脓去，而呕自止矣。"

【引语】　呕家有痈脓者，不可治呕，脓尽自愈。（376）

【语译】　呕家，就是经常有呕吐的人。由于内部发生痈脓而致呕吐，这种呕吐是痈脓排出的去路，只要因势利导排脓，脓尽则呕止愈。若治其呕，反逆其机，阻其出路，脓毒内壅，使其无路可泄，必变他证，故不可治呕。

（五）误治伤阳，胃寒致哕

程郊倩曰："哕之一证，有虚有实，虚自胃冷得之，缘于大吐大下后，阴虚阳无所附，因见面赤，以不能得汗，外气怫郁也。医以面赤为热气怫郁，复与水而其汗，令大出，殊不知阳从外泄而胃虚，水从内搏而寒格，胃气虚极矣，安不得哕，点出胃中寒冷字，是亦吴茱萸汤之治也。"

【引语】 伤寒，大吐大下之，极虚，复极汗者，其人外气怫郁，复与之水，以发其汗，因得哕。所以然者，胃中寒冷故也。（380）

【语译】 本条可分三节：其一，伤寒医生误用大吐大下治疗，身体已经极虚；其二，医生因患者外气怫郁，颇似表证未解，又误用水疗之法，以发其汗，结果患者出现了呃逆；其三，患者所以发生呃逆，是因为患者大吐大下后，身体已经极虚，胃中寒冷的原因，又误用水疗之法，以发其汗，胃中阳气更虚，阳虚则水停，水寒搏激，气逆失降，所以发生呃逆。

（六）哕逆实证治疗原则

成无己曰："哕而腹满，气上而不下也，视其前后部，有不利者利之，以降其气，前部者小便也，后部者，大便也。"

【引语】 伤寒，哕而腹满，视其前后，知何部不利，利之即愈。（381）

【语译】 哕是一种症状，为胃气不降，其原因众多，但概括来说，不外虚实两种。虚证哕声音低微，间隔时间长，或因胃中虚冷，或因胃气败绝；实证多因肺胃之气实，哕声音响亮，连续而作。本条哕而腹满，属实证无疑，但致实之因不一，所以必须进一步探明致哕之因，所谓"视其前后，知何部不利，利之即愈"是治疗本证的原则。如果由于小便不利，则利小便，由于大便不通，则通其大便，病根既除，则哕逆腹满自愈。

【医案选录】

张意田治董友之母，年将七旬，病已八日，脉亦软缓而迟滞，发热日晡益甚，舌苔黄厚，大便不行，畏寒呃逆。阅诸方咸以老年正气虚，用丁香柿蒂与补阴之剂。夫而来迟而畏寒，阳入里也，舌苔黄厚，日晡热甚，阳明实也，此乃表未解，而陷里之热急，致气机逆窒而发呃，法当下之，毋以年高为虑也。与小承气汤。服后大便转矢气，兼心烦不宁之象，与一剂，临晚下黑屎数枚，二更战栗壮热，四更大汗，天明，又便黑屎，然后呃止神清而睡，此实呃之证也，宜审之。

按语：上案审证确切，所以疗效卓著，从而更可证明治病必求其本的重要意义。

七、霍乱病脉证与证治

（一）霍乱病的主要证候

《医宗金鉴》："头痛身疼，发热恶寒，在表之风、寒、暑、热为病也；呕吐泻利，在里之饮食、生冷为病也，具此证者，名曰霍乱。若自呕吐已，又泻利止，仍有头痛身疼恶寒，更复发热，是里解而表不解也，宜用藿香正气汤或香薷饮，散而和之可也。若不头痛身疼，恶寒吐泻，汗出发热，渴而引饮，是表解而里未解也，宜辰砂六一散或白虎加人参汤，补而清之可也。"

【引语】 问曰：病发热，头痛，身疼，恶寒，吐利者，此属何病？答曰：此名霍乱。霍乱自吐下，又利止，复更发热也。（383）

【语译】 发热、头痛、身疼、恶寒这是太阳表证，由于霍乱是因冷热不调、饮食不节，使人阴阳清浊之相干，而变乱于胃肠之间，所以病初吐利与表证并见，因吐下非表邪内陷所致，自发于内，故曰"霍乱自吐下"。因霍乱之表证即是吐下因里和停止后仍会存在，所以说"利止，复更发热也"。霍乱看似太阳阳明合病的葛根汤证，但后者属太阳阳明同时受邪，相合为病，其吐下是表邪入里所致，故二者病理机转不同。

（二）辨霍乱与伤寒脉证之异同

《医宗金鉴》曰："凡下利后，肠胃空虚，津液匮乏，当大便硬，硬则能食者，是为胃气复至，十三日津回，便利自当愈也。今反不能食，是为胃气未复，俟到十三日后，过经之日，若颇能食，亦当愈也。如其不愈，是为当愈不愈也。当愈不愈者，则可知不属十三日过经便硬之阳明，当属吐利后胃中虚寒不食之阳明，或属吐利后胃中虚燥之阳明也。此则非药不可，俟之终不能自愈也，理中、脾约，择而用之可矣。"

【引语】 伤寒，其脉微涩者，本是霍乱，今是伤寒，却四五日，至阴经上，转入阴必利，本呕下利者，不可治也。欲似大便，而反失气，仍不利者，此属阳明也，便必硬，十三日愈。所以然者，经尽故也。下利后，当便硬，硬则能食者愈。今反不能食，到后经中，颇能食，复过一经能食，过之一日当愈。不愈者，不属阳明也。（384）

【语译】 伤寒脉当浮紧，因先病霍乱，经吐利后，津液大伤，血流不畅，故脉微涩，继又感受寒邪，而出现头痛身疼，发热恶寒等症，故曰："今是伤寒。"伤寒四五日，正是邪入阴经之时，邪传入阴经，必然出现下利，一利再利，所以说此证不易图治。从中可以看出，霍乱虽头痛身疼，发热恶寒，但开始就会上吐下泻；而伤寒开始头痛身疼，发热恶寒，没有吐利，这是伤寒与霍乱的鉴别之处。四五日后，邪传入阴经，必然出现下利。等十余日后，津液复胃气和，则大便行，故曰"十三日愈"，就是说要给它一个津液恢复的时间。下利后津液已伤，故大便干硬，硬而能食，这是胃气和，如不能食，是胃气尚未完全恢复，隔过几天而少能食的，则胃气逐渐恢复，所以病当痊愈。[3]

——四逆汤证

霍乱病证治

程知曰："吐利而复汗出，阳气几于走失矣。发热、恶寒，为阳未尽亡，四肢拘急，手足厥冷，不得不用四逆以助阳退阴也。又按少阴证云：下利恶寒而蜷卧，手足温者可治。此之吐、利、汗出，四肢拘急，手足厥冷，而用四逆治之者，以有发热一证也。发热为阳未尽亡，犹是病人生机。故经又曰：吐利手足不逆冷，反发热者不死。"

【引语】 吐利汗出，发热恶寒，四肢拘急，手足厥冷者，四逆汤主之。（388）

【语译】 霍乱上吐下利，是中阳失守；汗出是阳不固外；阳虚则生外寒，故恶寒而手足厥冷；阳虚阴盛，格阳于外，故又见外热。由于既吐且利，不但阳虚寒盛，而且津液亏损，不能滋润筋脉，故四肢拘急。治疗急以四逆汤固护阳气，俾阳固津敛，阳生阴长，不治阴而阴亦可复。四肢拘急，是血液不润，故四逆加人参汤更适合。

——四逆加人参汤证

霍乱亡阳脱液脉证并治

成无己《注解伤寒论》曰："恶寒脉微，而复利，利止，亡血也，四逆加人参汤主之。恶寒脉微而利者，阳虚阴胜也，利止则津液内竭，故云亡血。《金匮玉函经》曰：水竭则无血，与四逆汤温经助阳，加人参生津液益血。"

【引语】 恶寒脉微而复利，利止亡血也，四逆加人参汤主之。（385）

【语译】 霍乱恶寒脉微而复利，是阳气虚衰已极；若脉数肢温利止，是阳复欲愈。今虽利止，而恶寒脉微仍在，此非阳复欲愈，而是津液内竭，无物可下，故曰"利止亡血也"。《金匮玉函经》所谓"水竭则无血"即指此证而言，所以用四逆加人参汤，回阳救逆，益气生津。

——四逆加人参汤方

甘草二两（炙）　附子一枚（生，去皮，破八片）　干姜一两半　人参一两

上四味，以水三升，煮取一升二合，去滓，分温再服。

【辨证】　阳气衰微，阴液内竭。

【主治】　阳气衰微，阴液内竭，四肢厥逆，恶寒脉微，下利而利忽自止者。

【功效】　回阳救逆，益气生津。

【方解】　本方由四逆汤加人参而成。方用四逆汤回阳救逆，加人参益气固脱、生津滋液。

【方歌】　四逆原方主救阳，加参一两救阴方，

　　　　　相经已止知亡血，须取中焦变化乡。

【名医方论】

《伤寒缵论》："亡血本不宜用姜、附以损阴，阴虚又不当用归、芍以助阳。此以利后恶寒不止，阳气下脱已甚，故用四逆以复阳为急也。其所以用人参者，不特护持津液，兼阳药得之，愈加得力耳。设误用阴药，必腹满不食，或重加泄利呕逆，转成下脱矣。"

【医案选录】

刘渡舟医案：刘某，女，66岁，住北京丰台区。病人继往有高血压、脑血栓史，左侧肢体活动不利，头晕头痛。一日晨起后，突然变得双目呆滞、表情淡漠、神志时明时昧，呼之则精神略振，须臾又恍惚不清，言语含糊，不知饥饱，不知大便，时常在衣裤内屙出。到某医院做脑CT检查提示：海绵状脑白质病，诊断为"老年性脑痴呆"。其人腹满下利，日行2~4次，小便色清，夜尿频多，畏寒喜暖，手足不温，周身作痛。舌苔滑，脉沉细无力。此为少阴寒化之证，急温犹宜，处方：附子12

克，炙甘草 10 克，干姜 10 克，党参 14 克。服药 3 剂，患者精神大增，神志明多昧少，言语不乱，能答复问题，仍手足逆冷、腹满下利，再以四逆汤与理中汤合方振奋脾肾之阳。服药近 20剂，手足转温，腹满消失，二便正常，渐至康复。

按语：《伤寒论》说："少阴之为病，脉微细，但欲寐也。"仲景仅举一脉一证即揭示了少阴病的基本病理变化特点是以阳虚为主。本案但欲寐而见小便清长，四肢不温，恶寒下利，为少阴阳虚寒化之证。今心肾阳虚，阴寒内盛，神失所养故见神志昏昧不清"但欲寐"证候。脉细者，为阳虚损其于阴。治当急温少阴为法，故用四逆回阳。加党参者，在于益气生津，于回阳之中兼补少阴之阴也。[19]

——通脉四逆加猪胆汁汤证

霍乱吐利亡阳阴竭证治

成无己《注解伤寒论》曰："吐已下断，汗出而厥，四肢拘急不解，脉微欲绝者，通脉四逆加猪胆汁汤主之。吐已下断，津液内竭，则不当汗出，汗出者，不当厥；今汗出而厥，四肢拘急不解，脉微欲绝者，阳气大虚，阴气独胜也。若纯与阳药，恐阴为格拒，或呕或躁，不得复入也；与通脉四逆汤加猪胆汁，胆苦入心而通脉，胆寒补肝而和阴，引置阳药不被格拒。《内经》曰：微者逆之，甚者从之。此之谓也。"

【引语】 吐已下断，汗出而厥，四肢拘急不解，脉微欲绝者，通脉四逆加猪胆汁汤主之。（390）

【语译】 霍乱吐利均止，若肢温脉复，是阳气来复的佳兆，现在吐利虽止，但汗出而厥，四肢拘急，脉微欲绝，知绝非阳回欲愈之象，而是阳气阴津俱竭之危候，因阴竭，无物可吐而吐已，无物可下而下断。阳亡阴竭，故汗出而厥，四肢拘急。其治当急以通脉四逆加猪胆汁汤回阳救逆，益阴和阳。

——通脉四逆加猪胆汁汤方

甘草二两（炙） 干姜三两（强人可四两） 猪胆汁半合
附子大者一枚（生，去皮，破八片）

上四味，用水三升，煮取一升三合，去滓；内猪胆汁，分
温再服，其脉即来，无猪胆，以羊胆代之。

【辨证】 霍乱，吐已下断，阳亡阴竭。

【主治】 霍乱，吐已下断，汗出而厥，四肢拘急不解，脉
微欲绝者。

【功效】 回阳救逆，益阴和阳。

【方解】 本方由通脉四逆汤加猪胆汁而成。以通脉四逆汤
回阳救逆。猪胆汁苦寒而性滑，一可借其性寒，引姜附大辛大
热药物入阴，使热药不被寒邪所格拒，以发挥回阳救逆作用，
具有"甚者从之"之意；二可借其苦润以滋阴润燥。

【方歌】 生附一枚三两姜，炙甘二两玉函方，

脉微内竭资真汁，猪胆还加四合囊。

【名医方论】

成无己曰："吐已下断，津液内竭，则不当汗出而厥。今
汗出而厥，四肢拘急不解，脉微欲绝者，阳气大虚，阴气独盛
也。若纯与阳药，恐阴为格拒，或呕或躁，不得复入也。与通
脉四逆汤加猪胆汁，胆苦入心而通脉，胆寒补肝而和阴，引阳药
使不被格拒。《内经》曰：'微者逆之，甚者从之。'此之谓也。"

【医案选录】

丁甘仁医案：触受寒疫不正之气，挟湿滞交阻，太阴阳明
为病，清浊相干，升降失常，猝然吐泻交作，脉伏肢冷，目陷
肉削，汗出如雨。脾主四肢，浊阴盘居中州，阳气不能通达，
脉伏肢冷，职是故也。阴无退散之期，阳有散亡之象，阴霍乱
之重证，危在旦夕，勉拟通脉四逆汤加味，驱内脏之阴，复外

散之阳，未识能否挽回否。熟附子，淡干姜，炙甘草，仙半夏，淡吴萸，制川朴，赤猪苓，姜川连，猪胆汁，葱白头。

按语：方即通脉四逆加猪胆汁汤加味而成，方中大意，通脉四逆合葱白回阳救脱，加吴茱萸之辛热，半夏、川朴之辛苦温，以泄浊降逆，猪苓、赤苓之甘平，以利湿分清；川连、猪胆汁之苦寒，共为反佐之用，回阳复脉，驱阴降逆，用药可谓面面俱到，非深得仲景之法度，焉能出此。

（三）霍乱有表里寒热之异，须分别论治

沈明宗曰："此言霍乱须分寒热而治也。头痛、发热、身疼痛者，风寒伤于表也，外风而挟内热，饮食以致吐利，必欲饮水，当以五苓散两解表里，使邪从汗出，里邪即从小便而去。不欲饮水者，寒多无热，胃阳气虚，当以理中丸温中散寒为主，此以表里寒热辨证治病也。"

【引语】 霍乱，头痛，发热，身疼痛，热多欲饮水者，五苓散主之，寒多不用水者，理中丸主之。（386）

【语译】 霍乱以吐利为主证，现在又有头痛、发热、身疼痛症状，是表里俱病，治疗方法，当根据患者的证候，分别患者表里寒热之轻重而定。若患者表现热多而渴欲饮水，表明邪在阳分，表不解而里不和，气化不行，升降失常，津液不能上承，水液偏走于胃肠，不能渗泄于膀胱，故同时必见小便不利，治当以五苓散温阳化水而兼解表，使汗出，则热去而表解，小便利，清浊分则吐利止。若患者表现寒多而口不渴，是中焦虚寒，寒湿内盛，虽有表证，仍当先温其里。

——理中丸方

人参　干姜　甘草（炙）　白术各三两

上四味，捣筛，蜜和为丸，如鸡子黄许大，以沸汤数合，

和一九，研碎温服之。日三四，夜二服，腹中未热，益至三四九，然不及汤。汤法以四物，依两数切，用水八升，煮取三升，去滓，温服一升，日三服，若脐上筑者，肾气动也，去术加桂四两；吐多者，去术加生姜三两；下多者，还用术；悸者，加茯苓二两；渴欲得水者，加术，足前成四两半；腹中痛者，加人参，足前成四两半；寒者，加干姜，足前成四两半；腹满者，去术，加附子一枚。服汤后，如食顷，饮热粥一升许，微自温，勿发揭衣被。

【辨证】 中焦虚寒，运化失职，升降失常。

【主治】 脾胃虚寒，呕吐泄泻，胸满腹痛，及消化不良见上述证候者。

【功效】 温中散寒。

【方解】 本方所治诸证皆由脾胃虚寒，升降失常所致。本方证治广泛，但总属脾胃虚寒。一则失于温煦，症见脘腹疼痛，喜温喜按，畏寒肢冷或胸痹证；二则运化失常，症见腹满食少；三则升降失常，症见呕吐下利；四则摄纳无权，症见阳虚失血，或病后喜唾涎沫等。舌淡苔白润，口不渴，脉沉细或沉迟无力皆为虚寒之象。治宜温中祛寒，补气健脾。本方在《金匮要略》中作汤剂，称"人参汤"。

【方歌】 吐利腹痛用理中，丸汤分两各三同，
　　　　术姜参草刚柔济，服后还余啜粥功。
　　　　脐上筑者白术忌，去术加桂四两治；
　　　　吐多白术亦须除，再加生姜三两试；
　　　　若还下多术仍留，输转之功君须记；
　　　　悸者心下水气凌，茯苓二两堪为使。
　　　　渴欲饮水术多加，共投四两五钱饵；
　　　　腹中痛者加人参，四两半分足前备；
　　　　寒者方内加干姜，其数亦与加参类；

腹满应将白术删，加附一枚无剩义，

服如食顷热粥尝，戒勿贪凉衣被置。

【名医方论】

方有执曰："霍乱，热多欲饮水者，阳邪盛也。寒多不用水者，阴邪盛也。五苓散者，水行则热泻，是亦两解之谓也。理，治也，料理之谓。中，里也，里阴之谓。参、术之甘温里也，甘草甘平和中也，干姜辛热散寒也。"

【医案选录】

王孟英医案：壬辰夏，姊丈李华甫家，多人患疫，予以清解法治之，独其孀居不室之老姊，患呕吐，下利而舌黑如煤，人皆以为同时之疫，予诊之，体丰脉弱，畏寒不渴，系寒温为病，遂与附子理中汤数帖而愈。

按语："舌黑如煤"四字，大宜深思，此与热证舌黑，大不相同，寒证舌黑，黑而滑润，舌质必淡，另有寒证可据，如畏冷不渴、脉沉迟等；热证舌黑，黑而焦枯，舌质必绛，亦另有热证可据，如恶热饮冷、脉搏洪数等，切宜细辨。

——桂枝汤证

霍乱里已和表未解证治

方有执曰："吐利止，里和也。身痛，表退而新虚也。消息，犹言斟酌也。桂枝汤固卫以和表也。小和，言少少与服，不令过度之意也。"

【引语】 吐利止而身痛不休者，当消息和解其外，宜桂枝汤小和之。（387）

【语译】 霍乱吐利已止，说明里已和，清浊分，升降复。而身体继续疼痛者，是里虽和，而营卫不和，表邪未解的缘故。治疗当根据患者的身体状况，斟酌用药以和其表。因为吐利之后，脾胃气弱，不耐麻黄汤峻汗，故以桂枝汤微发其汗，调营卫以和其表。

八、阴阳易瘥后劳复病脉的证治

（一）瘥后劳复证

——枳实栀子豉汤证

《医宗金鉴》曰："大病瘥后，谓伤寒病新瘥后也。劳复者，谓起居作劳复病，非房劳复也，宜枳实栀子豉汤主之。温覆，令微似汗自愈，不取其涌者，以热不在胸而在经也。若因过食复病者，谓之食复，以有宿食也，宜枳实栀子豉汤加大黄下之。"

【引语】 大病瘥后，劳复者，枳实栀子豉汤主之。（393）

【语译】 大病初愈，气血未复，正气尚虚，余邪未尽，若妄动劳作，如多虑劳其神，久行伤筋，久坐伤肉，久立伤骨，重力伤气，皆可导致其病复发。本条虽无提出具体症状，但以方测证，当有虚热烦闷、心中懊恼、腹胀等症状。治当以枳实栀子豉汤。

——枳实栀子豉汤方

枳实三枚（炙）　栀子十四个（擘）　香豉一升（绵裹）

上三味，以清浆水七升，空煮取四升；内枳实栀子，煮取二升；下豉，更煮五六沸，去滓，温分再服，覆令微似汗，若有宿食者，内大黄如博棋子五六枚，服之愈。

【辨证】 大病初愈，气血未复，正气尚虚，余邪未尽。

【主治】 大病愈后劳复者。

【功效】 清热除烦，宽中行气。

【方解】 枳实宽中行气，栀子清热除烦，豆豉宣散透邪，用清浆水煎药，取其性凉善走，调中开胃以助消化。兼有宿食、腹痛、大便不通者，加大黄以荡涤肠胃、下其滞结。

【方歌】 一升香豉枳三枚，十四山栀复病该，
　　　　　　浆水法煎微取汗，食停还籍大黄开。

【名医方论】

方有执曰："大邪初退，血气新虚，起居作劳，复生余热，乃用苦寒以发其微汗者，以劳伤之复热，与初病之实热不同论也。方中用清浆水七升，空煮至四升，全是欲水之熟而趋下，不至上涌作吐，与太阳中篇下后身热取吐之法不同，所以覆令微似汗也。"

【医案选录】

许某，女，28岁。患春温证，治疗将近月余，病体才得恢复正常。初愈后，终觉腹空而索食，家人因遵循医师告诫，始终给容易消化之食物。后因想食水饺，家人认为病愈近旬脾胃已恢复而与食。由于患者贪食不节，下午发生胃脘膨闷，噫气不除，入夜心烦不寐，身现发热（38℃），头部眩晕，不思饮食，脉象浮大，此时家人恐慌，认为气血虚弱至此，而宿疾复发。追余诊后，知此证由于饮食不节，停食化热，食热壅滞则心烦，食滞不化则发热。脉证相参，如为食复，宜与枳实栀子豉汤，以消滞清热。因疏加味枳实栀子豉汤与之：枳实10克，生栀子10克，淡豆豉15克，建曲10克，生姜3克，广郁金6克，生山药15克，甘草3克。一剂后热退而烦满大减。连服二剂，诸证消失，后以养阴清热和胃之剂调理而愈。[20]

按语：患春温愈后，贪食不节，而下午发生胃脘膨闷，噫气不除，入夜心烦不寐，发热，眩晕，不思饮食，脉象浮大，无疑亦是愈后食复之证。故程杏轩亦与枳实栀子豉汤加生姜郁

金生山药建曲治之。以枳实栀子豉汤消滞清热，宽中行气；加生姜以降逆止噫；加郁金以清心除烦；加生山药补脾益胃而生津养阴；加建曲以消食和中。

——小柴胡汤证

伤寒瘥后复发热证治

尤在泾曰："伤寒瘥已后，更发热者，不因劳作，亦未过食，而未尽之热，自从内而达于外也，故与小柴胡汤因其势而解之。且人参、甘枣，可以益病后之虚，黄芩、半夏，可以和未平之里也。脉浮者，邪气连表，汗之使之外解；脉沉实者，邪气居里，下之使从里解，亦因其势而利导之耳。"

【引语】 伤寒瘥以后，更发热，小柴胡汤主之。脉浮者，以汗解之，脉沉实者，以下解之。（394）

【语译】 伤寒病后，邪气虽退，正气尚未全复，若调摄失宜，或起居不慎复感外邪或饮食过度，都会引起再度发热，治疗当依具体脉证决断。若脉浮，说明是复感风寒，治当发汗以解表；若脉沉实，说明是饮食不节、里有积滞，治当泻下以和里；若无表里证，脉不浮亦沉实，只是体虚余热未清，治当以小柴胡汤疏利和解、扶正去邪。

（二）伤寒瘥后腰以下有水气证治

——牡蛎泽泻散证

成无己《注解伤寒论》曰："大病瘥后，脾胃气虚，不能制约肾水，水溢下焦，腰以下为肿也。《金匮要略》曰：腰以下肿，当利小便。与牡蛎泽泻散，利小便而散水也。"

【引语】 大病瘥后，从腰以下有水气者，牡蛎泽泻散主之。（395）

【语译】 大病瘥后，由于气化不利，致使湿热壅滞，水气不行，停聚于腰下，故见腰以下有肿满、二便不利、脉沉等症。根据《金匮要略》"诸有水者，腰以下肿，当利小便"法则，故用牡蛎泽泻散利水逐饮。

——牡蛎泽泻散方

牡蛎（熬）　泽泻　蜀漆（暖水洗去腥）　葶苈子（熬）
商陆根（熬）　海藻（洗去咸）　瓜蒌根各等分

上七味，异捣，下筛为散，更于臼中治之，白饮和服方寸匕，日三服。小便利，止后服。（白饮：清水，米汤，白酒。本方中应为"米汤"）

【辨证】　大病瘥后，由于气化不利，致使湿热壅滞，水气不行，停聚于腰下。

【主治】　腰以下浮肿，小便不利，脉沉实有力者。

【功效】　逐水消肿。

【方解】　方中牡蛎、海藻软坚散结行水；葶苈子、泽泻宣泄上下，通调水道以利水；蜀漆、商陆根祛逐水饮，破水热之互结；瓜蒌根生津止渴，与牡蛎相伍，又能行津液、散结滞以和阴。用散剂，取其散而速达水所而不助水气。以白饮和服，意在保胃存津而不伤正气。此方效力较猛，过服伤正，故方后注云："小便利，止后服。"

【方歌】　病瘥腰下水偏停，泽泻蒌根蜀漆葶，
　　　　　　牡蛎商陆同海藻，捣称等分饮调灵。

【名医方论】

《医宗金鉴》："水停于内，外泛作肿，腰以上者，当汗之，小青龙、越婢是也。腰以下者，当利小便，此方是也。以牡蛎破水之坚，泽泻利水之蓄，海藻散水之泛，瓜蒌根消水之肿，又以蜀漆、苦葶苈、商陆根，辛苦有毒之品，直捣其巢，峻逐水气，使从大、小二便而出。然此方施之于形气实者，其

肿可随愈也，若病后土虚，不能制水，肾虚不能行水，则又当别论，慎不可服也。"

【医案选录】

叶天士医案：某男，脉如涩，凡阳气动则遗，右胁汩汩有声，坠入少腹，可知肿胀非阳道不利，是阴道实，水谷之湿热不化也。议用牡蛎泽泻散：左牡蛎、泽泻、花粉、川桂枝木、茯苓、紫厚朴，午服而愈。

按语：肿胀而脉涩，水饮结聚之象，又见少腹坠胀，水结偏下之候，故用牡蛎泽泻散以活血利水、软坚散结。

——理中丸证

大病瘥后脾虚喜唾证治

张璐曰："伤寒差后体虚，每有遗热，故禁温补，即间有素禀虚寒者，只宜理中丸调理，未尝轻用桂、附也。"

【引语】大病瘥后，喜唾，久不了了，胸上有寒，当以丸药温之，宜理中丸。（396）

【语译】喜唾涎沫的原因很多，《厥阴篇》吴茱萸汤证亦有吐涎沫之候，但胸上有寒一句，是辨证的着眼点。肺居胸中，为贮痰之器；脾主运化为生痰之源。脾肺虚寒，水津不化，凝结而为痰饮涎沫，聚于胸膈，故曰："胸上有寒。"因属寒饮，所以必见涎唾稀薄、口不渴、喜温畏寒、小便清白等症。故宜理中丸温运肺脾以敛摄津液。

——竹叶石膏汤证

伤寒解后，余热未清，气阴两伤证治

程知曰："伤寒解后，津液不足，则虚羸；余热不尽，则伤气，与竹叶石膏汤，以调胃而去虚热。盖前条是治病后虚寒，此条是治病后虚热也。"

【引语】伤寒解后，虚羸少气，气逆欲吐，竹叶石膏汤主

之。（397）

【语译】 伤寒虽同是感受寒邪，但其病变转归，又随个人素质即阳气盛衰的不同而各异。一般来说，阳虚体质者，多损阳而寒化；阳盛体质者，多伤阴而热化。今伤寒病解之后，虽大热已去，但气阴受伤，并有余热未尽，致使胃失和降，故其人身体虚弱，少气不足以息而气逆欲吐。法当清泄余热、益气养阴，用竹叶石膏汤。

——竹叶石膏汤方

竹叶二把　石膏一斤　半夏半升（洗）　麦门冬一升（去心）　人参三两　甘草二两（炙）　粳米半升

上七味，以水一斗，煮取六升，去滓；内粳米，煮米熟汤成，去米，温服一升，日三服。

【辨证】 热病后期，余热未清，气津两伤。

【主治】 伤寒、温病、暑病余热未清，气津两伤证。身热多汗，心胸烦热，气逆欲呕，口干喜饮，气短神疲，或虚烦不寐，舌红少苔，脉虚数。

【功效】 清热生津，益气和胃。

【方解】《医宗金鉴》曰："是方也，即白虎汤去知母，加人参、麦冬、半夏、竹叶也。以大寒之剂，易为清补之方，此仲景白虎变方也。经曰：形不足者，温之以气；精不足者，补之以味。故用人参、粳米，补形气也；佐竹叶、石膏，清胃热也。加麦冬生津，半夏降逆，更逐痰饮，甘草补中，且以调和诸药也。"

【方歌】 三参二草一斤膏，病后虚羸呕逆叨，

粳夏半升叶二把，麦门还配一升熬。

【名医方论】

《古方选注》："竹叶石膏汤分走手足二经，而不悖于理

者，以胃居中焦，分行津液于各脏，补胃泻肺，有补母泻子之义也。竹叶、石膏、麦冬泻肺之热，人参、半夏、炙草平胃之逆，复以粳米缓于中，使诸药得成清化之功，是亦白虎、越婢、麦冬三汤变方也。"

【医案选录】

刘渡舟医案：张某某，男，71岁。初诊，因高血压心脏病，服进口扩张血管药过量，至午后低热不退，体温徘徊在37.5~38℃之间，口中干渴，频频饮水不解，短气乏力，气逆欲吐，汗出。不思饮食，头之前额与两侧疼痛。舌红绛少苔，脉来细数。辨证属于阳明气阴两虚，虚热上扰之证。治当补气阴、清虚热，方用竹叶石膏汤。竹叶12克，生石膏40克，麦冬30克，党参15克，炙甘草10克，半夏12克，粳米20克。服5剂则热退，体温正常，渴止而不呕，胃开而欲食。惟余心烦少寐未去，上方加黄连8克、阿胶10克以滋阴降火。又服7剂，诸症得安。

按语：本案发热于午后，伴见口渴欲饮，短气乏力，不思饮食，舌红绛少苔，脉来细数，属于"阳明气津两伤"无疑。胃虚有热其气上逆，故见气逆欲吐。竹叶石膏汤原为仲景治疗"伤寒解后，虚羸少气，气逆欲吐"之证而设，在实际运用当中，凡热病或由其他原因导致阳明气津两伤、胃失和降而身热有汗、心烦口渴、气逆欲吐、舌红少苔、脉来虚数，皆可用之。

九、临床验方集锦

——麻黄汤

赵某某，男，22岁，自由职业者，身高176厘米，体重60千克，于2010年4月22日初诊。主诉：恶寒、发热、头身疼痛1天。来院时查体温38.5℃，恶寒，无汗，头痛，浑身酸困，四肢骨节亦然，轻微鼻塞，无流涕，无咽红及咽痛，舌质淡，苔薄白，脉浮紧。结合患者症舌脉分析，辨为太阳伤寒、外感风寒袭表，治宜发汗解表，予麻黄汤原方：生麻黄9克，桂枝6克，杏仁10克，炙甘草3克。取2剂，水煎服，令覆被取汗，不可过汗，出透即止。次日，患者再次来诊，述已煎服1剂，昨夜出汗多，今晨起热已退，诸痛皆瘥，无不适，嘱停后服。

按语：《伤寒论》第35条"太阳病，头痛发热，身痛腰痛，骨节疼痛，恶风，无汗而喘者，麻黄汤主之"。第51条"脉浮者，病在表，可发汗，宜麻黄汤"。第52条"脉浮而数者，可发汗，宜麻黄汤"。麻黄汤辛温开闭，其性峻猛，实为发散风寒之第一方，但只要辨证准确，且体质不是太弱，即可大胆应用，效如桴鼓，此患者体质可，发热恶寒无汗头身疼痛，一剂而愈，这就是经方的魅力。

——桂枝汤

杨某，女，32岁，已婚，农民，武威市凉州区清源镇人，1985年6月初诊。自述3年前因产后尚未足月，操持家务过于劳累，因"感冒"后出现阵发性发热，初时每日一二次，继之午夜、早晨、中午定时而发。近几月随时而作，先后在城乡遍访医家无数，服中药玉屏风、补中气、小柴胡、归脾等加减汤剂及针灸、西药等无数均未取效，痛苦难耐，经朋友介绍来诊，周身、洪热，继之汗出，湿衣浸被，汗后畏寒，呕恶欲吐，饮食、二便均可，既往健康，生命体征平稳，化验检查正常，舌质淡，苔薄白，脉浮缓。诊为：太阳中风证，营卫不和。疏以桂枝汤调和营卫：桂枝 15 克，白芍 15 克，生姜 15 克，甘草 12 克，大枣 12 枚（破开）。用水 1500 毫升，浸泡 30 分钟，温火煎 30 分钟，取汁 600 毫升，分 3 次温服。患者见只有 5 味药，说："我吃了那么多大剂量的中药，都不见效，这几味药能治病吗？"见其心生疑惑，笔者便做了解释，劝其试服。服 3 剂后，周身洪热已减轻，而汗出畏寒、呕恶如故，思之药证的对何以不效，又取《伤寒论》细读其煎服法有"服已须臾，啜热稀粥一升余，以助药力"。嘱其原方继服，服药后 15 分钟服小米粥 200 毫升，服 2 剂后诸证消失而愈。随访多年未复发。

按语：仲景桂枝汤之用，重在辨证，辨证准确，方能取效，但煎服之法亦很紧要，当时刚出校门，临床经验实无，只依《伤寒论》按图索骥，即取效如此，对《伤寒论》的研习及应用信心倍增，近 40 年，临证对流感、感冒低热自汗、荨麻疹、过敏性鼻炎、关节炎、产后虚热、皮肤病等随证加减应用得心应手，获益颇多。

——桂枝去芍药加附子汤

杨某，女，16 岁，学生，1999 年 11 月初诊。于 1 月前因感出现咽痛流涕咳嗽、身疼、汗出，在村卫生所诊断为感冒，给予中西药治疗 1 周，诸证减轻，但随即出现胸闷气短、心悸，动则加剧，即住某医院诊断为心肌炎，给予抗病毒、营养心肌、支持等治疗 15 天，症状减轻出院。来诊时见胸闷痛、气短、活动稍剧烈即加剧，伴有汗出，恶寒，口唇淡紫，面色萎黄，神疲乏力，遇热略舒，遇寒加重。大便稀，日 3~4 次，月经量少，色暗淡。舌质淡紫边有齿痕，脉沉细数。中医诊为胸痹，证属表邪外郁不散、胸阳内损不振，治宜解散表邪、振奋胸阳。疏以桂枝去芍药加附子汤：桂枝 15 克，生姜 15 克，炙甘草 10 克，大枣 12 枚，附片 15 克（先煎）。先煎附子后纳诸药煎服 2 剂后，诸证明显减轻，继服 15 剂而愈。半年后，随访未发。

按语：此例用桂枝去芍药加附子汤取效，其理正如柯韵伯所言："促为阳脉，胸满为阳证，然阳胜则促，阳虚也促，阳盛则满，阳虚亦满，此下后，脉促而不汗出，胸满亦不喘，非阳盛也，是寒邪内结，将作结胸之脉，桂枝汤阳中有阴，去芍药之酸寒，则阴气流行，而邪自不结，即扶阳之剂。若微恶寒则阴气凝聚，恐姜桂之力不能散邪，必加附子之辛热，为纯阳之剂矣。"

《伤寒论》方用之于临诊。必博览先贤对仲圣所述之精深辨析，方能理解其中要旨。若证药契合，取效如斯。桂枝去芍药汤及桂枝去芍药加附子汤，一加一减之应用，实乃四两拨千斤之举，方知仲景"用药如用兵"的神奇。

——当归四逆汤

李某，男，48 岁，主因"间断口干、多饮 5 年，双下肢冰凉、刺痛 3 月"来诊。症见：口干、多饮、多尿、乏力，视物模糊，双下肢冰凉、麻木、刺痛，阴雨天加重，大便干，舌质暗红，苔薄白，脉细沉。患者目前注射胰岛素控制血糖，血糖控制可，下肢冰凉、麻木，曾静滴甲钴胺、硫辛酸等药物，但收效甚微。患者要求口服中药调理，结合患者脉症分析，证型为寒凝血瘀证，治则温经散寒、活血通脉，方选当归四逆汤加减，具体用药如下：当归15克，桂枝10克，赤芍30克，细辛5克，炙甘草6克，通草5克，大枣8枚，川芎10克，草决明15克，黄芪30克，麦冬10克，五味子10克，伸筋草30克。上方取5剂，水煎服，一日1剂，分2次温服。

二诊：患者双下肢冰凉、刺痛稍有好转，舌质红，苔薄白，脉细涩。服药后患者有腹胀症状，上方去黄芪，加枳壳10克、陈皮10克，服14剂后，患者症状明显改善。

按语：《伤寒论》原文："手足厥寒，脉细欲绝者，当归四逆汤主之。"此患者消渴病日久，气阴两虚，气虚无力推动血行，受寒邪侵袭而血瘀加重，阳气不能达于四肢末端，营血不能充盈血脉，遂呈下肢冰凉、麻木、刺痛，阴雨天加重，手足厥寒、脉沉细。本方以桂枝汤去生姜，倍大枣，加当归、通草、细辛组成。方中当归甘温，养血和血；桂枝辛温，温经散寒，温通血脉，为君药。细辛温经散寒，助桂枝温通血脉；白芍养血和营，助当归补益营血，共为臣药。通草通经脉，以畅血行；大枣、甘草，益气健脾养血，共为佐药。重用大枣，既合归、芍以补营血，又防桂枝、细辛燥烈大过，伤及阴血。甘草兼调药性而为使药。本方多由营血虚弱、寒凝经脉、血行不利所致，治疗以温经散寒、养血通脉为主。诸药配伍，共奏温经散寒、活血通络之功。

——茯苓甘草汤

刘某，男，57岁，主因"腹泻间作2月余，腹胀、纳差3天"来诊。症见：胸脘满闷，腹胀，纳差，腹中辘辘作声，头晕，恶心欲呕，四肢逆冷，舌质淡，苔白腻，脉沉弦。平素脾胃功能差，易患消化不良，5日前因吃西瓜后出现腹痛、腹泻等症状，自服健脾止泻等药物后，患者腹泻好转，随即出现胸脘满闷，腹胀，恶心欲呕等症状。来诊后查腹部彩超示：①脂肪肝（轻度）。②慢性胆囊炎。③脾、胰未见明显异常。14-碳呼气试验示：524。结合脉症诊断为：泄泻，辨证为：脾失健运，水湿内停之证。西医治疗以抗幽门螺旋杆菌治疗。中医治疗以扶阳温胃行水，用茯苓甘草汤治之。具体用药如下：茯苓15克，桂枝10克（去皮），甘草6克（炙），生姜10克（切），半夏10克，薏苡仁30克，白术20克。取3剂，水煎服，一日1剂，分2次温服。服3剂后患者症状明显好转，嘱其平素自服健脾丸调理脾胃。

按语：《伤寒论》第73条："伤寒，汗出而渴者，五苓散主之；不渴者，茯苓甘草汤主之。"此患者平日脾胃素虚，饮食生冷，致脾胃虚弱，不能受纳水谷及运输精微，清浊不分，混杂而下，故腹泻，久病之后损伤肾阳，故见纳差、乏力、四肢逆冷；脾胃运化失司，水液不能正常运行，内停胸腹可见胸脘满闷，腹中辘辘作声，头晕，恶心欲呕，苔白腻，脉沉弦。治疗以扶阳温胃行水，用茯苓甘草汤治之。茯苓、甘草之甘，益津液而和卫，桂枝、生姜之辛，助阳气而解表。古人称茯苓为"四时神药"，因为它功效非常广泛，不分四季，将它与各种药物配伍，不管寒、温、风、湿诸疾，都能发挥其独特功效。茯苓甘草汤味甘、淡，性平，茯苓伍生姜治呕及心悸，合桂枝、甘草则治表不解里有水气之证，合用具有利水渗湿、益脾和胃之功用。现代医学研究：茯苓甘草汤能增强机体免疫功能，茯苓甘草汤多糖有明显的抗肿瘤及保肝脏作用。但虚寒精滑或气虚下陷者忌服。

——桂枝加芍药生姜人参新加汤

杨某，男，57岁，主因"头痛、咳嗽5天，加重伴周身疼痛2天"来诊。症见：咳嗽、咳痰，自汗出，头痛，周身疼痛，恶心欲呕，心下胀闷不适，舌质红，苔白，脉沉迟。患者就诊前在当地个体诊所给予肌肉注射柴胡注射液及安痛定注射液、口服中药治疗，服药后患者大量出汗，咳嗽、头痛等症状稍有好转，随后患者出现周身疼痛加重，并伴有恶心欲呕、心下胀闷不适等症状，故今日来诊。结合患者脉症诊断为：风寒外束、营卫失和之感冒，治宜解肌祛风、益气和营，方选桂枝加芍药生姜人参新加汤加味，具体用药如下：桂枝 10 克，大枣 10 克，党参 10 克，白芍 20 克，生姜 15 克，羌活 10 克，桔梗 10 克，杏仁 10 克，半夏 10 克，竹茹 5 克，甘草 5 克。取 3 剂，水煎服，一日 1 剂，分 2 次温服。

二诊：患者周身疼痛好转，恶心欲呕消失，心下胀闷不适好转，出汗减少，时有咳嗽、咳痰症状，用上方去党参、羌活，加黄芩10克、贝母10克。服5剂患者病愈。

按语：《伤寒论》原文："发汗后，身疼痛，脉沉迟者，桂枝加芍药生姜各一两人参三两新加汤主之。"桂枝汤证而有心下痞硬，或拘挛及喘者，加人参，并加芍药、生姜量。此患者感受风寒，过用发汗药物，出汗过多，耗伤营血，肌肉筋脉失其濡养，故见周身疼痛；脉沉为病在里，迟为气血不足，说明气营两伤。治疗当解肌祛风、益气和营，方用桂枝汤解肌、调营卫，加重生姜用量以通阳散邪，重用白芍以增强和营养血之功；加党参以补卫气、益营血，以顾汗后里虚。本方既可益气和营补虚，又可解太阳未净之邪气，为扶正祛邪、补散结合、表里同治之方。

——桂枝去芍药加蜀漆龙骨牡蛎救逆汤

田某，女，57 岁，主因"心慌、气短间作 3 月余"来诊。症见：面色苍白，心慌、气短，尤以夜间明显加重，烦躁不宁，头痛、头昏，项强，出汗多，睡眠差，舌质淡红，舌苔白厚腻，脉浮滑。患者于3月前自驾电动车不慎摔入河中，自此便出现心慌、失眠等症状。结合脉症诊断为：心悸；辨证为：心阳不振；治疗以温阳救逆、安神定志为法，处方用桂枝去芍药加蜀漆龙骨牡蛎救逆汤加味，具体用药如下：桂枝（去皮）10克，甘草（炙）6克，生姜（切）10克，大枣（擘）10枚，牡蛎30克（先煎），龙骨30克（先煎），法半夏10克，茯神10克，远志10克，五味子10克。取3剂，一日1剂，水煎服，分2次温服。服3剂后病情较前好转，守原方7剂后愈。

按语：《伤寒论》原文："伤寒脉浮，医以火迫劫之，亡阳必惊狂，卧起不安者，桂枝去芍药加蜀漆牡蛎龙骨救逆汤主之。"此患者因骤受惊恐，惊则气乱而出现烦躁不宁，睡眠差，日久致心阳不振，宗阳不能温养心脉，则面色苍白、心慌、气短、出汗多。治疗以温阳救逆、安神定志为法，处方用桂枝去芍药加蜀漆龙骨牡蛎救逆汤加味，本方由桂枝汤去芍药加蜀漆和大剂量牡蛎、龙骨组成。方中桂枝汤去芍药之酸柔，以求气机流畅；桂枝、甘草温通心阳以复其虚；佐生姜、大枣振奋中焦营卫生化之源，并助桂枝、甘草温复阳气；龙骨、牡蛎重镇潜敛心阳，安定心神。蜀漆味辛，平，主疟及咳逆寒热，腹中症坚、痞结、积聚，邪气、蛊毒、鬼注（旧作疰，《御览》作蛀）。生川谷。（下）去痰去饮散结。因蜀漆临床难觅，故曹师以法半夏代之。《注解伤寒论》："与桂枝汤，解未尽表邪；去芍药，以芍药益阴，非亡阳所宜也；火邪错逆，加蜀漆之辛以散之；阳气亡脱，加龙骨、牡蛎之涩以固之。"《本草》云："涩可去脱，龙骨、牡蛎之属是也。"

——五苓散

郭某，男，42岁，主因"头痛、发热5天，加重伴小便不利2天"来诊。症见：头痛、微发热，咳嗽，全身酸困，口干渴欲饮水，小便不利，舌质淡红，苔白，脉浮缓。曾在当地个体诊所给予肌肉注射药物治疗3天，接诊后查血常规示：中性粒细胞72.3%；尿常规示：白细胞（±）。结合患者脉症诊断为感冒，辨证为太阳腑水证，治宜利水渗湿、温阳化气。具体用药如下：泽泻15克，茯苓15克，猪苓15克，桂枝10克，白术15克，羌活10克，桔梗10克，杏仁10克，甘草6克。取3剂，一日1剂，水煎，分2次温服。服上方后患者病愈。

按语：本方在《伤寒论》中原治蓄水证，乃由太阳表邪不解，循经传腑，导致膀胱气化不利，而成太阳经腑同病。此患者因感受风寒，太阳表邪未解，故头痛微热；膀胱气化失司，故小便不利；水蓄不化，郁遏阳气，气不化津，津液不得上承于口，故渴欲饮水；治宜利水渗湿为主，兼以温阳化气之法。方中重用泽泻为君，以其甘淡，直达肾与膀胱，利水渗湿；臣以茯苓、猪苓之淡渗，增强其利水渗湿之力；佐以白术健脾以运化水湿、桂枝化气解表。

——桂枝加厚朴杏子汤

王某某，男，3岁，体质偏胖，婴儿时湿疹严重，10月龄后常患感冒，于2018年11月5日来诊。家长代述：自国庆节感冒，饮食不节后出现发热咳嗽、喉中痰鸣，住某医院治疗1周，热退而咳及痰鸣未愈，迁延至今。曾辗转诊治于城乡多家医院及多位医生，每晚如此，家长疲惫不堪，慕名来求诊。一诊见患儿咳嗽，轻微气喘，喉中痰鸣，痰白清稀，咳时微汗出，遇风及跑跳后咳甚，舌质淡红，苔白滑，指纹红，滞，隐现，过风关。结合患儿症舌脉及病史、体质分析，辨为营卫不和、痰阻气逆，治宜解肌祛风、降气定喘，予桂枝加厚朴杏子汤加味：桂枝6克，生姜6克，炒白芍6克，大枣8枚，厚朴4克，杏仁5克，防风5克，僵蚕6克，地龙6克，炙甘草4克。取3剂，每日 1 剂，水煎少量温频服。

二诊时咳喘已微，夜眠可，晨起及跑跳后仍有咳嗽及痰鸣，汗出，予上方中加法半夏 6 克、化橘红 6 克、云茯苓 8 克，继续服 3 剂后，痊愈。

按语：《伤寒论》第 18 条"喘家作，桂枝汤加厚朴杏子佳"。《伤寒论》第 43 条"太阳病，下之微喘者，表未解故也，桂枝加厚朴杏子汤主之"。胖人本就是痰湿体质，加之婴儿时湿疹严重，这个可以看作是"喘家"，故以本方解肌祛风、降逆平喘，收效颇显。

——茯苓桂枝白术甘草汤

廖某某，女，76 岁，农民，2010 年 11 月 3 日初诊。主诉：反复咳嗽气喘 30 余年，再发 3 天。患者形体消瘦，自述年轻时在生产队从事粉饲工作好多年，后来就留下了咳嗽气喘的毛病，每到冬春季节就发作，已近 30 年，经常吃药，胃也不好。症见：纳呆，咳嗽，气喘，胸闷，痰白清稀，畏寒肢冷，乏力，苔白腻而润，脉弦滑。结合患者病史及症舌脉分析，辨为中阳不振、痰饮内停，治宜温阳化饮、健脾利湿，予苓桂术甘汤加味：茯苓 15 克，桂枝 9 克，生白术 15 克，五味子 6 克，款冬花 10 克，地龙 10 克，制附片 6 克（先煎 45 分钟），炙甘草 6 克。取 7 剂，每日 1 剂，水煎服。

二诊来时，患者咳喘闷诸症明显缓解，仍纳差、乏力，予原方去冬花，加炙黄芪 18 克、砂仁 6 克，再取 7 剂而缓。

按语：《伤寒论》第 67 条"伤感若吐若下后，心下逆满，气上冲胸，起则头眩，脉沉紧，发汗则动经，身为振振摇者，茯苓桂枝白术甘草汤主之"。患者素体质虚弱，加之慢支近 30 年，胃也不好，《金匮要略》谓："病痰饮者，当以温药和之。"盖脾阳不振，水饮内停，随咳嗽而上逆也，方用苓桂术甘汤加附片以温阳化饮,辅以五味子、款冬花以祛痰镇咳,使诸症得以改善。

——生姜泻心汤

郭某某,男,53 岁,工人,于 2017 年 3 月 15 日一诊。主诉:胃脘胀闷、隐痛 5 年余。患者自述疼痛以生气或食生冷后加重,得温或者揉按可以缓解,常有嗳气酸腐,口有异味,素喜热食,腹中肠鸣有声,便溏,纳差,寐差,舌淡红,苔白腻,脉沉滑。曾辗转诊治于城区多家医院,自带外院查胃镜检查报告单示:慢性萎缩性胃炎。结合患者症舌脉分析,辨为水热互结、痞阻中焦,治宜和胃降逆、散水消痞,予生姜泻心汤加减:生姜 12 克,法半夏 10 克,黄芩 9 克,干姜 3 克,黄连 3 克,党参 15 克,败酱草 15 克,大枣 6 枚,炙甘草 9 克。取 7 剂,水煎服,每日 1 剂。

二诊来时患者面有喜色,述服药后胃痛好转,肠鸣、嗳气已无,大便成形,寐可,胃脘部仍有胀闷感,舌淡红,苔薄,脉沉弦。仍以上方中加厚朴 10 克,再服 7 剂,痊愈。

按语:《伤寒论》第 157 条"伤寒汗出,解之后,胃中不和,心下痞硬,干噫,食臭,胁下有水气,腹中雷鸣下利者,生姜泻心汤主之"。泻心汤证均为脾胃不和之痞证,但侧重不同,该患者因胃气虚冷,水谷不化,邪郁生热,寒热互结,胃气蕴滞,故胃脘痞满;气机升降失常,上逆则为呕、为噫,水谷不化而见食臭;完谷不化下趋则便溏。治疗的重点应散水气之痞结,并补中土之虚弱,故以生姜为主药,辅助以半夏宣泄心下之水气,参、枣补益中土之虚,干姜、甘草温里寒,芩、连以泄痞热,败酱草归胃、肝经,清热健胃之效。二诊加厚朴也是为了加强下气除湿,宽中消满之功。如此则辛开苦降,相反相成,而达和胃散痞之功。

——附子泻心汤

严某某，女，18岁，学生，于2010年6月17日初诊。主诉：胸满不舒2月余，伴汗出恶风。自述患感冒已近2月余，曾经辗转求治，中西药吃了好多，就是好不了，现自感胸满，上身热而汗出，腰以下恶风，6月天气，自诉常常穿厚衣仍感到处有风来袭，睡眠时更要被子盖严，只露出头始感舒。舌苔淡黄，脉弦。结合患者病史及症舌脉分析，辨为阳虚于外、热结于胃，治宜温经回阳、泄热消痞，予附子泻心汤：大黄6克，黄连3克，黄芩3克，附子6克（先煎45分钟）。取2剂，每日1剂，水煎服。

二诊来时，患者自诉诸症悉除，周身舒服。

按语：《伤寒论》第155条"心下痞，而复恶寒汗出者，附子泻心汤主之"。该患者心下痞当属热痞，乃中焦又热，气机不畅使然，其恶寒汗出，非表邪不解，而是卫外之阳有所虚损，阳虚则不能温分肉、充肌肤、肥腠理、司开合，故见恶寒汗出之证。其治法，若纯以扶阳，则更助其热；纯以清热，则阳气愈虚。故取寒温并用、清热与温阳兼顾之法，用大黄黄连泻心汤泻热消痞，加附子扶阳固表。

——柴胡桂枝汤

赵某某，女，10岁，学生，于2018年10月12日初诊。主诉：发热5天。患儿家长代述：因不慎受凉后发热已四五日，曾服用护彤、板蓝根颗粒、桑菊感冒片、双黄连口服液等，汗后热仍不退，体温波动在38~39.5℃之间，每日常有先恶寒后发热，继之汗出，反复如此。患儿体质稍差，舌苔薄白，脉弦而数。结合患儿病史及症舌脉分析，辨为营卫失和、少阳不利，治宜调和营卫、和解少阳，予柴胡桂枝汤原方：柴胡12克，桂枝9克，太子参10克，黄芩10克，半夏10克，白芍10克，生姜6克,大枣6枚,炙甘草6克。取3剂,每日1剂,水煎服。

二诊来时,家长述患儿服药1剂后热退,3剂服完后,一直未再发热,只有食欲不振。舌苔薄白,脉和缓。予六君子汤3剂善后。

按语:《伤寒论》第146条"伤寒六七日,发热微恶寒,肢节烦疼,微呕,心下支结,外证未去者,柴胡桂枝汤主之"。本病始于伤寒,继而出现少阳证候,是无并病之名,而有并病之实。伤寒六七日,发热,微恶寒,肢节烦痛,是太阳桂枝证;微呕,心下支结,是少阳柴胡证。二经证候并见,故以柴胡桂枝汤以解肌祛风、调和营卫、和解少阳。

——栀子生姜豉汤

刘某某,男,42岁,农民,于2008年9月3日初诊。主诉:咽部至心窝灼热疼痛3月余。自述于3月前因与朋友饮烧开的酒后,出现从咽部至心窝灼热疼痛,不久即缓解,但次日又感咽部不适,有梗阻感,伴胸膈窒塞,烦闷不舒,舌尖红,苔薄黄微腻,脉滑数。结合患者病史及症舌脉分析,辨为热伤脉络、气机不畅,治宜清宣郁热、调畅气机,方选栀子生姜豉汤加减:焦栀子6克,半夏10克,厚朴8克,枳壳6克,苏梗15克,淡豆豉10克。取3剂,每日1剂,水煎服。并嘱禁烟酒及辛辣之品。

二诊来时,患者述药后烦闷得解,灼痛大减,仅稍感吞咽不利。效不更方,继服3剂而愈。

按语:《伤寒论》第76条"发汗后,水药不得入口为逆,若更发汗,必吐下不止。发汗吐下后,虚烦不得眠,若剧者,必反复颠倒,心中懊憹,栀子豉汤主之;若少气者,栀子甘草豉汤主之;若呕者,栀子生姜豉汤主之"。第77条"发汗若下之,而烦热胸中窒者,栀子豉汤主之"。第78条"伤寒五六日,大下之后，身热不去，心中结痛者，未欲解也，栀子豉汤主之"。按照病机来讲，该患者乃热邪损伤食管，热郁于内，阻碍气机，使胸膈气机不畅。谨抓病机，辨证施治，选用栀子生姜豉汤加减，药证相符，使郁热得清、气机宣畅而收效快。

——栀子厚朴汤

杨某某，女，44岁，家庭主妇，于2017年8月19由家人陪同来诊。主诉：烦乱懊侬，不能自制1月余。家人代述：患者无明显诱因，近1月余以来出现烦乱不安，懊侬，不能自制，在家不能安静待一会儿，出去外面能比家中多待些时间，但过不多时又进来，又出去，如此反复，来诊室不到15分钟，看起来很烦，站起来，坐下，坐下，又站起来，每每想跑到诊室外面，都被家人拽回。患者神志清楚，精神尚可，问诊也能回答清楚，述脘腹胀满，如有物堵住，很难受，按之腹软，大便干，小便黄，舌质红，苔黄腻，脉弦数。结合患者病史及症舌脉分析，辨为郁热壅遏气机、津亏热结，治宜清热破结下气，方以栀子厚朴汤加味：生山栀6克，枳实10克，厚朴8克，大腹皮15克。取2剂，每日1剂，水煎服。2剂后，诸症悉除而治愈。

按语：《伤寒论》第79条"伤寒下后，心烦腹满，卧起不安者，栀子厚朴汤主之"。女性患者，本证心烦，腹满因无有形实邪阻滞，故虽胀满，多按之濡软而不痛。与有形实邪阻滞的腹满，多腹满硬痛而拒按，显然有别。

——栀子干姜汤

马某某，男，2岁，于2018年11月16日来诊。代诉：发热，泻下黏液稀便3天。家长代述：患儿因饮食不节后出现发热，烦闹不安，时哭吵，泻下稀便，内有少量黏液，肠鸣沥沥有声，查见腹软，舌红，苔白微逆，指纹紫滞，隐现，在气关。结合患儿症舌脉分析，辨为上热下寒，治宜清上温下、清热除烦、温中暖脾，予栀子干姜汤加味：焦栀子 4 克，炮干姜 6 克，黄连 4 克，车前草 6 克。取 2 剂，每日 1 剂，水煎少量频服。服后痊愈。

按语：《伤寒论》第80条伤寒"医以丸药大下之，身热不去，微烦者，栀子干姜汤主之"。这一条的应用尤其在《伤寒贯珠集·太阳篇》中解释很到位：大下后，身热不去，证与前同，乃无结痛而烦，又微而不甚，知正气虚不能与邪争，虽争而亦不能胜之也，故以栀子彻胸中陷入之邪，干姜复下药损伤之气。

——柴胡加龙骨牡蛎汤

段某某，女，51 岁，退休工人，于 2015 年 4 月 8 日初诊。主诉：巅顶头痛伴恶心呕吐 10 余日。某医院诊为神经性头痛，先用西药治疗 3 日不效，又服祛风止痛、降逆止呕之中药，仍不效。症见：巅顶时冷时热，冷时如冰镇，热时如火烧，并伴疼痛难忍，心烦意乱，恶心呕吐，大便秘结，小便黄赤，舌苔黄白相兼，脉弦紧。结合患者病史及症舌脉分析，辨为少阳枢机不利、上下寒热失调，治宜和解清热、镇静安神，予柴胡加龙骨牡蛎汤加减：柴胡 12 克，生龙骨 30 克（先煎），生牡蛎 30 克（先煎），黄芩 10 克，生姜 6 克，党参 30 克，桂枝 6 克，茯苓 10 克，半夏 10 克，大黄 3 克，大枣 6 枚（瓣），炙甘草 6 克。取 3 剂，每日 1 剂，水煎服。

二诊时，患者述头痛、呕吐减轻，大便稍软，小便黄，舌苔微黄逆，脉弦紧。仍以上方继服7剂，诸症消失。

按语：《伤寒论》第107条"伤寒八九日，下之，胸满烦惊，小便不利，谵语，一身尽重，不可转侧者，柴胡加龙骨牡蛎汤主之"。柴胡加龙骨牡蛎汤是仲圣创立，用于治疗少阳病兼烦惊、谵语之证。曹生有在此方基础上去铅丹，加甘草，在临床上用于治疗各种疑难病证，并谓只要患者病证属于肝郁气滞、涉郁不化、三焦运化失职，或兼上热下寒，或兼郁而化风，脉弦紧者，均可应用。

——桂枝加芍药汤

吴某某，男，43岁，农民，于2013年3月13日初诊。主诉：下痢赤白脓血便，伴腹痛里急后重近3月。患者自述于3月前因饮食不当后出现泻下黏液稀便，有时有血丝，每日三四次到七八次不等，大便量不很多，腹痛，里急后重，在某诊所用西药治疗而愈，未几又发，再去诊，仍愈，如此反复2月多，遂成慢性痢疾，大便每日少则三四次，多则五六次，来势甚急，常不及如厕，时里急后重，有不尽之感，便不成形，有赤白黏液，腹痛而肠鸣，在下痢前，自觉有物从上往下撞击肠道，则大便急下，不能片刻等待。曾服真人养藏汤之温，芍药汤之寒皆无效。舌质红，苔白腻，脉沉弦滑。结合患者病史及症舌脉分析，辨为脾胃阴阳失调、气血不利，治宜温脾和中、缓急止痛，予桂枝加芍药汤：桂枝9克，白芍18克，生姜9克，大枣6枚，黄连6克，炙甘草9克。取3剂，每日1剂，水煎服。

二诊来时，患者诉下痢减至每日二三次，肠鸣消失，腹亦不痛。守上方继服3剂后，诸症悉除，痊愈。

按语：《伤寒论》第279条"本太阳病，医反下之，因而腹满时痛者，属太阴也，桂枝加芍药汤主之"。此患者属于脾胃阴阳失调，气血为之不利所致，脾为阴而胃为阳，脾阴胃阳得和，则寒温相宜，升降皆顺，则病不生也。今脾胃阴阳失和，中焦气血为之乖戾，则脾虚而不升，胃虚而不降，土气不和，则木气必郁，是以腹痛而下利。阴阳两虚，肝木乘之，故寒热之药皆无效，治当调和脾胃气血，并平肝木之急而于土中泄木为法。

——吴茱萸汤

林某某，男，9岁，于2017年3月12日初诊。主诉：胃脘痛 10 余日。通过问诊述患儿多日来口吐涎沫，不思饮食，伴有胃痛，面色苍白。追问病史，患儿体质较弱，平素喜食冷食，舌质淡，水滑苔。结合患儿病史及症舌脉分析，辨为脾胃虚寒、浊阴上逆，治宜温中补虚、降逆理气，予吴茱萸汤加减：吴茱萸 5 克，生姜 5 克，干姜 5 克，枳实 5 克，苍术 10 克，白术 10 克，香附 8 克，砂仁 5 克，槟榔 8 克，大枣 6 枚（擘）。取 3 剂，每日 1 剂，水煎服。

二诊来时，述服上 3 剂药后，口吐涎沫大减，胃痛亦缓。继以香砂六君子汤 3 剂以温补脾胃善后，而痊愈。

按语：《伤寒论》第 243 条"食谷欲吐者，属阳明也，吴茱萸汤主之。得汤反剧者，属上焦也"。第 309 条"少阴病，吐利，手足逆冷，烦躁欲死者，吴茱萸汤主之"。该患儿素体质较弱，且喜食冷食，为中寒伤胃，脾阳被遏，运化失司，津液不能输布而营周身，以致停蓄成水，上泛口吐涎沫。寒气入胃，气血凝滞不通，经脉拘急不利，故胃痛频作，证属胃寒脾阳不化。治当温运和中、散寒止痛，以希寒散则阳复，阳复则津化，而涎沫自止。

——桔梗汤

赵某某，女，5 岁，于 2019 年 3 月 5 日初诊。代诉：发热、咽痛 1 天，伴咳嗽。患儿家长代述：于来院前 1 天家长带患儿到湖边放风筝，不慎受凉后出现发热，患儿自诉咽痛，伴咳嗽，予服家中备用之抗感冒药后效果不显，故带来我科就诊。来时查体温 38℃，精神尚可，咽部充血，扁桃体不大，心肺腹无异常，舌红，苔白微腻，脉浮数。结合患儿病史及症舌脉分析，辨为风邪热毒客于少阴、上攻咽喉，治宜清热宣肺、利咽止痛，予桔梗汤加味：桔梗 4 克，僵蚕 6 克，荆芥 5 克（后下），薄荷 4 克（后下），生石膏 25 克，防风 5 克，炙甘草 4 克。取 2 剂，每日 1 剂，水煎少量频服。

二诊来时家长代述，发热退，咽痛缓。仍予上方去石膏，加生地 8 克，取 3 剂，继服以善后，遂瘥。

按语：《伤寒论》第311条"少阴病二三日，咽痛者，可与甘草汤。不瘥，与桔梗汤"。关于该病例，《医宗金鉴》中论述的很好："少阴病二三日，咽痛无他症者，乃少阴经客热之微邪，可与甘草汤缓泻其少阴之热也。若不愈者，与桔梗汤，即甘草汤加桔梗以开郁热。不用苦寒者，恐其热郁于阴经也。"

——枳实栀子豉汤

张某某，女，30 岁，个体户，于 2007 年 1 月 26 日初诊。主诉：发热、胃脘胀闷 1 天。患者来院时自述 1 月前曾患流感，反复发热、咳嗽，后来查出有胸腔积液，住某院治疗 10 余日，后又在多家医院及多位医生处求治，或输液，或口服中西药，凡近 1 月，病体才得以恢复正常。病初愈后，常自觉饥饿而索食，家人因遵医生之嘱，始终给予容易消化的食物，后来因想吃油饼卷膏，家人耐不住要求，且认为病愈也有些时日了，脾胃功能已恢复，而与食之。患者久病后一直清淡饮食，以至于太馋了，故贪食不节，当晚即出现胃脘胀闷，嗳气不停，心烦不寐，发热（38℃），眩晕，不思饮食，脉象浮大。结合患者病史及症舌脉分析，辨为大病瘥后、余热未尽、复停食滞，治宜清热除烦、宽中行气，予枳实栀子汤加味：枳实 15 克，生栀子 6 克，淡豆豉 10 克，焦三仙各 10 克，生山药 20 克，连翘 10 克，炙甘草 6 克。取 2 剂，每日 1 剂，水煎服。

二诊来时患者诉，服药 1 剂后即热退而烦满大减，至 2 剂尽，诸症悉除。后又予竹叶石膏汤调理后未再发作。

按语：《伤寒论》第393条"大病瘥后，劳复者，枳实栀子汤主之"。此患者系由于久病后体虚，各种机能还未完全恢复如初，后又饮食不节，损伤脾胃，饮食积滞，食积化热所致。食热蕴滞则心烦，食滞不化则发热。脉证相参，应为食复。

——小柴胡汤

沈某，女，42岁。始因郁怒伤肝而心胸发满，不欲饮食，继而又外感风寒邪气，往来寒热，休作有时，伴胸胁苦满、头痛身痛，脉弦，舌苔白滑。常规查血常规、尿常规、肝功、肾功、血生化、血糖等大致正常；彩超检查：脂肪肝；心电图：窦性心律不齐；胸片：肺纹理增重。中医辨证为少阳受邪、气郁不舒、枢机不利之证，治宜和解少阳，方以小柴胡汤：柴胡15克，酒黄芩9克，姜半夏9克，党参10克，炙甘草6克，大枣10枚。取3剂，水煎服，每日1剂。

二诊时：诉用药后寒热俱减，上述诸症有缓解，伴失眠多梦。在原方基础上加酸枣仁30克、柏子仁30克、合欢花10克，又服6剂后诸症皆消。

按语：小柴胡汤方首见于《伤寒论》第96条："伤寒五六日中风，往来寒热，胸胁苦满，嘿嘿不欲饮食，心烦喜呕，或胸中烦而不呕，或渴，或腹中痛，或胁下痞硬，或心下悸，或不渴，身有微热，或咳者，小柴胡汤主之。"是中医和解的代表方，原为少阳病之主方，有"少阳枢机之剂，和解表里之总方"之称。根据仲景之义，"有柴胡证，但见一证便是，不必悉具。"该方广泛运用于内、外、妇、儿科，而内科疑难杂病常在和解中见疗效，临床可用之和解少阳、益气解表、调理肝脾、清化湿热等。

——小建中汤

张某，男，63岁，诉胃脘隐痛反复发作已3年。门诊胃镜检查诊断为"胃黏膜病变"；心电图：窦性心律，异常心电图，偶发室性早搏；胸部DR片：肺纹理增重。近来常饿时胃脘痛，呃逆，胁肋部不适，恶寒怕冷，不思饮食，大便微溏，汗出恶风，脉缓。辨为表虚中寒之证。予以小建中汤：桂枝 10 克，白芍 18 克，生姜 10 克，大枣 4 枚，炙甘草 6 克，饴糖 30 克。服 5 剂胃脘痛已缓解，但饥饿时仍不适，大便溏好转，继服上方。

3 周后复诊，无恶寒怕冷，汗出恶风，呃逆缓解，胃痛隐隐，喜温，纳差，神疲乏力，大便微溏，舌苔淡白，脉迟缓，辨为脾胃虚寒，给予黄芪建中汤：黄芪 15 克，桂枝 10 克，白芍 18 克，茯苓 10 克，陈皮 10 克，炒白术 10 克，生姜 10 克，大枣 4 枚，炙甘草 6 克，饴糖 30 克。再取 6 剂煎服。

三诊时诉大便微溏外，余无不适。继守原方。

按语：《伤寒论》第 100 条 "伤寒，阳脉涩，阴脉弦，法当腹中急痛者，先与小建中汤；不瘥者，小柴胡汤主之"。小建中汤属于甘温补益之剂，是在桂枝汤调和脾胃、调和气血阴阳的基础上，倍芍药酸甘益阴以柔肝，加用饴糖甘温补中以缓急，能建脾气以化气血，肝胆得阴血濡养则气柔而条达，所谓培土即可以制木的道理就在于此。本患者胃脘痛、呃逆、胁肋部不适、恶寒怕冷、不思饮食、大便微溏，为里虚寒挟瘀，当治用小建中汤温中同时解瘀，则胃脘疼很快缓解。

——桂枝加芍药汤

齐某，女，51 岁。诉：胃肠不好数年，腹部胀满，进食腹更胀，近年来反复发作腹痛、腹胀，大便先干后稀，怕风怕冷，体乏易汗出，查 X 线、超声均无异常，观其舌质淡红，苔薄白，脉沉细无力。即处予桂枝加芍药汤（原方原量）：桂枝 9 克，白芍 18 克，生姜 9 克，大枣 12 枚，炙甘草 9 克。3 剂后，腹痛腹胀消失。原方又进 3 剂，诸证皆消。

按语：桂枝加芍药汤出自《伤寒论》279 条 "本太阳病，医反下之，因尔腹满时痛者，属太阴也，桂枝加芍药汤主之"。

桂枝汤为仲景群方之魁，乃滋阴和阳、调和营卫、解肌发汗之总方。桂枝汤能调和脾胃之气，然后达到启化源、滋营卫、益气血、和阳明的目的。桂枝加芍药汤重用白芍，调和脾胃之阴阳，利血脉消瘀滞，并有平肝缓急之效，于调和脾胃中兼能疏泄肝木，使其能和脾阴、利血脉，又能柔肝缓急以止疼痛，临床上凡见有腹满时痛、下利、舌质偏红、苔薄白而脉弦细者，多属脾胃气血阴阳失和，就是说桂枝加芍药汤用于虚寒腹痛，其临床表现大致为：脉及腹力均弱，腹直肌轻度紧张，或部分腹肌拘挛，硬结，因积气而致腹胀感、经常腹痛等，此时选用本方治疗，每能取效。

——麻黄升麻汤

刘某，男，74 岁。有慢性肺源性心脏病 12 年，每遇冬春季发作，间断治疗至今。近 1 月来咳嗽、咳痰、气喘伴牙痛，多处就诊均给予清热泻火解毒之剂，上述诸症无明显缓解。症见：咳嗽、咳痰、气喘，痰多质黏稠，色稍黄，形寒肢冷，纳差，大便稀，舌质略红，舌苔薄白，脉沉。辨证：上热下寒、虚实互见之证，给予麻黄升麻汤：麻黄 12 克（先煎去沫），升麻 12 克，桂枝、石膏、干姜、白芍、茯苓各 10 克，白术、当归、知母、黄芩、萎蕤、天冬、炙甘草各 6 克。水煎温服，3 剂后上述诸症好转。

二诊再服 4 剂，牙痛痊愈，慢性肺病情趋于稳定。

按语：《伤寒论》原文"伤寒六七日，大下后，寸脉沉而迟，手足厥逆，下部脉不至，喉咽不利，唾脓血，泄利不止者，为难治。麻黄升麻汤主之"。麻黄升麻汤从寒热虚实兼治出发，以宣发阳郁之邪，滋润肺胃之阴。方中麻黄、升麻剂量最大，升麻、麻黄共为君药，升麻为解血热之良药，麻黄为辛温发散之药，合用以宣发陷下阳郁之邪；石膏、知母、黄芩、石膏清肺胃气分之热；桂枝、干姜温中通阳；当归、芍药和阴养血；天冬、萎蕤滋阳降火；甘草、茯苓、白术健脾益气和。以上药物具备了凉血、透热、清气、养血、散血之功，治法面面俱到。本案患者年老久病素弱，发病后屡给予清热泻火解毒之剂，导致正气损失、邪气内陷，形成上热下寒、虚实并见的复杂证候，诸症符合伤寒方麻黄升麻汤证，故取良效。

——葛根汤

刘某，男，41岁，患者主因"头痛反复发作1年"来诊。患者1年来头痛反复发作，以左侧为主，久治不愈。症见：左侧头痛，常连及前额，并伴无汗恶寒，鼻流清涕，心烦，头晕目眩，睡眠差。患者病人颈项转动不利，自诉颈项部及后背经常有拘急感，头痛甚时拘紧更重。舌淡苔白，脉浮。辨证为寒邪客于太阳经脉，经气不利之候。治当发汗祛邪、通太阳之气，方选葛根汤：麻黄6克，葛根15克，桂枝10克，白芍10克，炙甘草6克，生姜10克，大枣10枚。麻黄先煎，去上沫，服药后避风寒。取3剂，水煎，分2次温服。

二诊：患者脊背有热感，继而身有小汗出，头痛、项急随之而减。原方再服至9剂。

三诊：头痛、头晕目眩、颈项及后背经常有拘急感诸症皆愈。

按语：葛根汤出自于《伤寒论》，主要用于风寒表实兼项痛强几几症；方中葛根为主药，以其性味甘辛，濡润筋脉，又能解表祛邪，现代医学认为葛根提取物总黄酮对解除颈项强痛有很好的疗效，所以能改善头痛、头晕及肢麻的症状；桂枝辛温，能表能里，外可解肌散寒透达营卫，内能温经通阳而兼入血分，从而温通经脉、祛风散寒以除痹症；芍药苦酸微寒，入肝经，有柔肝止痛的作用，柔肝，使筋有所生、肝有所养，以通脉络、缓挛急、止疼痛；白芍配甘草能解除中枢性及末梢性肌肉痉挛及因痉挛引起的疼痛；本案脉证病机，切合葛根汤证。

——桂枝加芍药汤

李某，男，50岁，主因"腹泻、腹痛反复发作2年"来诊。患者2年前因过食生冷食物及饮酒过度后出现腹泻、腹痛症状，遂就诊于医院，诊断为急性胃肠炎，给予药物治疗后症状好转。此后，饮食稍有不当则腹泻、腹痛症状反复发作。3月前因过食瓜果等冰凉食物后腹泻、腹痛症状再次发作，在某医院就诊行肠镜检查示：溃疡性结肠炎、肠息肉，经给予西药治疗后病情时轻时重。症见：腹痛、腹泻，日行3~4次，乏力，四肢欠温，腹痛时喜按，口不干、不苦，不思饮；望其面色萎黄，形体消瘦，舌淡微暗，苔白腻，脉沉细弱。结合脉症诊断为：腹泻，证属脾胃虚弱、寒凝血滞，治当温经化瘀、缓急止痛，方以桂枝加芍药汤加味：桂枝10克，白芍20克，炙甘草6克，三棱8克，莪术8克，生姜10克，大枣10枚。取3剂，水煎，一日1剂，分2次温服，且嘱咐主要饮食治疗。

二诊：疼痛明显减轻，自诉口中淡、不渴、唾液多，此为虚寒之证，原方加吴茱萸10克以温中散寒、黄芪20克以益气固表。服6剂。

三诊：疼痛消失，精神大好，胃纳增，大便日一行。

按语：《伤寒论》"本太阳病，医反下之，因而腹满时痛者，属太阴也，桂枝加芍药汤主之"。桂枝加芍药汤具有调和营卫、理脾和中、缓急止痛之功效。

——四逆加人参汤

赵某，男，15岁，主因"腹泻如水样1月"来诊。患者1月前因感冒后在附近私人诊所就诊，使用抗菌药物后，出现腹泻如水样，伴蛋花样粪便，每天泄泻8~10次，曾到多家医院就诊，于近日在当地某医院就诊，查大便常规提示轮状病毒感染，住院治疗后无效，遂来就诊。症见：精神极差，怕冷，无发热，泄泻如水样，尿少，腹胀，皮肤松弛，消瘦，脱水貌，舌淡苔少，脉微。结合脉症诊断为：泄泻，证属阳亡液脱，治疗以回阳救逆、益气生津为法，方选四逆加人参汤：制附子15克（先煎），干姜10克，党参20克，炙甘草10克。取3剂，水煎，一日1剂，分2次温服。

二诊：服上方后患者泄泻明显好转。

三诊：患者大便正常，每日1~2次，精神可，小便正常，怕冷症状消失。

按语：据《伤寒论》原条文中所说亡血，指亡失津液，方中用附子、干姜、炙甘草即四逆汤以回阳救逆，人参益气固脱、生津滋液。《伤寒论》："恶寒，脉微而复利，利止，亡血也，四逆加人参汤主之。"患者下利日久，气随津泄，故致阳气虚。阳虚不能温化水谷、敛摄津液，又致泻利不止。今见皮肤松弛、尿少、怕冷、消瘦、脱水貌、舌淡苔少、脉微，为阳亡液脱、津液内竭之象。故治用四逆加人参汤回阳救逆、益气生津。

——牡蛎泽泻散

王某，男，53岁，主因"反复右胁肋隐痛3年，伴腹胀、双下肢水肿2周"来诊。患者平素喜好饮酒，3年前出现右胁肋隐痛症状，未予重视，后上述症状反复发作，遂前往医院就诊，经检查诊断为肝硬化，治疗后症状好转，出院后一般情况好。2周前因朋友聚会饮酒过多，近日出现腹胀，进食后明显，胸闷气短，故来就诊。症见：面色灰暗，腹胀，食纳差，气短胸闷，双下肢凹陷性水肿，尿少，大便干，舌质暗淡，舌边齿痕，苔白腻，脉沉细滑。查体示腹膨大，叩诊呈浊音。腹部彩超示：①肝硬化（门静脉增宽、脾大）；②腹水。结合脉症诊断为：鼓胀，证属水湿内停、气血瘀阻，治疗以益气活血、攻下逐水为法，方选牡蛎泽泻散加味：牡蛎 30 克，泽泻 15 克，海藻 10 克，大腹皮 30 克，猪苓 30 克，茯苓 30 克，白术 10 克，黄芪 30 克，大黄 6 克（后下），当归 10 克，川芎 10 克，桃仁 10 克，红花 6 克。取 6 剂，水煎，一日 1 剂，分 2 次温服。

二诊：患者小便增多，腹胀稍松，食纳增多，大便软，每日 2~3 次，双下肢水肿如故。原方加生薏苡仁 30 克以利水消肿、渗湿健脾，服用 6 剂。

三诊：患者腹不膨大明显减小，双下肢水肿明显消退。效不更方，守原方继服，共服用 30 剂，患者面色灰暗好转，食纳可，二便调。复查腹部彩超示：肝硬化、门静脉增宽、脾大。患者一般情况好，嘱咐患者忌酒，以巩固疗效。

按语：《伤寒论》"大病瘥后，从腰以下有水气者，牡蛎泽泻散主之"。大病瘥后，正气已虚，出现水肿多为虚肿，也有形虚而水盛的，小便不利，下肢浮肿而按之凹陷。虚证水肿多责肺、脾、肾三脏；肺气虚者，颜面虚浮胖肿；脾气虚者，四肢肿胀而沉重；肾气虚者，眼睑浮肿、足胫浮肿等。该患者嗜酒过度，饮食无节，滋生湿热；又因体气渐衰，使脾肾虚弱，脾弱则运化失职，酒湿之浊气蕴滞不行，清阳当升不升，浊阴当降不降，以至清浊相混，壅于中焦，故腹胀、腹膨大；脾土壅滞则肝失条达，气血郁滞而不行，水液渐积渐多，加之肾气不足，开阖不利，水不得泄，遂成腹水，故治疗以攻下逐水、益气活血，宜当牡蛎泽泻散加味。

——芍药甘草附子汤

陈某，女，52 岁。患者诉感冒后出现胃寒怕冷，咽喉疼痛不适，小便量减少，大便干，自行购买速效伤风胶囊及感康片口服。服药后大汗出，自觉感冒症状明显改善，为巩固疗效服用上药3日后出现周身浮肿，大便干结，硬如羊屎，口干渴，渴不欲饮水，自觉有气上冲，伴头晕、心悸、胸闷，夜间上述症状加重，小便短少不利，面部虚浮，四肢手脚冰凉。舌胖色淡，苔滑。即刻前来医院诊治，门诊查血常规提示：中性粒细胞71.1%，余正常。查肾功能检查正常。尿常规检查正常。中医症见如前。中医辨病为水肿病，辨证为寒饮上逆，给予芍药甘草附子汤扶阳益阴：白芍12克，炙甘草12克，制附子15克。

服2剂，四肢转温，活动汗出减少，全身浮肿减轻。效不更方，继续服上方3剂。

三诊：患者诉小便量增多，全身浮肿明显减轻，大便略干，头晕、头昏、心慌、胸闷减轻。上方加生地10克、防己10克、麦冬10克，续服3剂后诸症皆消。

按语：《伤寒论》"发汗病不解，反恶寒者，虚故也，芍药甘草附子汤主之"。本例患者开始为太阳中风表症，服药发汗药后出现浮肿、便秘、小便不利、四肢不温症状，即临床"发汗太过所致"，"汗而发之"是临床外感之常法，然汗不得法，往往变生他证。本案发汗太过，伤阳损阴，见阴阳不和、营卫不调之证候，以芍药甘草附子汤扶阳益阴以救误，方证相对，故获良效。

十、《伤寒论》经方剂量考证

《伤寒论》因其理法方药缜密、药少而精、药专力宏，被后世尊为"方书之祖"，其大方剂至今仍被临床广泛应用。然而，由于历代度量衡的演变，经方的实际药量成为一宗悬案。后世有以《伤寒论》一两为今1.6克[21]、3克[22]、6.96克[23]、13.92克[24]、15.625克[25]等，令人莫衷一是。药量是药效的基础，是方剂功效的关键。因此，明确经方的实际药量，对继承仲景学术思想、提高临床疗效意义重大。通过文献及药物实测的考证，结合现代药理及临床实际，认为仲景经方1斤合今250克，1两为今15.625克（简为15.6克），1铢为0.65克；经方1合为今20毫升，1升为今200毫升。为经方剂量使用的合理性提供实验数据，以供临床参考。

（一）从文献考证《伤寒论》药物剂量

《伤寒论》著于汉代，使用的计量单位包括铢、两、斤、合、斗、尺、个、枚等，因此，考证其剂量应以汉代的度量衡标准为依据。

1.汉代的药物剂量

东汉前商用度量衡与医用度量衡一致，近代度量衡史学家吴承洛在《中国度量衡史》中说"后汉于度量衡之设施及制作，既无记录，即其制度亦莽之制也"[26]。因此，考证现已出土的东汉时期的量器及衡器最具说服力。汉代重量单位包括铢、两、斤、钧、石，如班固《汉书·律历志》云："权者，铢、两、斤、钧、石也，所以秤物平施，知轻重也……千二百黍重十二铢，二十四铢为两，十六两为斤，三十斤为钧，四钧为石。"原国家计量总局编《中国古代度量衡图集》中的"汉光和大司农铜权"（中国历史博物馆藏）被认为是推算汉制的权威标准。此权铸于光和二年（公元179年，与张仲景同为东汉）闰二月二十三日，上刻铭文，示其为当时政府为统一全国衡器而颁布的标准。此权为12斤，实测重量2996克，约等于3000克。据此推算，东汉1斤合今250克，1两合今15.625克（简为15.6克），1铢为0.65克。汉代的容量单位包括龠、合、升、斗、斛，《汉书·律历志》载："量者龠、合、升、斗、斛也……以子谷秬黍中者千有二百实其龠……合龠为合，十合为升，十升为斗，十斗为斛。"现藏上海博物馆的东汉"光和大司农铜斛"容量为20 400毫升；现藏南京博物院的东汉"永平大司农铜合"容量为20毫升；吴承洛《中国度量衡史》认为东汉1升合今198.1毫升，约合200毫升。据此推算，汉1合为今20毫升，1升合今200毫升，1斗合今2000毫升，1斛约合今20 000毫升。

2. 汉代以后药物剂量的变化

唐代以前，除晋代在铢和两之间加了单位"分"（六铢为一分，四分为一两）外，药物剂量基本保留了汉制。唐代将度量衡分为大小二制，"官民日常用大制，调钟律、测晷影、合汤药及冠冕之制用小制"，且唐之"三小两为一大两"，即大制较汉制大3倍，小制承袭汉代古制。宋代药物计量改用十进制，设钱、分、厘、毫等单位，折合1两为10钱，但仍以16两为1斤，此后均采用这一新制。宋代到清代，重量单位变化不大，1斤约600克，一直沿用至1949年以前，俗称"旧秤"[27]。

1959 年始，中药计量 1 斤被定为 10 两；1979 年，中药计量改为公制，把 1 斤定为 500 克。

3.《伤寒论》药物剂量研究中存在的主要争议

李时珍《本草纲目》认为："今古异制，古之一两，今用一钱可也。"汪昂《汤头歌诀》亦有"大约古用一两，今用一钱足矣"。由于李时珍、汪昂著作影响深远，这种认识广为流传。此后的涉及经方的医著，包括五版教材《伤寒论讲义》均采用了此说，如《伤寒论讲义》认为："关于剂量之标准，古今不一，汉时以六铢为一分，四分为一两，即二十四铢为一两。处方应用时，一方面根据前人考证的量制折算，更重要的是依据临床实践。凡论中云一两者，折今约一钱；云一升者，按重量折今六钱至一两不等，按容量可折 60 至 80 毫升[28]。"据此一两折合今一钱约 3 克。但是，该药量与《伤寒论》经方的真实药量相去甚远，仅为仲景用量的 1/5。

中医研究院《伤寒论语译》根据吴承洛《中国度量衡史》东汉 1 两合今 13.92 克的资料，结合唐代苏敬《新修本草》"古秤皆复，今南秤是也。晋秤始，后汉末以来，分一斤为二斤耳，一两为二两耳。金银丝棉，并与药同，无轻重矣。古方唯有仲景而已涉今秤，若用古秤作汤，则水为殊少，故知非复秤，悉用今者尔"的记载，将仲景 1 两折合为今 6.92 克。

（二）从实物测量考证《伤寒论》药物剂量

《伤寒论》113 方，约 78.8% 的方剂中记载有非衡器计量的药物，其计量单位主要有升、枚、个等。仝小林等[29]通过对《伤寒论》中非衡器计量药物实际测量发现，《伤寒论》经方的实际用量远较现代常用量为大，见表 1。

表1 《伤寒论》中非衡器计量药物的实测表

药名	原文用量	所在方剂	实测重量	《中国药典》最大用量	药物产地	药物来源
水蛭	30 个	抵当汤	10 克	3 克	河北	水蛭科动物蚂蟥
附子	3 枚	桂枝附子汤	36 克	15 克	四川	毛茛科
半夏	半升	小柴胡汤	67 克（整）	9 克	贵州	天南星科
芒硝	1 升	大陷胸汤	154 克	12 克	陕西	含硫酸盐的天然矿物芒硝族
吴茱萸	2 升	当归四逆加吴茱萸生姜汤	208 克	4.5 克	贵州	芸香科
五味子	半升	小青龙汤	44 克	9 克	辽宁	木兰科
虻虫	30 个	抵当汤	5 克	1.5 克	河北	虻科昆虫复带虻的雌虫体
杏仁	70 个	麻黄汤	23 克	9 克	内蒙古	蔷薇科
桃仁	50 个	桃核承气汤	17 克	9 克	河北	蔷薇科
大枣	30 枚	炙甘草汤	120 克	15 克	河北	鼠李科
麦门冬	1 升	竹叶石膏汤	108 克	12 克	四川	百合科
赤小豆	1 升	麻黄连轺赤小豆汤	150 克	30 克	河北	豆科
瓜蒌实	1 枚	小陷胸汤	30 克	15 克	河北	葫芦科

注：1."升"据东汉1升合今200毫升计算；2.最大量参照《中华人民共和国药典》（2005年版）

经方组成相同，剂量不同，功用不同。如小承气汤、厚朴三物汤、厚朴大黄汤均由大黄、厚朴、枳实组成。小承气汤大黄用量倍于厚朴，其功效泻热通便；厚朴三物汤，厚朴倍于大黄，其功效行气除满；厚朴大黄以大黄多，遂名厚朴大黄汤开胸泄饮。《金匮玉函经衍义》："凡仲景方，多一味，减一药，与分两之更重轻，则异其名，异其治。"可见经方之药量不可不讲求。

（三）从《伤寒论》用药特色看《伤寒论》方的药物剂量

1.《伤寒论》方药少而精

从处方药味数目来看，《伤寒论》方药少而精，单味药物用量虽大，但单剂总药量多数小于现代处方。《伤寒论》113 方，药味数分布在 1~14 味间，平均每方 4.18 味，其中药味数 4 味的处方，共 24 首方，占总方的 21%；2~8 味药组成的方剂，共占总方数的 90%，远少于现代临床处方的药味数。从药量上看，仲景经方单剂总药量甚至不及现代处方。以桂枝汤为例，药仅 5 味，总重量（不包括大枣）合今 165 克；麻黄汤药仅 4 味，总重量合今 111 克。后世某些解表方剂单味药用量虽小，但药味多，其总重量亦不少于经方，甚至超过经方，如九味羌活汤药物总量为 150 克、清瘟败毒饮为 485.8 克。全小林等[29]对中国中医科学院广安门医院 2007 年 9~10 月病房处方进行统计，随机抽取 9 个不同科室（以内科、肿瘤科为主）的处方共 100 首，平均药味数为 18.28 味，单剂药总重量为 282.6 克；张志胜等[30]对 38 496 张处方进行统计，药味最少 1 味，最多达 30 味；10 味药以下的处方有 3642 张，占 9.5%；11~16 味药的处方有 27 879 张，占 72.4%；17~20 味的处方有 6031 张，占 10.5%。姜翠敏等[31]统计上海市 8 家三级医院的 3557 张中医汤剂处方，平均单剂药 15.5 味，最多 42 味，平均单剂药量 202.48 克，最重单剂药量 782 克。当今中药单剂处方药味数为《伤寒论》平均单剂药味数 3 倍以上的处方超过半数，且处方总用药量亦大。

2.《伤寒论》方药专力宏

《伤寒论》方，组方具有药味少、药量大、药专力宏的特点，多为治疗急危重症及疑难病而设。如白虎加人参汤，方中以大量寒药石膏为君（石膏为 250 克），知母苦寒质润为臣，甘草、粳米甘缓和中共为佐使。药虽 4 味，但配伍严谨、功专力宏，清热生津之功显著。后世应用仲景之方亦不乏超大剂量的实例，如明代薛己治疗色欲过度、真阴耗竭者[32]，"以八味丸料一斤，肉桂一两，以水顿煎六碗，冰冷与饮，半饷已用大半"，按明之 1 斤为 596.8 克计算，其中桂枝 22.10 克、炮附子 22.10 克、肉桂 37.3 克。桂枝与肉桂总量近 60 克。当代医家亦超大剂量应用某些药物。张琪[33] 1994 年曾治疗 1 例极危重肺结核并发感染，重用石膏 200 克，连续用之使病人转危为安；戴丽三[34]治疗高热、全身冷汗不止、四肢逆冷、面赤如朱之伤寒戴阳证，用白通汤，其中附片 60 克，数日病情好转；吴佩衡[35]治疗胆汁性肝硬化，肝脾肿大、全身发黄 8 年、腹水、黄疸指数 100单位以上，重用附子 100~150 克（先煎 2~3 小时），服药后症状消失，化验检查恢复正常；仝小林等[36]治疗血糖控制欠佳的糖尿病患者，常重用苦味药黄连 30~60 克，降糖效果显著，未见明显不良反应。总之，仲景 1 两合今秤 15.6 克的用量，适用于《伤寒论》急、危、重证及疑难病的应用。现代毒理研究也表明，1 两折合今 15.6 克用量的安全性。纵观中药使用的量、效、毒关系，《伤寒论》经方 1 两折合今秤 15.6 克有其科学性，符合历代度量衡沿革史实，在治疗危、急、重证及疑难病上仍可取。药物剂量是中医药治疗的基础，因此，进一步深入研究伤寒论经方药物的剂量，对提高中医药临床疗效具有重要的现实意义。《伤寒论》经方药少而精、药专力宏、中病即止，多为治疗急危重症而设，然而慢性病的治疗、调理及长期用药，使用大剂量亦谨慎。同时，古今名医以小剂量用药治疗疾病取得显著疗效的医案亦比比皆是。

但是，古今用药有所不同，正如徐大椿言："古之医者，皆自采鲜药，如生地、半夏之类，其重比干者数倍。"又有程知所说："世有古今，时有冬青，地有南北，人有强弱，……宜治法通变，不必胶柱鼓瑟，则为守法仲景者矣。"因此，有贴近事实的折算方法，临床应用上就应有所遵循。临床疗效是评判药物剂量的重要标准，我们可以通过临床实践和实验研究进一步阐明中药单味及复方的用量、临床疗效及毒副作用的关系，使仲景精髓在现代临床应用中发挥更重要的作用。

十一、《伤寒论》药物炮制、
煎药法、服药法

　　《伤寒杂病论》是中国中医史上第一部理、法、方、药具备的经典著作，全书共载方 113 首，其中 98 首为汤剂，大部分汤剂为水煎剂。书中不仅详细记载了各方的组成，还对其汤剂的煎煮方法叙述颇为详细。历代对《伤寒杂病论》的研究大多集中注释、辨证施治和经方证药方面，对《伤寒论》有关药物炮炙及煎药法、服药法研究甚少，而炮炙及煎药法是"药"中的一项重要组成部分，药物炮炙是否得当、煎煮方法是否正确，直接影响方剂的临床治疗效果，《太平圣惠方》曰："凡合汤药，务必精专甄别新陈，辨明州土，修治合度，分量无差，用得其宜，病无不愈。若真假非类，冷热相乖，草石味其甘辛，炮炙失其体性，筛罗粗恶，分剂差殊，虽有疗疾之名，疗无必愈之效。"又正如徐大椿所说："煎药之法，最宜深讲，药之效不效，全在乎此。"而《伤寒论》中对药物炮炙、煎药溶媒的选用、单味药及特定方剂的特殊煎煮方法、服药方法极具特色。

（一）《伤寒论》药物炮制

　　《伤寒论》中共 27 味药物标明了炮制方法。以附子为例，其为有毒之品，《伤寒论》在使用附子时对附子进行"炮，去皮，破八片"的降低毒性处理。现代药理学理论认为，该炮制法可以增加附子中有毒成分的水解，减少药物毒副作用[36]。此外，半夏洗，杏仁去皮尖，水蛭熬，厚朴炙、去皮，大黄清酒洗，枳实炙等，都意在减少药物不良反应。《伤寒论》经方用量虽大，但非常注意用药安全。

（二）煎药用水

张仲景对于煎药用水十分讲究。概括起来有普通水、潦水、浆水、甘澜水、东流水、酒水各半煎、酒煎、水醋煎、蜜煎等。各种不同的水应用于不同的煎剂，有不同的用途。如：①井花水：为清晨最先汲取之井泉水，见风引汤。②潦水：大雨或久雨后路上的流水或低洼处所积的雨水，见麻黄连翘赤小豆汤。③浆水：淘米水发酵后的水，见蜀漆散等方。④泉水：地下水天然出流露至地表的水，见百合病、滑石代赭汤诸方。⑤甘澜水：张仲景自注造甘澜水法：取水二斗，置大盆内，以杓扬之，上有珠子五六千颗相逐，取用之，见茯苓桂枝甘草大枣汤。⑥东流水：指从西流来的水，见泽漆汤。⑦酒水：酒水各半煎，见炙甘草汤。⑧酒煎：见瓜蒌薤白白酒汤、瓜蒌薤白半夏汤等。此外还有在煎剂中加入清酒、苦酒、蜜、猪膏、马通汁等。

（三）特殊的煎药溶媒

张仲景非常重视煎煮溶媒的选择，根据不同的病症与方药，选择不同类别的溶媒加入煎剂中。

1. 清酒

清酒出自《周礼·天官·酒正》载："三酒之物，一曰事酒，二曰昔酒，三曰清酒。"后世对《伤寒论》中清酒的理解各有不同，但经考证，清酒实际属于甜米酒。清酒为糯米酿造，久经放置后，其上面的部分清稀透明，为所谓的"清酒"，而下面的部分较稠浊，颜色较白，即所谓的"白酒"，又称浊酒。如《伤寒论》中当归四逆加吴茱萸生姜汤"上九味，以水六升，清酒六升和，煮取五升，去滓，温分五服"的"清酒"，应是甜米酒之上层;《金匮要略》中瓜蒌薤白白酒汤"瓜蒌实一枚，薤白半升，白酒七升。上三味，同煮，取二升，分温再服"是甜米酒之下层。张仲景用清酒煎药，一者取其温通以破阴寒、通经脉，一者取其辛散以解补阴药之壅滞。现代研究表明，清酒含多种氨基酸、维生素，营养丰富，易于人体吸收而且能促进血液循环、扩张血管、改善人体供血机能。

2. 苦酒

苦酒即为醋，味酸性温，能散瘀行气、止血止痛。《本草纲目》记载："苦酒消痈肿，散水气，杀邪毒，除癥块坚积，消食，破结气、心中酸水痰饮。"如《伤寒论》用苦酒汤治疗咽喉疮疡肿痛，"半夏（洗、破如枣核）十四枚，鸡子一枚（去黄，内上苦酒，着鸡子壳中）。上二味，内半夏，着苦酒中，以鸡子壳置刀环中，安火上，令三沸，去滓，少少含咽之，不瘥，更作三剂。"方用苦酒以清热散瘀、消肿止痛，此外还可制约半夏之刚燥，去其性而取其用[37]。现代研究表明，苦酒是发酵而成，不仅富含各类维生素，而且是良好的有机溶剂，能使药物中所含的生物碱等成分发生变化，增强溶解度，提高药物的疗效。

3. 蜜

《本草纲目》曰："蜜，其入药之功有五，清热也、补中也、解毒也、润燥也、止痛也"；"和百药而与甘草同功"；"和营卫、润五脏、通三焦、润脾胃"。《伤寒论》中根据组方用药的不同选择不同的加蜜煎煮的方式。

加蜜同煎法：如"陷胸丸"方后注："以白蜜二合，水二升，煮取一升，温顿服之。"加蜜同煎，一者，缓和药性之峻烈，变峻下为缓攻；二者，取其甘温和中之效，顾护胃气；三者，取其甘润之功，辅佐主药发挥作用；四者，取蜜之甘甜，以调和药味。又如《伤寒论》用猪肤汤治疗少阴阴虚咽痛，"猪肤一斤。上一味，以水一斗，煮取五升，去滓，加白蜜一升，白粉五合，熬香，和令相得，温分六服。"《中国医学大辞典》："猪为水畜，属肾，而肤主肺，取其遍达周身，从内而外；蜜乃稼穑之味，粉为五谷之精，合之猪肤之润，皆足以交媾阴阳，调和荣卫；熬香者，取香气助中土之义也。"取其交媾阴阳，调和荣卫之效。

水蜜分煮法：先以水煎煮部分方药，再以蜜煎煮其他方药，汤成去滓，再合并药汤，以法服用，如乌头汤"麻黄、芍药、黄芪各三两，甘草三两（炙），乌头五枚（㕮咀，以蜜二升，煮取一升，即出乌头）。上五味，㕮咀四味，以水三升，煮取一升，去滓，纳蜜前中，更煎之"等。普通药物采用水煎避开蜜的黏腻之性，以保证方药有效成分得以充分溶出，另以蜜煮药性峻烈有毒之物，既能起到减毒、消毒、缓和药性的作用，又能兼顾脾胃，从而达到毒药治病而不伤正的目的。

水煮蜜煎法：先以水煎煮方药，汤成去滓，再加蜜与药汤合煎，如甘遂半夏汤方后注："上四味，以水二升，煮取半升，去滓。以蜜半升，和药汁煎服八合。顿服之。"此法煎药也是取用毒药治病而不伤正之义。临床上医者治病须用毒性药，而用毒性药还须做到治病而无毒性反应时，就可采用先水煎后蜜煮的煎药法。

上述特殊的溶媒有以下三方面的作用：一是能最大限度地提高该方中药物的有效成分的溶解度与煎出量；二是多有引经

药的作用，或是有治疗该病证的独特作用；三是使有毒药物的毒性减弱或消除。

4. 煎汤代水

在《伤寒论》中，如茵陈蒿汤，"上三味，以水一斗，先煮茵陈，减六升；内二味，煮取三升，去滓，分温三服。小便当利，尿如皂角汁状，色正赤，一宿病减，黄从小便去也。"采用煎汤代水的药物有茵陈，茵陈先煎去渣后再入栀子、大黄煎煮，原因在于茵陈用量大，先煎去滓，能够使其充分发挥引领栀子、大黄以祛湿退黄的"君药"作用；同时栀子、大黄也不宜久煎，还可以避免茵陈的残滓可能吸附更多的栀子、大黄的药汁。又如小陷胸汤，方中瓜蒌实也是先煎去滓后再入半夏、黄连，一者，率黄连除烦消痞，助半夏涤痰开结；二者，因其性味甘寒，久煎可使其味厚，不至伤胃。

（四）特定药物的特殊煎煮法

1. 同药而不同煎法

（1）大黄。《伤寒论》含大黄的方中，注明煎煮方法的有先煎、同煎、后下和不煎（即麻沸汤渍）四种。①先煎：如大陷胸汤，"大黄六两（去皮），芒硝一升，甘遂一钱匕。上三味，以水六升，先煮大黄取二升，去滓；内芒硝，煮一两沸；内甘遂末，温服一升。得快利，止后服。"用于邪热与内蕴之水饮结于胸中所致结胸证，大黄在方中先煮，熟则行迟。正如柯韵伯所云："生者气锐而先行，熟者气钝而和缓。"此用法意不在速下，而在于荡涤邪热。②后下：如大承气汤，"上四味，以水一斗，先煮二物，取五升，去滓；内大黄，更煮取二升，去滓；内芒硝，更上微火一两沸，分温再服。得下，余勿服。"用于邪实重证，其大黄为后下，取其气薄先至而速下，疏通地道，荡涤燥屎。③同煎：如桃核承气汤"上五味，以水七升，煮取二升半，去滓；内芒硝，更上火微沸，下火。先食温服五合，日三服。当微利。"大黄与其他药同煎，不分次第，是取其走血分，具有活血祛瘀的作用。④"麻沸汤渍之"：如大黄黄连泻心汤，"上二味，以麻沸汤二升渍之，须臾，绞去滓，分温再服。"麻沸汤渍之，不是取其厚味以攻下，而取其薄气以治中，以清泄中焦邪热。正如《医宗金鉴》曰："痞硬虚邪而用大黄黄连，能不起后人之疑耶，仲景使人疑处正是妙处，盖因后人未尝细玩，不得其法，皆煎而服之，人悖其旨矣，观乎用气薄之麻沸汤渍大黄黄连，须臾去滓，仅得其无形之气，不重其有形之味，是取其气味俱薄，不大泻下，虽曰攻痞，而攻之之妙义无穷也。"

从上可看出大黄功效的发挥与煎煮方法密切相关，不同的煎煮方法可以使其发挥不同的功用而应用于不同的病证。

（2）桂枝。《伤寒论》含桂枝汤方中，注明煎煮方法的有后下、同煎两种。①后下：如桂枝人参汤，"上五味，以水九升，先煮四味，取五升；内桂，更煮取三升，去滓，温服一升，日再、夜一服。"后下桂枝可能考虑桂枝辛香，经火久煮，则气散而力有不及，故须迟入。正如清代何韵伯云："先煮四味，后纳桂枝，使和中之力饶，而解肌之力锐，于以奏双解表里之功。"②同煎：如桂枝汤、桂枝加厚朴杏子汤、桂枝加桂汤、桂枝加芍药汤、桂枝加大黄汤等方，其中桂枝汤、桂枝加厚朴杏子汤以微火煎煮，余方桂枝概不后入，全药味亦不用微火煮，只取普通煎法，是各有所宜。可见同一种药物，其煎煮方法不同，其所起治疗效果也不尽相同，若要取得预期治疗效果，注意煎煮方法至为重要。

2. 先煎药物

《伤寒论》中先煎药物，一是使用量大，需久煎先煎才能较好地溶出有效成分；一是药物有毒副作用，需久煎先煎，才能降低毒性。

（1）茯苓。如苓桂甘枣汤"茯苓半斤，桂枝四两（去皮），甘草二两（炙），大枣十五枚（掰）。上四味，以甘澜水一斗，先煮茯苓，减二升；内诸药，煮取三升，去滓，温服一升，日三服。"方中茯苓半斤，其他药最多者为四两。茯苓用先煎方法以较好地煎出药物有效成分，正如《伤寒论类方》所云："凡方中专重之药，法必先煮。"

（2）麻黄、葛根。在麻黄汤、葛根汤、葛根加半夏汤、桂枝加葛根汤、桂枝麻黄各半汤、桂枝二越婢一汤、麻黄杏仁石膏甘草汤、葛根黄芩黄连汤、小青龙汤、大青龙汤等方剂中，对麻黄、葛根的使用均注："先煮麻黄、葛根，去上沫，内诸药。"麻黄的先煎去沫是由于沫乃属浊物，必有碍于升发，去之以取麻黄气之轻清，而有利于发腠理、出上窍[38]。另外，先煎麻黄可以衰其烈性，减轻药物的刺激，而取其微汗之功，如麻黄汤"上四味，以水九升，先煮麻黄，减二升，去上沫；内诸药，煮取二升半，去滓，温服八合。覆取微似汗，不须啜粥。余如桂枝法将息。"葛根先煎、久煎有利于有效成分的溶出，而发挥其功效，如葛根汤："上七味，以水一斗，先煮麻黄、葛根，减六升，去白沫；内诸药，煮取三升，去滓，温服一升。覆取微似汗。余如桂枝法将息及禁忌。"现代研究表明，麻黄先煎可增加麻黄碱的溶出率，亦可增加其挥发油成分的损失，所去泡沫中可能含有麻黄碱及挥发油成分，而麻黄量大服用后可引起烦躁、失眠等中枢神经兴奋症状，即陶弘景所言："沫令人烦。"

3. 后下药物

《伤寒论》中凡用豆豉之方如栀子豉汤、栀子生姜豉汤、栀子甘草豉汤，皆采用豆豉后下的煎煮方法，如"上二味，以水四升，先煮栀子得二升半；内豉，煮取一升半，去滓，分为二服，温进一服（得吐者，止后服）"。豆豉为黑豆的发酵制品，质地疏松，含大量淀粉及蛋白、酶等，本身不耐久煎，且入水极易黏汤，使其他药物成分不易溶出，故张仲景凡用豆豉一律令其后入，且必以丝棉包裹。此外，煎煮时间短，意在取豆豉轻活之气以宣上。

4. 与现代煎煮法有别的特殊药物

（1）附子。附子大辛大热，所含的双酯型生物碱具有强烈的毒性，但在炮制和煎煮过程中易水解而起到减毒的作用[38]。现代使用附子一般要求先煎、久煎至口尝无麻辣感后，再加处方中其他药物同煎。《伤寒论》中附子入汤剂者，虽未有先煎的情况，但是多与甘草相配，在配伍上起到了减毒作用，如麻黄附子甘草汤"麻黄二两（去节），甘草二两（炙），附子一枚（炮，去皮，破八片）。上三味，以水七升，先煮麻黄一两沸，去上沫；内诸药，煮取三升，去滓，温服一升，日三服"。

（2）矿石介类药物。矿石介类药物质地坚硬而难以煎煮，应打碎先煎以确保药物有效成分的煎出，而《伤寒论》中矿石介类药物如石膏、赭石、龙骨、牡蛎等都是与众药同煮，没有先煎的要求，如白虎汤"知母六两，石膏一斤（碎），甘草二两（炙），粳米六合。上四味，以水一斗，煮米熟，汤成，去滓。温服一升，日三服"。又如桂枝去芍药加蜀漆牡蛎龙骨救逆汤"桂枝三两（去皮），甘草二两（炙），生姜三两（切），大枣十二枚（掰），牡蛎五两（熬），蜀漆三两（洗去腥），龙骨四两。上七味，以水一斗二升，先煮蜀漆减二升；内诸药，煮取三升，去滓，温服一升"。而《中华人民共和国药典（2020年版）》及高等医药院校教材《中药学》《方剂学》等均记载生石膏入药须打碎先煎。现代实验研究表明，在含石膏的中药汤剂中，钙离子的含量比在单味石膏汤中的含量有所增加，因生石膏的成分主要为含水硫酸钙，在水中的溶解度极低，而在汤剂中，由于药物之间的相互作用，可能由于高离子强度引起的盐效应及高分子化合物对石膏大颗粒溶胶的保护作用等，使石膏的溶解度增大[39]，可见石膏入汤剂先煎以促进其有效成分溶出的说法有待于进一步探讨。

5. 去滓再煎法

去滓再煎法即是将药物煎煮一段时间后去渣取液，再将药液煎煮浓缩的方法。去滓再煎法，一者能够使药液浓缩，药液量减少，以便于服用，从而减轻胃肠负担；二者药汁再煎则药液的浓度大，汁浓味厚，对于水液运化、转输障碍的一些疾病适宜采用。代表方如小柴胡汤"上七味，以水一斗二升，煮取六升，去滓；再煎，取三升，温服一升，日三服"，因本方有疏解与清泄、祛邪与扶正的配伍特点，主治邪在半表半里的少阳证，去滓再煎的目的，意取药性协调，作用缓和持久，且能与少阳经气相融，更好地起到和解少阳之效。正如《伤寒论类方》所言："去渣再煎者，此方乃和解之剂，再煎则药性和合，能使经气相融，不复往来出入……"另如大柴胡汤、半夏泻心汤、生姜泻心汤、甘草泻心汤煎法均如是要求，其目的在于使药性和合，不偏不烈，而利于和解。

6. 麻沸汤浸渍法

麻沸汤浸渍法是用沸水浸渍药物取汁的一种汤剂制备方法。同样的药物，采用浸渍法制备较煎煮制备而言，其所制成之汤液味淡气清，在化学成分的量与种类上可能与之不同。如《伤寒论》中的大黄黄连泻心汤，其方证病机为胃热气滞致痞,其用法是"用麻沸汤浸渍须臾,绞去滓,分温再服"。大黄能泄走下,沸水浸泡不煮,取其气薄独走上焦而清上热,不犯中下。大黄虽苦寒沉降,但给药方法不是煎煮,而用浸渍,意在取其气不取其味,变沉降为轻扬,既能加强清热泄痞效果,又不至于直走肠道。正如徐灵胎所言:"不取煎而取泡,欲其轻扬清淡,以涤上焦之邪。"

7. 分别制备后和合法

分别制备后和合法即将方中的药物分别制备取汁,后将药汁混合的方法。分别制备后和合法的特点,在于有利于取其各自临床所需的药物功效,而对其他药物的功效影响较小,有利于提高临床疗效[38]。如《伤寒论》中附子泻心汤就是采用分别制备后和合法,"大黄二两,黄连一两,黄芩一两,附子一两(炮,去皮,破,别煮取汁)。上四味,切三味,以麻沸汤二升渍之,须臾,绞去滓;内附子汁,分温再服。"不但用药之妙具其精心,即制方之妙亦几令人不可思议,正如尤在泾所言:"以麻沸汤渍寒药,别煮附子取汁,合和与服,则寒热异其气,生熟异其性,药虽同行,而功则各奏,乃先圣之妙用也。"[40]又如大陷胸丸"大黄半斤,葶苈子半升(熬),芒硝半升,杏仁半升(去皮尖,熬黑)。上四味,捣筛二味;内杏仁、芒硝合研如脂,和散,取如弹丸一枚;别捣甘遂末一钱匕,白蜜二合,水二升,煮取一升,温,顿服之"。

8. 煎煮丸药

这种方法是以水煮丸药后连渣服用,这样可使猛烈的药物产生缓和而持久的作用。如大陷胸丸等都是采取了这种煎法,如抵当丸"上四味,捣分四丸,以水一升煮一丸,取七合服之"。尤在泾曰:"按汤者荡也。荡涤邪秽欲使其净尽也。丸者,缓也。和理脏腑,不欲其速下也。大陷胸丸以荡涤之体为和缓之用，盖以其邪结在胸而至如柔痉状，则非峻药不能逐之，而又不可以急剂一下而尽。故变汤为丸，煮而并渣服之，乃峻药缓用法，峻则能任破坚荡实之任，缓则能尽除上迄下之邪也。"

（五）用特殊服法确保用药安全

《伤寒论》不仅包括每首方剂的药物组成、用量、炮制法、煎煮法，还标明了方剂的服用方法。其服法可归纳为以下三种：第一，中病即止。如桂枝汤"若一服汗出病瘥，停后服，不必尽剂"；小承气汤"初服汤当更衣，不尔者，尽饮之，若更衣者，勿服之"。该服法能避免"过汗""过下"的发生，提高用药安全。第二，分温频服。《伤寒论》常用"温服一升，日三服"或"分温三服"的服法，较现代"每日 1 剂，每剂 2 次，分早晚服"更为合理。分温频服可维持一定的血药浓度，增加药物疗效。第三，据患者体质采用不同服法。如白散方"强人半钱匕，羸者减之"等。仲景应用不同手段达到减少药物毒副作用的目的[29]。

（六）小结

药物的炮制、汤剂的煎煮法、服药的方法与复方的配伍用药一样重要，是理、法、方、药的重要组成部分，对于疗效的发挥具有至关重要的作用。《伤寒论》依据病证、处方和药物的特性来确定具体的药物的炮制、煎药方法，尤其是书中所涉及的汤剂的煎煮方法非常丰富、施用灵活。概括来讲其目的有4个方面：①改变药性，达到减毒增效的目的；②控制药物不同功效的发挥；③掌控药物的作用趋向，优选药物的有效成分，达到上下表里定位分明，敛散补泻规矩井然的效果；④使方剂功效得到最优化[38]。

参考文献

[1]刘渡舟.伤寒论讲稿［M］.北京：人民卫生出版社,2008.

[2]许叔微.普济本事方［M］.上海：上海科学技术出版社, 195.

[3]南京中医学院伤寒教研组.伤寒论译释：上册［M］.上海：上海科学技术出版社, 1959.

[4]陈有明，王学军.《伤寒论》浅释［M］.西安：陕西科学技术出版社, 2019.

[5]虞觑冠，袁茹坚.十枣汤的临床运用体会［J］.辽宁中医杂志, 1980,12:25-26.

[6]王长江.瓜蒂散临床运用体会［J］.中医函授通讯, 1983,3（34）:32

[7]崔永丽，何庆勇.运用桂枝附子汤治疗痹证经验［J］.贵阳中医学院学报, 2015,37（2）：61-63.

[8]陈有明，张聘年，杨鹏年，等.加减甘草附子汤治疗反应性网状细胞增多症［J］.中国实验方剂学杂志, 2011,17（21）:307-308.

[9]张有俊.经方临证集要［M］.北京：人民军医出版社, 2012.

[10]陈明，张印生.伤寒名医验案精选［M］.北京：学苑出版社, 2008.

[11]中国中医研究院.岳美中医案集［M］.北京：人民卫生出版社，2006.

[12]陈有明.吴茱萸汤临床应用体会［J］.实用中医药杂志，2016,32（3）:271-272.

[13]明·江瓘.名医类案：伤寒门［M］.北京：人民卫生出版社，1957.

[14]高德.伤寒论方医案选编［M］.长沙：湖南科学技术出版社，1981.

[15]朱祥成.桔梗汤在喉科病中的运用［J］.浙江中医学院学报，1980，8：22-23.

[16]肖勇，刘英锋.《伤寒论》半夏散及汤临床运用1例［J］.江西中医药.2014,2:45

[17]刘海峰，陈有明，赵军.白头翁汤加减治疗痢疾体会［J］.中国中医急诊，2014,23（1）:180-181.

[18]李中梓.医宗必读［M］.北京：人民卫生出版社，2006.

[19]李培生，刘渡舟.伤寒论讲义.［M］.上海：上海科学技术出版社，1987.

[20]程杏轩.程杏轩医案初集［M］.合肥：安徽人民出版社，1959

[21]王伊明.为古方权量正本清源［J］.北京中医学院学报,1986,9(2):10.

[22]李时珍.本草纲目：上册［M］.北京:华夏出版社,2002.

[23]熊曼琪.伤寒学［M］.北京:中国中医药出版社,2003.

[24]朱晟.古今汤方剂量异同的考证［J］.中医杂志，1956,10:531.

[25]柯雪帆,赵章忠,张玉萍，等.《伤寒论》和《金匮要略》中的剂量问题［J］.上海中医药杂志，1983，12：36.

[26]吴承洛.中国度量衡史［M］.上海:商务印务馆,1984.

[27]郝万山.汉代度量衡制和经方药量的换算［J］.中国中医药现代远程教育,2005,3(3):48.

[28]李培生.伤寒论讲义［M］.长沙:湖南科学技术出版社,1988.

[29]仝小林,穆兰澄,姬航宇,等.《伤寒论》药物剂量考［J］.中医杂志,2009,50(4):368-372.

[30]张志胜,罗新强,吕贵林,等.38 496张中医处方的统计分析［J］.贵阳医学院学报,2000,25(2):193-194.

[31]姜翠敏,王洪泉,蔡玉凤.上海市部分医院中医处方用药剂量调查［J］.中成药,2001,23(12):907-909.

[32]薛己.内科摘要［M］.南京:江苏科技出版社,1985.

[33]张佩青.临床中医家张琪［M］.北京:中国中医药出版社,2003.

[34]余瀛鳌,高益民.现代中医类案选［M］.北京:人民卫生出版社,1984.

[35]冉雪峰.冉注伤寒论［M］.上海:上海科学技术文献出版社,1982.

[36]杜贵友,方文贤.有毒中药现代研究与合理应用［M］.北京:人民卫生出版社,2003.

[37]孙启明.苦酒非醋说君知［J］.家庭中医药,1995,6:53.

[38]刘起华,陈弘东,孙玉雯,等.论《伤寒论》煎药法之特殊性［J］.中医杂志,2016,57（4）:185-188.

[39]朱继东,符国君.浅谈石膏的煎煮方法［J］.黑河科技,2001,3:56-57.

[40]尤在泾.伤寒贯珠集［M］.上海:上海科学技术出版社,1959.